CÓMO LLEGAR
JOVEN A VIEJO

RAFAEL GUZMÁN GARCÍA

CÓMO LLEGAR
JOVEN A VIEJO

Las claves de la juventud

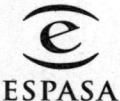

ESPASA

© Rafael Guzmán García, 2025
© Editorial Planeta, S. A., 2025
Espasa, sello editorial de Editorial Planeta, S. A.
Avda. Diagonal, 662-664, 08034 Barcelona (España)
www.planetadelibros.com
www.espasa.com

Diseño de la cubierta: Planeta Arte & Diseño
© Ilustraciones del interior: M.ª Luisa Sánchez-Ocaña Fdez.
© Recursos de interior: Shutterstock

Primera edición: marzo de 2025

ISBN: 978-84-670-7553-3
Depósito Legal: B. 2.481-2025
Preimpresión: Safekat, S. L.
Impresión: Unigraf, S. L.
Printed in Spain - Impreso en España

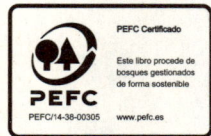

A todos aquellos que formáis parte de mi propósito de vida, os dedico este libro.

Índice

Más allá de las arrugas y las canas

Gracias, gracias por escoger este libro para profundizar en un tema tan apasionante como es el envejecimiento y la búsqueda de una calidad de vida prolongada. Como no podía ser de otra manera, la gratitud transforma nuestro cerebro, generando un estado mental más positivo y feliz, además de incrementar nuestra longevidad según apuntan diversos estudios[1].

Cuando el espermatozoide ganador de tu padre contactó con el óvulo paciente de tu madre, se activó tu cronómetro y comenzó el rodaje de tu película. Durante los siguientes nueve meses en el interior del vientre materno el tiempo no corrió en tu contra, pero justo después de tu nacimiento, el primer llanto puso en marcha la cuenta atrás de ese crono.

El envejecimiento es un fenómeno inevitable que nos acompaña a todos. Desde hace miles de años la humanidad ha contemplado con asombro, misterio y fascinación el paso del tiempo en nuestras vidas, ha observado cómo este modifica nuestro aspecto físico, nuestra percepción del mundo y hasta nuestra relación con el propio ser. A partir de ese momento, el ser humano ha intentado medir y cuantificar el escurridizo tiempo. Los egipcios, con sus calendarios solares hace aproximadamente tres mil seiscientos años, quizás fueron los pioneros, aunque es posible que los babilónicos se les adelantaran. Pero sin duda, el cuerpo fue el primero en cuantificarlo, la aparición de las canas en la región del hueso temporal de la cabeza es una muestra de ello. Es más, parece que el nombre de dicho hueso hace referencia a ese paso del tiempo que simbolizan las canas, aunque hay quien se decanta porque su morfología se asemeja a la de un reloj de arena antiguo. Sea como fuere, el cuerpo nos indica que las manecillas avanzan inevitablemente.

A lo largo de este libro voy a intentar explorar de manera profunda y reflexiva el envejecimiento como un proceso natural y universal que nos invite a mirar más allá de las arrugas y las canas.

La percepción del camino hacia la senectud, lejos de ser algo traumático y angustioso, puede llegar a ser una oportunidad única de explorar las capas más profundas de nuestra existencia, nos puede ser útil para reconciliarnos con el pasado y se puede convertir en una ocasión magnífica para abrazar el presente y vislumbrar el futuro con una perspectiva renovada.

Me resulta curioso reflexionar sobre la radical evolución del pensamiento y actitud que el «homo industrialis» ha desarrollado en las últimas generaciones. Hemos pasado de ser simples medidores, observadores y aceptadores del tiempo a desafiar a muerte a la muerte. Me resisto a admitir que la corriente transhumanista emergente en los países infectados por el virus del consumismo y el capitalismo impere algún día. Puedo aceptar que queramos teñir las canas, que las patas de gallo las queramos transformar en patitas de pollito, que intentemos usar cosméticos que maquillen el tiempo, etc., pero de ahí a que la tecnoética prevalezca sobre la ética, que la espiritualidad sea eclipsada por la falsa luz de las pantallas y que la tecnología transforme la condición humana haciéndonos perder la identidad de nuestro ser, esto, jamás lo admitiré.

Pero sinceramente estoy muy tranquilo. Tranquilo porque después de leer y estudiar sobre fisiología, biología, genética, epigenética, neurociencia, etc., hace mucho que llegué a la conclusión de que el envejecimiento y la muerte son, por fortuna, inexorables.

El mal llamado primer mundo parece no aceptar las marcas imborrables que los años van delineando en la piel, en el cabello y en la salud, en general. Cada año se invierten millones de dólares en intentar enlentecer, o al menos que así lo parezca, las señales visibles que va dejando a su paso el silencioso tsunami del tiempo sobre nuestros cuerpos. Según distintos economistas, en 2025 la industria antienvejecimiento alcanzará un valor global de seiscientos sesenta mil millones de dólares[2].

Estimado lector, llegado a este punto me gustaría compartir contigo en voz alta una reflexión. Creo que hay que hacer una clara distinción entre dos grandes grupos poblacionales.

A. Personas que no desean envejecer por miedo a padecer enfermedades asociadas a la edad, sufrir, o simplemente no quieren mermar su calidad de vida.

B. Personas que no aceptan los estragos antiestéticos asociados a la vejez. Dentro de este grupo habría que matizar o subclasificar de nuevo el conjunto en:
   — aquellos que el aspecto físico forma parte de su salud mental porque refuerza de una manera visual su percepción de bienestar;
   — individuos que usan la estética como un refuerzo para el reconocimiento y aceptación social. En este segundo caso quizás subyace una falta de autoestima que, bajo mi humilde opinión, no se soluciona inyectando bótox, ácido hialurónico o usando tres capas de maquillaje. En ese caso sería más razonable invertir energía y recursos en el abordaje de la imagen corporal negativa con un psicólogo especializado en este ámbito. Quizás ese déficit de autoestima viene impuesto por la sociedad o por traumas ocasionados en la infancia. Piedras en nuestra mochila que no nos corresponde portar. No hay nada más maravilloso que hacer el viaje ligero de equipaje.

Continuando con la reflexión y si me lo permites, quiero compartirte esta mezcla de tristeza, impotencia e incomprensión que me invade cuando observo y evalúo el giro drástico que ha dado el trato, la percepción y la consideración hacia las personas mayores en esta última generación.

Antaño los abuelos eran venerados como auténticos «caciques» en nuestras vidas. Eran figuras de autoridad, respetadas y reverenciadas por su sabiduría, experiencia y liderazgo en la familia, la comunidad o la tribu. Sus palabras eran ley y su opinión era determinante o tenida muy en cuenta en cada decisión importante que se debiera tomar. Se les consultaba en busca de consejo y eran nuestra guía en todos los aspectos. Su presencia era sinónimo de seguridad y protección.

Hoy, en las sociedades de consumo y de las prisas, la percepción de nuestros abuelos ha cambiado. En muchos casos se les considera una carga e incluso un estorbo en lugar de fuente de sabiduría. La tecnología y la cultura del aquí y el ahora han abierto una brecha generacional que a menudo dificulta la comunicación y el entendimiento mutuo entre jóvenes y mayores.

Los ancianos se suelen sentir marginados e infravalorados en un mundo que valora y antepone la productividad a la experiencia y tranquilidad que aporta la edad.

La frase de «más sabe el diablo por viejo que por diablo» ha entrado en decadencia. Ahora podría ser «más sabe el diablo joven con *smartphone* que por diablo viejo». Ojalá en breve el sentido común impere de nuevo en nuestras sociedades occidentalizadas y nos demos cuenta de que la tecnología, por mucho que quieran humanizarla, dotarla de inteligencia artificial —nunca mejor dicho—, de rasgos humanos, que pretendan de manera sutil introducirla en nuestra vida y que la adoptemos como una prolongación de nuestra vida orgánica, jamás, nunca, va a sustituir a los humanos. La razón es muy sencilla. Un robot, un ordenador o cualquier aparato tecnológico carece de conciencia, de alma y de espíritu. La tecnología nunca se podrá enamorar ni llorar movida por una emoción. El soplo de la vida es, y me temo que seguirá siendo, siempre divino. Ojalá así sea.

La ciencia y la tecnología están revolucionando nuestra comprensión de este inevitable proceso del envejecimiento ofreciéndonos nuevas herramientas y tratamientos para envejecer de manera saludable y activa.

Pero, aunque se ha avanzado mucho, esta revolución solo acaba de empezar. No nos engañemos. Hemos conseguido aumentar la esperanza de vida, pero no la esperanza de salud. Ahí hemos dado un gran paso atrás, ya que nuestros abuelos gozaban de más salud que nosotros, aunque su vida haya sido más dura que la nuestra.

Gracias por leer mi reflexión, ahora sin más quiero invitarte a sumergirte en este libro que he escrito con todo mi cariño —humano— y que espero te embauque y te despierte curiosidad para que sigas luego buscando información sobre los temas que más interés te susciten. Me encantaría que no te creyeses nada de lo que aquí te cuento y lo constatases por ti mismo una vez terminada su lectura. Deseo que este manuscrito tan solo te sirva de palanca para abrirte una fantástica puerta hacia el conocimiento de algunos conceptos que te ayuden a comprender la salud y el envejecimiento.

Igualmente desearía que no «atentases» contra mí por tocar temas que quizás te resulten disruptivos o te saquen de tu zona de confort. Siempre digo que cuando un presentador de televisión informa del inicio de un conflicto bélico, él no es el culpable de esa guerra. Yo aquí soy un mero intermediario de información. No me he inventado o imaginado nada, todo está referenciado y lo que sea fruto de una reflexión o deducción propia, así te lo indicaré.

Vamos a explorar juntos las múltiples dimensiones de la senectud, desentrañando sus misterios y desmitificando sus temores.

No perdamos tiempo, nuestro reloj biológico avanza y hay mucho de lo que hablar.

BIBLIOGRAFÍA

1. CHEN, Y., *et al.* (2024) «Gratitude and Mortality Among Older US Female Nurses». JAMA Psychiatry. 81(10), 1030-1038. https://doi.org/10.1001/jamapsychiatry.2024.1687
2. LÓPEZ LETÓN, S. (2023) «Vivir 120 años (y con buena salud), el pelotazo económico que viene». *El País.* https://elpais.com/economia/negocios/2023-07-15/vivir-120-anos-y-con-buena-salud-el-pelotazo-economico-que-viene.html

1

El paso del tiempo

Lo bueno, si breve, dos veces breve.

Rafael Guzmán García

Recuerdo cuando era pequeño que las vacaciones de verano, el curso escolar y la hora de la siesta eran para mí periodos de tiempo eternos. Sin embargo, desde que me aparecieron las primeras canas, este parece ir a galope. Cuantas más canas, más corre. Pero aun estando ya lejos, muy lejos, de la edad infantil, hay días que se me pasan en un abrir y cerrar de ojos y otros en que el reloj no parece avanzar. ¿De qué depende nuestra percepción del tiempo?

Sin duda, el tiempo y su medición son vitales para el ser humano, es una dimensión del universo y base fundamental para nuestra experiencia del yo. Si no fuese así, la evolución no nos hubiese dotado con un reloj interno. Uno que funciona en consonancia con varias áreas cerebrales y que rige nuestra salud.

No es fruto del azar que poseamos unos genes que la ciencia los haya bautizado como genes *clock* —reloj— y que se encarguen de gran parte de nuestra bioquímica en relación con periodos de tiempo de aproximadamente veinticuatro horas. Mantener este reloj en hora y bien sincronizado es la primera premisa que debemos considerar para incrementar nuestra salud y longevidad.

Aun así, no nos contentamos con nuestro cronómetro innato y desde los inicios de nuestra existencia los seres humanos nos hemos sentido atraídos por el paso del tiempo y su medición. Fue en el año 1400 a. C. cuando los babilonios consiguieron cuantificarlo gracias al reloj de agua al que llamaron clepsidra. Este fue el precursor del reloj de arena. Posteriormente los egipcios continuaron con el de sol, después vino el de vela por parte de los anglosajones y más tarde comenzaron los mecánicos que usaban grandes pesos y manivelas. Fue en 1901 cuando Cartier inventó el reloj de muñeca. Un verdadero grillete que nos encadena y determina nuestro día a día.

Todos los acontecimientos que vivimos se desarrollan en un marco temporal marcado por segundos, minutos, horas, etc., pero la percepción de su duración varía enormemente atendiendo a la naturaleza del evento que estemos viviendo. Es por ello que debemos hacer una clara distinción entre el tiempo objetivo y el subjetivo.

El objetivo o cronológico es aquel que marca el de Cartier y los calendarios, mientras que el subjetivo es el percibido por cada uno de nosotros en un momento concreto y está influenciado por diversos factores.

Ni que decirte que la manera en la que sentimos el paso del tiempo cuando estamos disfrutando de unas merecidas vacaciones nada tiene que ver con la que experimentamos un lunes por la mañana en una reunión aburrida de trabajo. Imagino que te encantaría regular esto a tu antojo, ¿verdad? Sería maravilloso poder acelerar el tiempo cuando estuvieras recibiendo una bronca por parte de tu jefe y ralentizarlo cuando estuvieras saboreando tu plato preferido o disfrutando de una velada con tus mejores amigos.

¿Realmente podemos modular esto?

Me atrevo a decirte que parcialmente sí. Pero para convertirte en el piloto de tu máquina del tiempo primero debes de conocer los factores que influyen en tu percepción temporal.

¿QUÉ DETERMINA QUE UNA HORA SE TRANSFORME EN UN SEGUNDO Y UN SEGUNDO EN UNA HORA?

Este fenómeno tan complejo y fascinante ha intrigado a filósofos, psicólogos y neurocientíficos durante siglos.

La percepción del tiempo está influenciada por variables biológicas y neurofisiológicas. En el cerebro existen áreas como el córtex prefrontal, el hipocampo, el cerebelo y redes neuronales específicas que participan en el procesamiento del tiempo. Estas estructuras trabajan en conjunto para integrar la información sensorial y temporal y crear una representación coherente del tiempo en la mente.

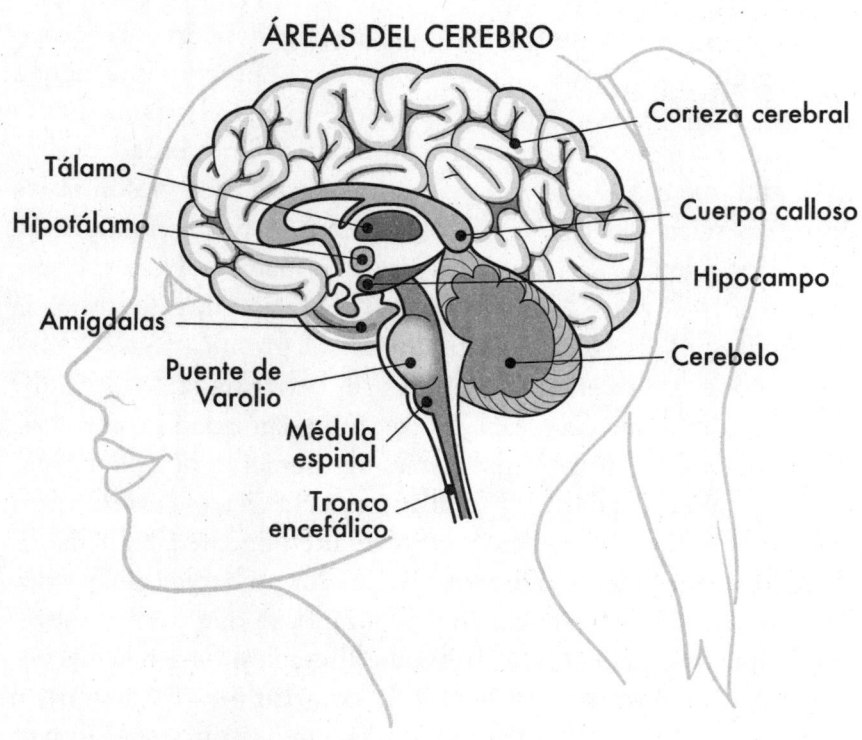

ÁREAS DEL CEREBRO

Corteza cerebral

Tálamo

Hipotálamo

Cuerpo calloso

Hipocampo

Amígdalas

Cerebelo

Puente de Varolio

Médula espinal

Tronco encefálico

Veamos algunos de los factores que condicionan nuestro tic-tac subjetivo:

La dopamina

Este neurotransmisor, tan de moda en estos tiempos en el que las redes sociales no hacen otra cosa que estimular su producción en busca de la recompensa que genera el *like*, es una de las sustancias que pueden causar una aceleración o ralentización en nuestra percepción del tiempo.

Hablar de dopamina es hablar de motivación, de placer, de recompensa, de búsqueda… Su liberación genera una subestimación del tiempo, es decir, que el tiempo se nos pase muy rápido[1]. ¿O no se te pasa volando cuando estás enganchado a TikTok o a Instagram? ¿Entiendes ahora por qué si me preguntas si alguna vez he consumido droga, te responderé que sí? Es tan sencillo como que hace diez minutos consulté el móvil. Una verdadera droga digital que estimula continuamente nuestra área mesolímbica dopaminérgica —el área de la recompensa—, produciendo en el sujeto una tolerancia cada vez mayor a la dopamina, lo que conlleva que cada vez necesite mayor dosis o liberación de esta sustancia para conseguir el placer que ocasiona dicha gratificación.

Es como si llevas muchos meses sin beber nada de alcohol y un día te tomas una cerveza. Casi con toda seguridad te marearás. Pero si cada día te tomas una, llegará un momento que para notar esa sensación de mareo o «puntillo» necesitarás tres cervezas. Así tenemos a pequeños, adultos y mayores literalmente enganchados al teléfono móvil, a los videojuegos, etc. Por no hablar de los adolescentes que tienen el enganche asegurado, ya que a este panorama digital se le suma que sufren una liberación fisiológica acentuada de dopamina. Si a ello le añadimos el contenido pornográfico al que tienen acceso tan fácilmente nuestros jóvenes, te darás cuenta de que los dispositivos móviles se han convertido en una máquina de producción de ludópatas. No pienses que un ludópata es aquella persona que no puede controlar jugar en un casino, al bingo, etc., ludópata es también aquel que no controla sus impulsos o que es adicta a dispositivos electrónicos.

Te estarás diciendo a ti mismo: «Bah, yo controlo los impulsos sin problema…». ¿Seguro? Deja de mirar el móvil en las siguientes cuatro horas, aunque te suene alguna notificación, y a ver ese control cómo lo manejas.

La sociedad se ha vuelto adicta casi en su totalidad. Hemos entrado en la era del «yaísmo» (lo queremos todo «ya») y la inmediatez. Esto, trasladado a otros ámbitos de la vida, genera verdaderos problemas de conducta, así como todo tipo de trastornos psicoemocionales. Es un tsunami con efecto dominó. Cada día rezo porque se caigan los satélites que dan cobertura a nuestros dispositivos electrónicos. Para mí, son los brazos ejecutores del mismo demonio. Por desgracia, el sector de la población que hace un uso consciente y provechoso de estas tecnologías es cada vez menor. La tecnología a nuestro servicio es maravillosa, pero para nuestro infortunio, está tan bien diseñada que ha cumplido con su cometido. Volvernos adictos. Adictos al consumo y a la prisa.

Recordando el papel que juega la dopamina en la modulación de nuestro reloj interno, hay que mencionar que los fármacos neurolépticos que bloquean o son antagonistas de los receptores D2 de dopamina hacen que el tiempo se enlentezca. Estos medicamentos se utilizan en el tratamiento de la esquizofrenia, la bipolaridad y los episodios maníáticos. Pero también se emplean en el tratamiento de enfermedades muy distintas a las mencionadas como la depresión, las lesiones cerebrales, las demencias que cursan con agresividad e incluso los neurolépticos que tienen acción antihistamínica se usan en oncología para evitar las náuseas y los vómitos durante la quimioterapia.

Sinceramente, me gustaría que hubiese otra opción farmacológica para estos pacientes y que su mecanismo de acción fuese diferente, ya que además de que estas patologías no son plato de buen gusto, estos medicamentos pueden y suelen generar una sensación de enlentecimiento del tiempo. ¡¡Encima de que no se encuentran bien se les hace más largo!!

En contraposición a estos fármacos están aquellas sustancias que estimulan los receptores de dopamina y generan el efecto contrario. El tiempo parece discurrir con rapidez. La metanfetamina sería una de ellas junto a la cocaína, el alcohol o la nicotina.

El párkinson es una patología que se caracteriza por cursar con una destrucción de las neuronas que fabrican dopamina. Muchos de estos sujetos comentan, antes de ser medicados, tener sensación de enlentecimiento en el paso del tiempo[2].

SEROTONINA

De igual manera que el déficit de dopamina genera una distorsión del paso del tiempo dando lugar a una ralentización del mismo, la disminución de serotonina en el sistema nervioso parece igualmente sujetar las manillas del reloj para que no avancen.

Estoy seguro de que sabes que la depresión se asocia a un déficit de serotonina, pero quizás es menos conocido que los estados de estrés crónico generan un déficit en su producción y reducen la sensibilidad de sus receptores. Por ello no es difícil conocer a personas que han sufrido depresión por estar sometidas a estrés prolongado. Vivir en la era de las prisas y de quererlo todo para ayer nos está pasando factura más allá de lo que nunca habíamos imaginado (al menos yo).

En casos de depresión, además de estar bajos de ánimo y con ganas de poca acción, nuestra percepción del tiempo se altera convirtiendo los minutos en eternas horas. Las personas con cuadros depresivos, estrés crónico, autismo y, también aquellas con pensamientos negativos reiterativos, alargan el tiempo como si de un chicle se tratase[3].

LA ATENCIÓN

Cuando focalizamos la atención en una tarea o actividad, tendemos a percibir que el tiempo transcurre más rápido, mientras que cuando estamos aburridos o nos centramos en el propio paso del tiempo, este parece discurrir mucho más lento. ¡Cuanto más miras el reloj, más lentas parecen ir sus agujas!

MEMORIA Y EXPECTATIVAS

El matemático y filósofo Bertrand Russell ya puso de manifiesto hace años la importancia de la memoria en la percepción del tiempo. Según él, cuando miramos un reloj, podemos ver moverse el segundero, pero es la memoria la que nos dice si las manecillas de los minutos y las horas se han movido.

Los recuerdos del pasado y las expectativas sobre el futuro influyen en cómo percibimos el presente y cómo experimentamos la duración de los eventos. Por ejemplo, cuando recordamos una vivencia divertida o emocionante —unas vacaciones, el nacimiento de un hijo, etc.—, tendemos a subestimar la duración de ese evento, mientras que si lo que recordamos es algo aburrido, desagradable o monótono, sobreestimamos su duración.

De la misma manera, cuando estamos deseosos de que tenga lugar un acontecimiento del futuro —el día de irnos de vacaciones, la vuelta de un ser querido, etc.—, el tiempo parece caminar con pies de plomo. Estar ansioso por la llegada de un acontecimiento del futuro no hará más que enlentecer su llegada. Mejor no pensarlo.

Los bebés, sin embargo, no tienen este tipo de problemas. Ellos viven felices. Sonríen, lloran, duermen, comen y poco más. No recuerdan el frío que hizo el mes pasado ni lo que le apretaba el pañal la semana anterior. Viven en el absoluto presente. Pero luego, de forma gradual, comienzan a desarrollar un sentido de sí mismos y con él la comprensión del tiempo, del ayer como algo distinto al mañana. Quién pudiera vivir las veinticuatro horas en el presente como los bebés, ¿verdad? Qué felicidad. A veces, cuando voy por la calle y me encuentro con amigos que tienen críos, y los veo durmiendo en el cochecito, los observo con absoluta envidia.

EL SENTIDO DE LA VISTA Y EL TIEMPO

La sensación de que un evento transcurre más rápido o más lento depende de lo que los ojos ven. Los investigadores, Alex C. Ma, Ayana D. Cameron y Martin Wiener, descubrieron que las imágenes que presentan espacios amplios, ordenados y con poca densidad de objetos tendían a generar una percepción agradable y extendida del tiempo[4]. En contrapartida, las imágenes caóticas, desestructuradas y con gran densidad de objetos generaban una percepción temporal más corta. Así que lo bueno de dejarte el armario desordenado es que cuando lo mires, el tiempo pasará más rápido.

Igualmente, las imágenes fáciles de recordar dilatan nuestra percepción del tiempo, esto podría explicar por qué algunos eventos permanecen más tiempo en la memoria que otros según dichos investigadores[5].

Por este motivo es buen consejo que procures tener tu casa y tu espacio de trabajo limpio, ordenado y no muy cargado de objetos. Esto te generará una percepción de más felicidad y la sensación agradable perdurará más tiempo en tu memoria.

El latido del corazón y el paso del tiempo

El 2 de marzo de 2023, Marc Wittmann, Eva De Rosa, Saeedeh Sadeghi y Adam Anderson —investigadores de la universidad de Cornell en Estados Unidos— publicaron en la revista *Psychophysiology* un artículo en el que se reflejaba que los latidos del corazón determinaban la percepción del tiempo. Según dicho estudio el corazón funciona como un cronómetro importante del cerebro y juega un importante papel en nuestro sentido del paso del tiempo.

Los autores de dicho estudio denominaron «arrugas temporales» a las diferencias de percepción temporal generadas por la duración del latido cardiaco.

Cuando el pulso es más largo, el tiempo se percibe más rápido y al contrario. Es probable que esto genere la diferencia entre la percepción temporal de un niño y un adulto, ya que la duración del latido infantil es ligeramente más corta. Así, ante una situación de angustia o estrés, el latido cardiaco es más rápido y corto y el tiempo parece no avanzar, mientras que cuando estamos en una situación tranquila, sosegada y en paz el tiempo parece discurrir más rápido. ¿O no te ocurre esto en vacaciones?, y no me digas que es porque estás sin trabajar, porque si por manos del demonio tus vacaciones las tienes que compartir con el típico cuñado que no soportas, quizás se te hagan eternas. El estudio también demostró que el cerebro influye en el corazón.

—El latido del corazón es un ritmo que el cerebro usa para darnos una idea del paso del tiempo —dijo Anderson—. Y eso no es lineal, se contrae y se expande constantemente.

La investigación pone de manifiesto que en intervalos de tiempo muy cortos —subseguidos— entre pensamientos o sentimientos conscientes, el corazón es capaz de regular nuestra experiencia del presente. Increíble, ¿a que sí?[6].

Después de analizar estos factores, a veces me pregunto si el tiempo como tal existe o es fruto de la imaginación.

En el idioma de la tribu amondawa del Amazonas no existe ninguna palabra para «tiempo», lo que podría significar que no tienen una noción de este como marco en el que ocurren los acontecimientos o perciben el tiempo de una manera distinta. Es difícil saber cómo concebían el tiempo en el pasado, ya que los primeros estudios sobre su percepción comenzaron hacen aproximadamente ciento cincuenta años.

LO INNEGABLE. LA FELICIDAD

Estarás de acuerdo conmigo en que las mejores experiencias de tu vida te parecerán haberlas vivido a cámara rápida. Cuando más estamos disfrutando de algo y más felices somos, el tiempo parece ir en fórmula uno. Sin embargo, el vivir felices, aunque genere una percepción del tiempo acelerada, nos alarga la vida[7]. Parece contradictorio que la percepción rápida del paso del tiempo nos haga vivir más, pero así es.

Esto te debe hacer pensar que tu estado de ánimo determina tu esperanza de vida. Si creías que las emociones no producían cambios químicos en tu organismo que determinaban a la velocidad que te salen las arrugas, estabas equivocado. Con cada emoción creamos moléculas que bombardean cada una de las células y modifican la expresión de los genes. Al conjunto de estas moléculas se les conoce como patrones moleculares asociados a emociones —EAMP, por sus siglas en inglés—.

No subestimes la asociación entre felicidad, optimismo y esperanza de vida. No creas que el sentirte feliz y ser optimista te va a regalar una semanita extra, algunos estudios concluyen que te puede dilatar tu existencia en este mundo más allá de los 85 años[8]. No está nada mal, ¿eh?

UNOS MANDOS PARA PILOTAR EL TIEMPO

La experiencia del tiempo como has podido comprobar la va creando la mente y son varios los factores involucrados en esta construcción: la memoria, la concentración, las emociones y, por supuesto, la sensación de que el tiempo está ubicado en el espacio.

La pregunta del millón, por tanto, es: ¿cómo consigo que mis latidos cardiacos sean más largos y que la dopamina y la serotonina estén a los niveles adecuados para que me sienta feliz y mi percepción del tiempo sea rápida, pero a la vez mi vida se alargue? Pues aquí te doy unos consejos que espero te ayuden con este cometido.

MEDITACIÓN (*MINDFULNESS*)

Si aún no estás familiarizado con este tipo de medicina, te aconsejo que te pongas mano a la obra. Sí, has leído bien, he dicho medicina. Practicar meditación de manera constante es la mejor inversión en salud que puedes hacer. Son innumerables los artículos científicos que asocian los dramáticos efectos del estrés a la patología cardiovascular, la diabetes, etc., y son cientos, por no decir miles, los trabajos de investigación que ponen de manifiesto que la práctica continuada de la meditación —*mindfulness*— amortigua de forma exponencial los deletéreos efectos de estar en estado de alerta permanente y vivir en continua angustia. Es medicina preventiva y curativa. Sus efectos nada tienen que envidiar al de los ansiolíticos farmacológicos[9]. Pero en relación con la percepción del tiempo, la meditación genera una disminución del pulso cardiaco y ayuda a sentir paz interior y a estar más cerca de la felicidad. Pero felicidad verdadera, no la falsa dicha que genera el hecho de tener cosas materiales y el consumismo. No caigas en ese error, el dinero puede dar momentos de placer y de bienestar, pero no felicidad plena. Este estado de calma interior ralentiza la frecuencia cardiaca, regula nuestras concentraciones de dopamina, serotonina, enlentece el acortamiento de los telómeros —que veremos más adelante—, etc., y, por ende, nos puede alargar la vida[10].

El «Om» es una sílaba, un sonido y uno de los mantras más sagrados en el budismo y el hinduismo. Es considerado el primer sonido —vibración— proveniente de la deidad suprema creadora de todo. Esta sílaba, pronunciada con energía, genera una vibración extraordinaria en las cuerdas vocales y zonas adyacentes lo que estimula al vago —del que hablaremos también un poco más adelante— con gran potencia. Así que no es mala idea dedicar unos minutos cada día a pronunciarlo enérgicamente.

EL EJERCICIO FÍSICO

No, no solo te ocurre a ti. Cuando te montas en la elíptica o la bici estática del *gym*, el maldito reloj parece no avanzar. La ciencia nos dice que puede llegar a enlentecerse entre un 8 y un 9 % el paso del tiempo durante la ejecución de la actividad física[11]. En contraposición a esto, el deporte genera tantos cambios positivos relacionados con la homeostasis de neurotransmisores y de nuestra bioquímica, en general, que una vez terminada la actividad nuestra sensación de felicidad está asegurada[12].

El ejercicio físico realizado de manera constante actúa sobre todos los factores que hacen posible una percepción subjetiva del tiempo acelerada por la felicidad que nos aporta. Pocas estrategias tienen tanto impacto en el bienestar, y si lo practicas en grupo o en pareja, aún mejor.

El deporte nos alarga la vida como veremos también después.

DORMIR Y RESPETAR EL BIORRITMO

Los seres humanos somos seres fotoperiódicos, es decir, dependemos de los ciclos de luz y oscuridad para regular toda la bioquímica. Nuestra salud depende de ello.

Lo que hagas durante el día determinará la calidad de tu sueño y la calidad de tu sueño determinará tu bienestar durante el día. Si quieres tener todos los factores que influyen sobre una buena percepción del tiempo, quieres prevenir enfermedades y ser una persona longeva, no lo dudes y duerme. Si eres adulto, procura no bajar de siete horas de sueño nocturno.

Cuanto más duermas, más años vivirás.
El sueño es el pilar sobre el que descansa nuestra salud.
No lo subestimes.

ACTIVAR EL NERVIO VAGO

No malinterpretes este nombre. No se denomina vago porque trabaje poco, todo lo contrario, se llama vago porque deambula de manera errante y sin rumbo por casi todo el organismo. Evidentemente su localización y funciones están más que definidas hoy día. Así que, aun llamándose vago, es quizás el nervio con más actividad del cuerpo.

Fue en 1921 cuando Otto Loewi, fisiólogo alemán y ganador del Premio Nobel, descubrió que al estimular el nervio vago se regulaba la frecuencia cardiaca y se liberaba un líquido muy especial, *vagusstoff,* lo llamó —que significa 'sustancia vaga' en alemán—. Esta sustancia es uno de los neurotransmisores más importantes del organismo: la acetilcolina. Sin ella no sería posible la vida.

Sus funciones son muy diversas y sin su ayuda no podrías ir al baño, toser, tragar o dormir. Este nervio, cuando lo estimulamos, nos produce una verdadera explosión de vida. Desde mejorar el sueño, la función cardiorrespiratoria, recuperarse bien y rápido de una enfermedad, disminuir la oxidación de las células, resolver los procesos inflamatorios hasta generarnos calma, paz y tranquilidad. Son algunas de sus funciones. Una buena respuesta vagal nos asegura una buena calidad de vida y de percepción temporal.

Activar a este maravilloso nervio no es difícil. Te expongo algunas actividades que puedes hacer para provocarlo.

— Reír, solo o acompañado. ¿Verdad que cuando ves una película de humor o estás con alguien gracioso se te pasa el tiempo muy rápido?

EL NERVIO VAGO

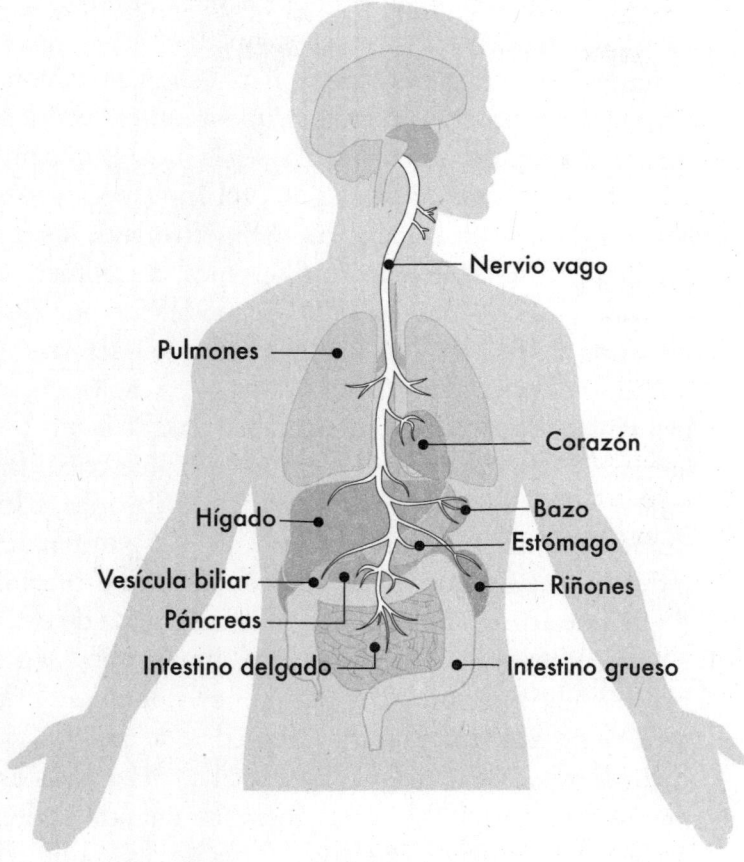

Nervio vago

Pulmones

Corazón

Hígado

Bazo

Estómago

Vesícula biliar

Riñones

Páncreas

Intestino delgado

Intestino grueso

— Cantar[13].
— Escuchar tu música preferida. Ya sabes de donde viene el dicho de «la música amansa a las fieras».
— Hacer gárgaras. Este ejercicio tan simple activa el centro de la deglución con su repercusión directa en el vago.
— La respiración consciente y la inspiración nasal constituyen una de las técnicas más potentes para activar el vago. Hay pocas cosas que relajen más que un suspiro voluntario. Esto se consigue inspirando en dos tiempos por la nariz y exhalando por la boca. Cuando te despiertes de madruga-da y no sepas qué hacer para conciliar el sueño, dedícate a suspirar voluntariamente unos minutos y Morfeo se adue-

ñará de nuevo de ti. Sin embargo, la respiración bucal, es decir, inspirar continuamente por la boca, no solo no activa al vago (sistema nervioso parasimpático), si no que activa al simpático, es decir, al sistema nervioso que nos pone en alerta. Con esto te quiero decir que intentes reeducar tu manera de respirar y procura que sea la nasal la que predomine. Si consideras que tienes un problema mecánico en la entrada de aire por la nariz, como hipertrofia de los cornetes, desviación de tabique, rinitis crónica, etc., intenta solucionarlo cuanto antes. Tu salud depende cien por cien de tu forma de respirar. La proliferación de bacterias en el intestino delgado (SIBO, por sus siglas en inglés), la salud de tu microbiota oral, etc., depende de ello. En la mucosa de la nariz liberamos sustancias antimicrobianas como la lactoferrina, lisozima o la lactoperoxidasa entre otras, además de poseer multitud de «pelitos» que atrapan partículas indeseadas para que no invadan la cavidad orofaríngea. Por supuesto, la nariz también es la encargada de calentar y humedecer el aire que entra en el organismo, ya que la proliferación de bichitos patógenos depende en gran medida de esta temperatura y humedad del aire[14].

— Estimular la cara con agua fría e incluso masajearla es llamar al vago a voces. A partir de ahora, cuando te desmaquilles con esos algodones con forma de disco humedecidos en tónico por la noche antes de acostarte, piensa que ese gesto de frotar la piel de tu cara, las órbitas de los ojos, etc., está estimulando al vago, cosa que te ayudará a conciliar el sueño. Recuerda que los niños pequeños cuando están que se caen de sueño, se frotan los ojos. ¡Qué sabia es la naturaleza! Pero, ojo, no te quites el maquillaje bajo la típica luz blanca que se suele tener en los cuartos de baño porque te perderás gran parte de estos efectos positivos. Hazlo con una luz tenue o mejor naranja o roja. Las luces de nuestras viviendas, una vez que cae el sol, deberían de ser de estos colores. Ve pensando en cambiar las bombillas de casa porque es una maravillosa inversión en tu salud y en la prolongación de tu vida.

— Duchas de agua fría. Basta unos treinta segundos sumergido o bajo un chorro de agua fría para provocar una liberación de acetilcolina brutal cuando cierras el grifo.

— Estar en contacto con la naturaleza o incluso mirar desde la ventana un paisaje natural relanza el parasimpático[15].

Después de analizar estos factores y deducir que la percepción del tiempo depende en gran medida de nuestros hábitos, es lógico pensar que en el tiempo objetivo tan solo nos sirve para organizar el día a día. La hora de levantarnos, la reunión de trabajo, la hora para tomar un vuelo, etc. Ese tiempo objetivo es invariable y el bien más preciado. Gestionarlo, invertirlo y ocuparlo con vivencias entrañables debería ser la más importante de nuestras tareas. En contra de lo que podamos pensar, el tiempo no lo perdemos sencillamente porque no lo poseemos ni somos sus dueños. La sensación de que se nos escapa de las manos no es otra cosa que percibir que no lo estamos aprovechando, que no estamos sacando jugo al presente. El envejecimiento y la muerte son algo del futuro y por eso no nos preocupamos cada día de estos temas. A diferencia de los animales y los niños que viven en un presente absoluto y se dedican a hacer lo que más feliz les hacen, los adultos pasamos casi la totalidad del nuestro fuera de ese maravilloso rango temporal que es el ahora.

Todas las veces que vuelvas a casa, tu perro te recibirá moviendo el rabo, echándote las patas y si pudiese te comería a besos y te diría mil veces que te quiere. Él no espera a estar enfermo o al borde de un abismo para mostrar lo que siente. Para él cada día es el último.

Da igual que te gastes una fortuna en un reloj de oro o que te decantes por uno económico, la medición del tiempo objetivo siempre es la misma. El tiempo no se compra y solo está ahí para vivirlo.

El periodo que transcurre entre un acontecimiento u otro te puede resultar agradable o un calvario dependiendo de tu salud y tus hábitos. Enfócate ahí, en la percepción subjetiva. La vida será más fácil, disfrutarás más y como cuenta Jorge Bucay en su cuento

El buscador, el sumatorio del tiempo que transcurre mientras vivimos experiencias entrañables es verdaderamente el único tiempo vivido. Nuestra verdadera edad.

¡Aviso!

El sedentarismo es uno de los factores de riesgo para enfermar por cualquier motivo. A día de hoy mata más personas que el tabaco en los países occidentalizados.

Si has estado leyendo este libro desde el principio hasta aquí sin descansar, significa que llevas de treinta y cinco a cuarenta minutos sentado e inactivo. Es hora de levantarse y hacer algo de ejercicio. No te preocupes, bastará con un par de minutos, pero esto irá incrementando tu gasto calórico del día con independencia del ejercicio que tengas estructurado o planificado. Esta suma de kilocalorías gastadas por pequeños gestos como levantarte cada cierto tiempo y hacer algún ejercicio de corta duración, hacer uso de las escaleras en vez del ascensor o ir caminando al trabajo si no está excesivamente lejos, es lo que se conoce como actividad termogénica no asociada a ejercicio, también conocido como NEAT (*Non Exercise Activity Thermogenesis*).

Incrementar tu NEAT diario es una manera fácil de disminuir el riesgo de padecer obesidad, diabetes tipo 2, problemas cardiovasculares o, incluso, ayudar a mejorar tu rendimiento cognitivo.

Basta con interrumpir el sedentarismo con unas flexiones, sentadillas o unos ejercicios de pesas para incrementar exponencialmente el gasto calórico del día y que el equilibrio entre el «debe y el haber» de las cuentas diarias, sea siempre el correcto.

Así que, ¡a moverse un par de minutos! ¡Vamos a aumentar ese NEAT!

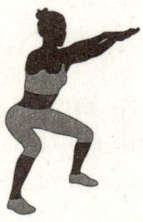

BIBLIOGRAFÍA

1. SOARES, S. *et al.* (2016). «Midbrain dopamine neurons control judgment of time». *Science*, 354(6317), 1273-1277. https://doi.org/10.1126/SCIENCE.AAH5234
2. SANDOVAL-VALERIO, A. K., *et al.* (2020). «Pensamientos negativos y estrés asociados al receptor de serotonina 5HT1a en Mujeres con fibromialgia». *Acta de Investigación Psicológica*, 10(3), 93-101. https://doi.org/10.22201/FPSI.20074719E.2020.3.361
3. MA, A. C. *et al.* (2024). «Memorability shapes perceived time (and vice versa)». *Nature Human Behaviour*, 8, 1296-1308. https://doi.org/10.1038/s41562-024-01863-2
4. VILLATE, S. y BUONANOTTE, C. F. (2016). «Neurología y percepción de tiempo». *Neurología Argentina,* 8(2), 130-137. https://doi.org/10.1016/J.neuarg.2016.02.004
5. MA, A. C. *et al.* (2024). «Memorability shapes perceived time (and vice versa)». *Nature Human Behaviour*, 8, 1296-1308. https://doi.org/10.1038/s41562-024-01863-2
6. SADEGHI, S. *et al.* (2023). «Wrinkles in subsecond time perception are synchronized to the heart». *Psychophysiology,* 60(8), e14270. https://doi.org/10.1111/psyp.14270
7. Song, C. F. *et al.* (2023). «Happy people live longer because they are healthy people». *BMC Geriatrics*, 23(1). https://doi.org/10.1186/S12877-023-04030-W
8. Steptoe, A. *et al.* (2015). «Subjective wellbeing, health, and ageing». *Lancet (London, England)*, 385(9968), 640-648. https://doi.org/10.1016/S0140-6736(13)61489-0
9. HOGE, E. A. *et al.* (2023). «Mindfulness-based reduction vs escitalopram for the treatment of adults with anxiety disorders: a randomized clinical trial». *JAMA Psychiatry,* 80(1), 13-21. https://doi.org/10.1001/jamapsychiatry.2022.3679
10. «El *mindfulness* actúa sobre el ADN y las proteínas y previene el envejecimiento del cerebro». *IACS,* 18 de mayo de 2016.
11. EDWARDS, A. M. *et al.* (2024). «The perception of time is slowed in response to exercise, an effect not further compounded by competitors: behavioral implications for exercise and health». *Brain and Behavior,* 14(4), e3471. https://doi.org/10.1002/brb3.3471
12. BELVEDERI M. *et al.* (2015). «Physical exercise for late-life major depression». *The British Journal of Psychiatry,* 207(3), 235-242. https://doi.org/10.1192/bjp.bp.114.150516

13. CAROLINE ROBERTSON (2020). *Vagus nerve. Activate the healing power of your vagus nerve and unlock powerful natural relief for anxiety, depression, and chronic illness.*

14. *Fisiología de la nariz y de los senos paranasales. Mecanismos de la olfacción,* (libro virtual), cap. 42. Hospital Puerta de Hierro.

15. GUARDA-SAAVEDRA, P. *et al.* (2022). «Beneficios de los espacios verdes y actividad física en el bienestar y salud de las personas». *Revista Médica de Chile,* 150 (8), 1095-1107. https://www.scielo.cl/scielo.php?script=sci_arttext&pid=S0034-98872022000801095

2

LA FALSA ESPERANZA DE VIDA

Que la cantidad sin calidad no sea tu identidad.

RAFAEL GUZMÁN GARCÍA

Hay pocos términos que induzcan más confusión que el que ocupa este capítulo. Es por ello que quiero aclarártelo para que no entres en pánico si tienes mi edad —cincuenta y dos— y has nacido en la República Centroafricana donde la esperanza de vida media es de 53,1 años o te relajes con tus hábitos de vida si has nacido en España donde es de 83,5.

Uno de los mitos más extendidos es que los habitantes de la era paleolítica morían muy jóvenes porque la esperanza de vida en aquella época era de unos veinte años y que fue en aumento con la revolución agrícola y el posterior desarrollo de la civilización. Nada más lejos de la realidad.

Aclaremos, pues, este asunto. La esperanza de vida es la media de la cantidad de años que vive una población en un determinado periodo, es decir, el promedio de edad de las personas que fallecen. Dicho de otro modo, la esperanza de vida no tiene en consideración la edad máxima a la que llega la población más longeva, sino la edad media a la que muere. Es decir, si en una población mueren muchos niños, la esperanza de vida de esa región será muy baja.

Según la Organización Mundial de la Salud, si tu hijo ha nacido el año pasado en Suiza y fue niño, su esperanza de vida se sitúa en 81,8 años, mientras que, si fue niña, en 85,1. Si por el contrario ha nacido en el Reino de Lesoto, al sur de África, su esperanza de vida será de 47,7 años para el niño y 54,2 para la fémina. ¿Cómo es posible que haya tanta diferencia entre dos individuos de la misma especie viviendo en el mismo marco temporal? Ya, ya sé que estás pensando que Suiza tiene un sistema sanitario más sólido y un nivel socioeconómico mucho más fuerte. Sin duda, estos factores influyen, pero quizás no tanto como imaginas para el cálculo de la esperanza de vida. Quizás la respuesta está en su tasa de muerte infantil. Mientras que en Suiza mueren 3,6 niños por cada mil nacimientos[1] en Lesoto mueren 44,6[2].

En el Paleolítico la tasa de mortalidad infantil era muy alta, entre un 30-40 % antes de los quince años.

Una vez superada esta edad infantil, la esperanza de vida se incrementaba con los años. Algunos estudios indican que probablemente la edad más habitual de fallecer en la Edad de Piedra fuera a los setenta-setenta y dos años, como también afirma Juan Luis Arsuaga[3], catedrático de Paleontología. Por tanto, no es que ahora vivamos muchos más años ni que las personas mayores sean mucho más longevas, es que ahora somos muchos los que llegamos a viejos.

No caigamos en el error de confundir esperanza de vida con longevidad.

A principios del siglo XX la esperanza de vida en España se situaba cerca de los treinta años debido a la gran mortalidad infantil que bajaba mucho el promedio, pero las personas que llegaban a edad adulta soplaban las ochenta o noventa velas como en la actualidad. De hecho, mis abuelos paternos fallecieron pasados los noventa años y la esperanza de vida cuando ellos nacieron rondaba los treinta y tres. Por tanto, no nos debería importar tanto la esperanza de vida sino la de longevidad, y esta depende en gran medida de la especie a la que se pertenece. Así, la *Dolania americana,* un bichito que tiene aspecto de libélula, vive menos de cinco minutos, mientras que hay moluscos que viven en estado joven más de cuatrocientos años. No viven los mismos años los ratones que los elefantes, aunque evidentemente un elefante concreto puede morir más joven que un ratón concreto. Sin embargo, los elefantes viejos viven mucho más que los ratones más viejos. Si recapacitas un poco y te preguntas sobre los años que aproximadamente viven los perros, te darás cuenta de que siempre responderás unos trece-quince años. No harás la distinción de si el perro ha nacido en Madagascar o Japón. Este dato puede variar según la raza, pero no el lugar de nacimiento.

CALIDAD VS. CANTIDAD

Los avances científicos, en tecnología y sanidad han hecho posible que se mejore la esperanza de vida al reducir la mortalidad infantil y la de los adultos, pero eso no altera en absoluto el hecho de que pertenecemos a una especie, y que, como todas, tiene una longevidad fija. Por tanto, podemos definir la longevidad como la duración potencial de vida en cada especie o lo que puede llegar a vivir un individuo.

Es posible que la potencial longevidad humana ronde los ciento diez-ciento veinte años e incluso más[4, 5], pero me temo que son nuestros desafortunados hábitos de vida los que no nos permiten gozar de una vida centenaria y plena.

Querido lector, permíteme decirte que esto es de juzgado de guardia. Que los habitantes de la era neolítica y paleolítica falleciesen a los setenta-ochenta años lo puedo considerar normal, puesto que no tenían información sobre cómo funcionaba el organismo, no tenían acceso a sanidad ni antibióticos, tenían carencia de sal en su alimentación —que era uno de los mayores limitantes en cuanto a vejez cuando había escasez de alimentos de origen animal—[6] y un largo etcétera, pero que hoy nos muramos con apenas ochenta-ochenta y cinco años sabiendo lo que sabemos, no tiene perdón. Y lo peor no es esto, lo peor, bajo mi humilde opinión, es que llegamos a estas edades gracias a un puñadito de pastillitas de colores que van cronificando nuestras enfermedades. Los avances sanitarios y tecnológicos han logrado prolongar significativamente la vida, especialmente en lo relativo a las enfermedades crónicas. Es decir se ha creado una sociedad longeva pero enferma. El verdadero desafío no debería limitarse a extender la vida a cualquier coste. El propósito ideal debería ser fomentar una población de «viejitos cronológicos» que disfruten de una calidad de vida excepcional, con cuerpos resistentes y mentes ágiles. Aunque suene a tópico, nuestra meta no debería ser solo añadir años a la vida, sino vida a los años. Longevidad saludable: ese es el objetivo. Los datos son realmente alarmantes. Casi el 90 % de los mayores de sesenta años toman al menos un fármaco recetado al día, casi el 80 % toma al menos dos y el 36 % toma de manera regular al menos cinco medicamentos diarios. Pero no pienses que en España, cuarto país del mundo con mayor esperanza de vida, nuestros abuelos se libran de ir a la farmacia a diario. El 93 % de nuestros mayores de setenta y cinco años se medican cada día[7, 8, 9].

De alguna manera podemos decir que la vejez como tal y las enfermedades crónicas son conceptos muy nuevos, ya que hasta hace tan solo diez mil años esto no era posible porque la muerte era muy rápida. Cuando perdíamos facultades, nos visitaba la de la guadaña. La vida dependía por completo de nuestra autonomía y nuestras capacidades físicas y cognitivas. La vejez es el fruto de una vida sedentaria, entendiendo esta como ese periodo de pérdida de facultades físicas y mentales, de decadencia, dependencia y deterioro.

**No dejamos de movernos porque nos hacemos viejos,
nos hacemos viejos porque dejamos de movernos.**

En el reino animal salvaje no se conocen ni las enfermedades prolongadas ni la vejez. El que nuestras mascotas sufran enfermedades crónicas es fruto del afán que tenemos por «humanizar» todo lo que nos rodea. Poner un jersey a un perro cuando hace frío, un

chubasquero cuando llueve, que duerman en una cuna almo-
hadillada o en el sofá, ponerles perfume después de cortarles el
pelo, darles piensos fabricados a base de cereales, sacarlos a pasear
en un cochecito o, el colmo de los colmos, ponerles crema de protección solar, es atentar contra su salud y debería estar penado al
igual que está su abandono. ¿Tú qué pensarías de alguien que le
diese de comer carne cruda o a medio pudrir a su hijo, excrementos
de otros animales para repoblar su microbioma, lo sacara al campo
a pasear solo, sin ropa, de noche y en invierno a dos grados de temperatura o le diese de beber agua con barro de un charco de lluvia?
No me contestes, sé la respuesta. Te gustaría que lo juzgasen, le
quitasen a su hijo e incluso que lo encarcelaran, ¿verdad? Pues para
esto y mucho más es para lo que está genética y fisiológicamente
preparado, por ejemplo, un perro. Eso quiere decir que es lo que le
hace feliz y lo mantiene con absoluta salud. Recapacitemos y respe-
temos las necesidades de cada especie, por favor.

Volviendo con los humanos, hay que decir que en la Edad de
Piedra solo era posible estar en forma o morir. Esta noción actual
de tener una buena y digna vejez es antinatural.

Sin duda, coincido con Arsuaga en que la era paleolítica fue
la edad de oro del ser humano. Coincidimos en que era una vida
natural, sin esclavitud de ningún tipo, todo rotaba en torno a la familia o la tribu, la alimentación era absolutamente saludable, teníamos
un físico portentoso y se vivía en armonía con nuestra naturaleza.
No, no lo analices desde nuestro punto de vista de ser humano del
siglo XXI donde la comodidad, el dinero, el plástico y la tecnología
son los protagonistas de nuestra falsa vida. Por aquel entonces la
vida giraba en torno a la vida *per se*, ahora gira en torno a un atrezo.

Sé que estarás pensando que soy un exagerado y que tú quizás
amas la naturaleza y que sientes un bienestar indescriptible cuando
estás en contacto con el mar, andas descalzo por la playa, te bañas
en los ríos, etc., pero… ¿cuántas veces lo haces al año? ¿Cuánta
contaminación generas al comer alimentos que proceden de otros
países, al moverte en coche, aviones, etc.? Quizás te pasó como a
mí. Un día te diste cuenta y fuiste consciente de que adoras la naturaleza, pero te percataste también de que vives de espalda a ella.
No te sientas mal por ello. Es el sistema y modo de vida que impe-

ra en los países del «jocoso» primer mundo. Intenta cambiar un poco lo que puedas y acercarte a una vida más natural. Recuerda siempre que el menor de los cambios genera la mayor de las respuestas. No olvidemos que somos seres que vivimos en una sociedad del siglo XXI, pero genéticamente seguimos perteneciendo a la Edad de Piedra. Ahí radica gran parte de nuestros problemas.

Se estima que solo en España algo más de ciento cincuenta mil personas padecen párkinson y de ellas aproximadamente el 10 % están en estado avanzado. Cada cinco horas se diagnostica un nuevo caso de esclerosis múltiple. El 10 % de los individuos mayores de sesenta y cinco años y el 50 % de los de ochenta y cinco sufren alzhéimer y cada año se diagnostican unos novecientos nuevos casos de ELA. Pero lo más alarmante no es esta muestra que te he expuesto aquí, lo que más me inquieta es lo que está por venir. Los casos de párkinson se estima que se duplicarán para 2030, los de ELA se incrementarán un 69 % de aquí al 2040 y en el planeta las enfermedades neurodegenerativas —que abarcan unas seiscientas— se triplicarán en 2050[10, 11]. Si a esto añadimos que la tasa de dependencia para mayores de sesenta y cuatro años en España se sitúa en el 30,19 %[12], pues el panorama es bastante preocupante. No pretendo con estos datos desmoralizarte y menos aún generarte miedo e incertidumbre, tan solo aspiro a que te responsabilices de tu salud y corrijas aquellos hábitos que de una manera u otra estén mermando tu calidad de vida.

Esta información al menos nos debería hacer pensar que el tributo que pagamos por vivir en estado de confort permanente es demasiado alto. Personalmente creo que disfrazar el asunto con el dato de que la esperanza de vida se ha incrementado exponencialmente en los últimos años es hacernos vivir en un verdadero y absoluto engaño. Es hora de un cambio de término. Esperanza de vida debería de ser sustituido, bajo mi humilde opinión, por esperanza de calidad de vida o de salud. En 1948, la OMS ya definió la calidad de vida como el estado completo de bienestar físico, emocional y social y no solo como ausencia de enfermedad. Algo utópico después de saber el aluvión de fármacos que mantienen con vida a nuestros mayores y el sinfín de enfermedades que nos azotan en edades adultas.

Edad sin calidad no es buen binomio. Por tanto, a partir de ahora, por favor, no hagas caso al dato de esperanza de vida, céntrate en calidad y longevidad. No te conformes con ochentanoventa años, aspira a los ciento quince o ciento veinte que es el potencial de vida que nos corresponde como especie. Sin duda, los humanos estamos haciendo algo mal. Pocas personas llegan a su potencial de envejecimiento a diferencia del resto de animales. Dos de los factores —entre otros muchos— que marcan nuestro límite de vida como especie mamífera es el número de individuos que conforman nuestra comunidad, y el volumen del cerebro en relación con el tamaño corporal[13].

Ya somos más de ocho mil millones de personas en este mundo. No hay una colectividad mayor de mamíferos en todo el planeta como la nuestra, y, por supuesto, no hay otro mamífero —bueno, algún roedor— que tenga un volumen cerebral (1300 cm^3) tan grande atendiendo al tamaño del cuerpo como el de nuestra especie. Aunque los más de 340 trillones de conexiones neuronales es lo que nos hace ser inteligentes y cognitivamente distintos al resto de animales. Esto no significa ser mejores, simplemente diferentes.

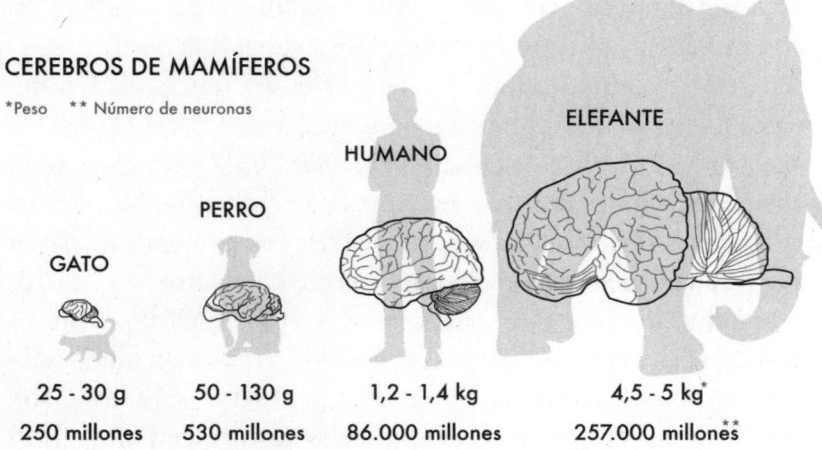

CEREBROS DE MAMÍFEROS

*Peso ** Número de neuronas

GATO	PERRO	HUMANO	ELEFANTE
25 - 30 g	50 - 130 g	1,2 - 1,4 kg	4,5 - 5 kg*
250 millones	530 millones	86.000 millones	257.000 millones**

Por tanto, ya que contamos con estos dos condicionantes que nos vienen impuestos de fábrica, intentemos incidir sobre otros más influenciables y que son susceptibles de ser modificados a nuestra voluntad y que determinan en gran medida la hora de irnos de esta tierra. Los hábitos de vida serán los que marquen la gran diferencia en la mayor o menor longevidad. Ya sabes, por tanto, que arañar unos años más y acercarnos a nuestro potencial de vida es lo que pretenden todos los tratamientos *antiaging* que publicitan continuamente. Pero una vez más me reitero en el concepto de la responsabilización de la salud. No delegues tu senectud en ningún fármaco, en ninguna intervención quirúrgica, etc. Tener calidad de vida a los cien años se consigue con información, un poco de suerte y siendo constante en el día a día con nuestros hábitos.

A lo largo del libro te iré describiendo los factores que más influyen en el envejecimiento para que tengas las herramientas con las que poder incidir sobre ello. No lo consideres algo inalcanzable. La información es poder.

Se llamaba Jeanne Louise Calment, nació en Arlés (Francia), vivió ciento veintidós años y ciento sesenta y cuatro días y ha sido considerada la persona más longeva del mundo de la que se tiene registro. Sin embargo, los científicos David McCarthy (Universidad de Georgia, Estados Unidos) y Po-Lin Wang (Universidad Sur de Florida) afirman que este récord se podría romper en breve en los próximos años según su estudio. Sus conclusiones son claras y contundentes: «Existe un límite máximo para la esperanza de vida humana, pero aún no nos hemos acercado a él»[14].

En 2004, Michel Poulain y Gianni Pes acuñaron el término «zonas azules» y un año más tarde Dan Buettner lo popularizó con un artículo publicado en la revista *National Geographic* para referirse a los lugares donde la esperanza de vida es la más alta del planeta. Cinco regiones fueron clasificadas por contener el mayor número de centenarios del mundo[15]. Buettner encontró varios denominadores comunes en estas zonas azules. Tener un propósito de vida, actividad física diaria, practicar la espiritualidad, estar en contacto con la naturaleza y una alimentación saludable son algunos de los secretos para no solo alcanzar los cien años, sino llegar en plenas facultades.

Si no tienes la suerte de vivir en una de estas áreas, lo único que espero y pretendo es que después de integrar los conceptos que te voy a contar, te conviertas en una persona azul. Que sufras una metamorfosis a pitufo y obtengas una vida plena, feliz y duradera.

Bibliografía

1. «Tasa de mortalidad infantil de Suiza». IndexMundi, 31 de diciembre de 2019. https://www.indexmundi.com/es/suiza/tasa_de_mortalidad_infantil.html

2. «Tasa de mortalidad infantil de Lesoto», IndexMundi, 31 de diciembre de 2019. https://www.indexmundi.com/es/lesoto/tasa_de_mortalidad_infantil.html

3. «Experto analiza la longevidad de los humanos en la antigüedad en un curso de la UIMP». *UIMP*. https://www.uimp.es/actualidad-uimp/experto-analiza-la-longevidad-de-los-humanos-en-la-antigue-edad-en-un-curso-de-la-uimp.html

4. Pyrkov, T. V. *et al.* (2021). «Longitudinal analysis of blood markers reveals progressive loss of resilience and predicts human lifespan limit». *Nature Communications,* 12(1), 2765. https://doi.org/10.1038/S41467-021-23014-1

5. Belzile, L. R. *et al.* (2021). «Human mortality at extreme age». *Royal Society Open Science,* 8(9). https://doi.org/10.1098/RSOS.202097

6. Boza López, J. (1996). «La sal en la alimentación humana». *Anales de la Real Academia de Ciencias Veterinarias de Andalucía Oriental,* vol. 9, 67-92.

7. Fick, D. M., *et al.* (2019). «American geriatrics society 2019 updated AGS beers Criteria® for potentially inappropriate medication use in older adults». *Journal of the American Geriatrics Society,* 67(4), 674-694. https://doi.org/10.1111/jgs.15767

8. «El 93 % de los mayores de 75 años consume algún medicamento». *Sociedad Española de Geriatría y Gerontología.* 15 de junio de 2015. https://www.segg.es/publicaciones/2015/06/15/el-93-por-ciento-de-los-mayores-de-75-a%C3%B1os-consume-algun-medicamento

9. «Estos son los países donde la gente vive más años y las razones que lo explicarían». *La Razón.* 2 de marzo de 2023. https://www.larazon.es/ciencia/estos-son-paises-donde-gente-vive-mas-anos-razones-que-explicarian_2023030264002e884367b700016c0293.html

10. «Más de un millón de españoles padecen enfermedades neurodegenerativas». *El farmacéutico hospitales.* 27 de julio de 2015. https://sid-inico.usal.es/noticias/mas-de-un-millon-de-personas-tienen-alguna-enfermedad-neurodegenerativa-en-espana/

11. NICHOLS, E. *et al.* (2022). «Estimation of the global prevalence of dementia in 2019 and forecasted prevalence in 2050: an analysis for the Global Burden of Disease Study 2019». *The Lancet,* 7(2), e105-e125. https://doi.org/10.1016/S2468-2667(21)00249-8

12. *«Radiografía de la dependencia en España». Cinco Días.* 22 de febrero de 2021. https://cincodias.elpais.com/cincodias/2021/02/19/abante_asesores/1613733677_803856.html

13. GONZÁLEZ-LAGOS, C. *et al.* (2010). «Large-brained mammals live longer». *Journal of Evolutionary Biology.* 23(5), 1064-1074. https://doi.org/10.1111/J.1420-9101.2010.01976.X

14. MCCARTHY, D. y WANG, P. L. (2023). «Mortality postponement and compression at older ages in human cohorts». *PLOS ONE,* 18(3), e0281752. https://doi.org/10.1371/journal.pone.0281752

15. «Here are the secrets to a long and healthy life». *National Geographic.* 12 de abril de 2015. https://www.nationalgeographic.com/science/article/150412-longevity-health-blue-zones-obesity-diet-ngbooktalk

3

¿CUÁNTOS AÑOS TIENES? NO CONTESTES TAN RÁPIDO

Que las vueltas al sol no te hagan mayor.

RAFAEL GUZMÁN GARCÍA

Corría el mes de noviembre de 2010 cuando mi querido amigo y compañero Luis Palomeque y yo nos fuimos a México D. F. a dar unas conferencias. Una vez finalizadas estas, nos decidimos a pasar una semana en la selva de Chiapas, conviviendo con una comunidad indígena. Después de casi doce horas de autobús y unas cinco de camioneta, llegamos a la caída de la tarde a un minúsculo poblado situado en plena jungla. Pasamos la noche compartiendo cabaña que con unas enormes arañas que parecían vigilarnos desde el techo.

A la mañana siguiente tuve la oportunidad de conocer a una señora que por su aspecto parecía ser la más longeva de la comunidad; sin embargo, viéndola usar el enorme machete que portaba en su mano derecha con el que cortaba la maleza me hacía dudar que fuese muy mayor. Asestaba unos golpes de cuchillo con tanta energía y destreza que ni el más joven del lugar sería capaz de hacerlo de esa manera.

Tras conversar con ella durante un rato, me animé a preguntarle su edad. Su contestación me dejó petrificado y muy pensativo.

—¿Cuántos años tiene usted?

—Pues no lo sé, mi mamá y mi papá murieron cuando yo era muy muy pequeña y luego ya nadie me supo decir cuándo nací. Pero…. ¿qué más da? Cuando me tenga que morir, me moriré —me contestó.

Era la primera persona que conocía que no sabía su edad.

¡¡Menuda lección de vida me dio con esa contestación!!

Esas palabras me han retumbado en la cabeza durante muchos años. Con esa frase aquella sabia mujer me sacó de un plumazo del marco temporal en el que estamos inmersos por defecto y me hizo recapacitar mucho sobre esto.

¿Por qué y para qué necesitamos los humanos saber en cada momento los años que tenemos? ¿Por qué somos los únicos seres vivos que cuantificamos nuestra vida en periodos de tiempo? ¿Nos influye conocer la edad en nuestra actitud y longevidad? En realidad, ¿qué importancia tiene las veces que hayamos dado la vuelta al sol desde el nacimiento en relación con nuestra salud y hora de morir?

En marzo de 2024, el periódico *El País* publicaba la siguiente noticia: «Cáncer al alza a edades cada vez más tempranas: "En gente joven está aumentando y no se sabe por qué"»[1].

¿Qué edad tenía? Esta es, en primera instancia, la pregunta que nos planteamos cuando nos enteramos de que alguien ha fallecido. Si el que se ha ido es alguien por debajo de ochenta años y ha sido como consecuencia de una enfermedad, nuestra tendencia es pensar o decir: ¿cómo es posible?, !!qué joven era!! Pero… ¿realmente era joven?

Quizás la edad cronológica no es un buen referente ni un buen predictor de nuestro estado de salud y senectud. Analicémoslo.

INTERRELACIÓN DE LOS SISTEMAS

Para que la vida de los seres más evolucionados de este planeta sea posible, es absolutamente necesario que coexistan tres grandes sistemas y que funcionen de manera coordinada, jerarquizada y con capacidad de adaptación instantánea al contexto que se esté viviendo. Sistema metabólico, inmunológico y nervioso son los tres protagonistas.

Filogenéticamente, el primero en aparecer en el escenario de la vida fue el metabólico. Este se encarga del suministro de energía. Sin ella no hay vida. Todo, en última instancia, es energía. La célula estrella de este sistema en nuestra especie es el adipocito. La grasa. En el organismo es sinónimo de energía. Sí, has leído bien, la grasa. Grasa saludable, no la de la bollería industrial ni la de los aceites vegetales como el de girasol, maíz, etc.

ADIPOCITO

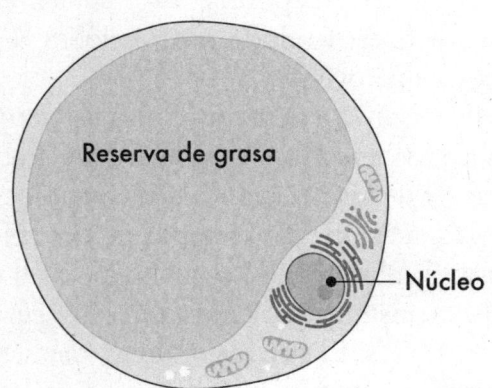

El cúmulo de grasa se va almacenando en los adipocitos,
que van aumentando de tamaño hasta que la grasa se utiliza.
Este exceso de grasa es el que nos hace envejecer.

Los adipocitos almacenan, por tanto, energía en forma de grasa y participan en multitud de procesos vitales. Sin la grasa no sería posible la vida. El tejido adiposo es y se comporta como un órgano dinámico que libera diversas sustancias bioactivas como la leptina o la adiponectina y juega un papel fundamental en el equilibrio de nuestra energía, de los procesos inflamatorios y en la respuesta a estímulos ambientales[2].

Su biorritmo y salud determinarán nuestra vitalidad. Por ello, no podemos pensar en vida humana sin un sistema metabólico que nos suministre energía según nuestros requerimientos de cada momento.

Por ejemplo, si me calzo las zapatillas y salgo a correr unos cuarenta y cinco minutos, mi sistema metabólico distribuirá la energía preferentemente hacia los músculos y el cerebro, que son los protagonistas durante la carrera. Si, por el contrario, estoy con treinta y nueve de fiebre porque estoy pasando una gripe, notaré que no tengo apenas fuerzas para caminar y solo me apetecerá estar en cama, ya que el sistema metabólico derivará casi la totalidad de la energía al sistema inmunológico para luchar contra los patógenos.

Pero la vida sin un sistema defensivo que nos proteja y luche contra los microorganismos y tóxicos que nos invaden —e incluso surgen en nosotros— no sería posible. El sistema inmunológico es la piedra angular de nuestra salud y sus funciones van mucho más allá de luchar contra patógenos.

Se encarga de localizar y destruir células defectuosas que puedan transformarse en cancerígenas, y determina gran parte de los comportamientos y de las decisiones que tomamos cada día. La elección de la pareja es un vivo ejemplo de ello. No, no son las curvas, la sonrisa, el color del pelo o un cuerpo bien proporcionado lo que en última instancia nos impulsa a escoger al padre o la madre de nuestros hijos. El sistema inmune, mediante el olor, es capaz de determinar la genética inmunitaria de la persona que tenemos delante y despertarnos una atracción incontrolable hacia ella[3]. Como especie, buscamos aparearnos con personas que posean una genética significativamente diferente a la nuestra. Esto permite que los descendientes hereden un sistema inmunológico robusto, capaz de combatir de manera eficaz cualquier invasor, asegurando así que sean lo más saludables y fuertes posibles.

Cuando vayas a una perfumería y te decantes por una fragancia, no seas iluso, esa decisión no ha sido tuya, ha sido del inmune. El olfato podemos decir que es una prolongación del sistema de defensa. ¿Te has parado a pensar que es lo que haces cuando vas a comer algo que nunca has probado o que su aspecto no es muy adecuado? Como si fuésemos un animal, olemos todo aquello que vamos a ingerir y si al señor inmune no le agrada, ni lo probamos.

No es casualidad que al nacer, a diferencia del resto de sentidos, contemos con un sistema olfatorio totalmente maduro.

Nacemos oliendo a nuestros padres y a nuestro entorno para ir estableciendo una buena inmunotolerancia. Es decir, comenzamos a diferenciar lo propio de lo ajeno para no tener así respuestas inmunitarias indeseadas como ocurre en las enfermedades autoinmunes.

¿Serías capaz de cepillarte los dientes con el cepillo de una persona que no conoces? No hace falta que me contestes, sé la respuesta. Es más, estoy seguro de que he provocado una expresión de asco en tu cara al leer esto. En efecto, la emoción de asco es también inmunitaria.

El sistema inmune es el que genera también los síntomas de nuestras enfermedades. Por ejemplo, no sentiríamos dolor ni sufriríamos inflamación en la espalda, rodilla, cadera o el intestino si el sistema inmune no estuviese activo en dichos tejidos. La fiebre, el dolor de tripa y la diarrea que sufres cuando tienes una gastroenteritis, ¿quién crees que te la genera?

Enfermamos cuando el sistema inmunológico es superado por microorganismos, células cancerígenas o cuando se desregula y nos ataca a nosotros mismos. También puede fallar al no responder adecuadamente a diversas agresiones. Cuando este sistema de defensa se activa, produce sustancias que pueden causar daños significativos. Esto es comprensible, ya que su objetivo principal es eliminar a los invasores lo más rápido posible. Su enfoque podría describirse así: «Ataco sin miramientos, destruyendo todo lo que encuentro a mi paso. Luego, repararemos los daños, pero el invasor habrá sido eliminado».

Es por ello que cuando diagnostican a alguien una enfermedad autoinmune, por ejemplo, una artritis reumatoide, lo primero que hace el reumatólogo es mandarle fármacos inmunosupresores, es decir, que inhiben o anulan su acción, porque de lo contrario este no dejaría de producir sustancias inflamatorias, radicales libres, etc., que literalmente destrozarían las articulaciones. Esta forma de atacar de manera indiscriminada es llevada a cabo por un grupo de células, como los neutrófilos, basófilos y eosinófilos, que forman parte del sistema inmunológico innato. Este destacamento de células actúa como la primera línea de defensa frente a cualquier agresión.

En paralelo, otras células del sistema inmunológico adaptativo trabajan para producir anticuerpos y sustancias citotóxicas, proporcionando una respuesta más específica y dirigida contra los invasores. Podemos decir que estos últimos son los cuerpos especiales de seguridad, los geos, y están especializados en aniquilar un bichito o una célula en concreto.

El número de células que componen ambos subsistemas —innato y adaptativo— y su eficacia de acción, determina nuestra salud y velocidad de envejecer. ¿Te imaginas tener a un sistema inmune, aunque sea parcialmente, activo durante años gastando recursos y destruyendo tejidos? Pues no pienses que esto es algo difícil de ver, todo lo contrario. No creas que solo los bichitos activan al sistema inmune. Ojalá fuese así de fácil.

Podemos tener un sistema inmune activo por tener un microbioma inadecuado, por consumir continuamente xenobióticos, es decir, conservantes, colorantes, saborizantes, espesantes… y todo lo que acompaña a la comida rápida y procesada, por tener un intestino que haya perdido su permeabilidad selectiva y permita el paso de sustancias inapropiadas al torrente sanguíneo o incluso por conflictos psicoemocionales. ¿O crees que sentirte culpable de algo o el sentimiento de soledad no afecta al sistema inmune? Pues siento decirte que sí y mucho[4]. Por tanto, el sistema metabólico y el inmune son dos piezas claves en nuestra salud y ritmo de envejecimiento.

El tercero en entrar en juego en este escenario de la vida humana es el sistema nervioso, y la neurona es su célula estrella. Fue la última en aparecer, pero cogió las riendas de la fisiología.

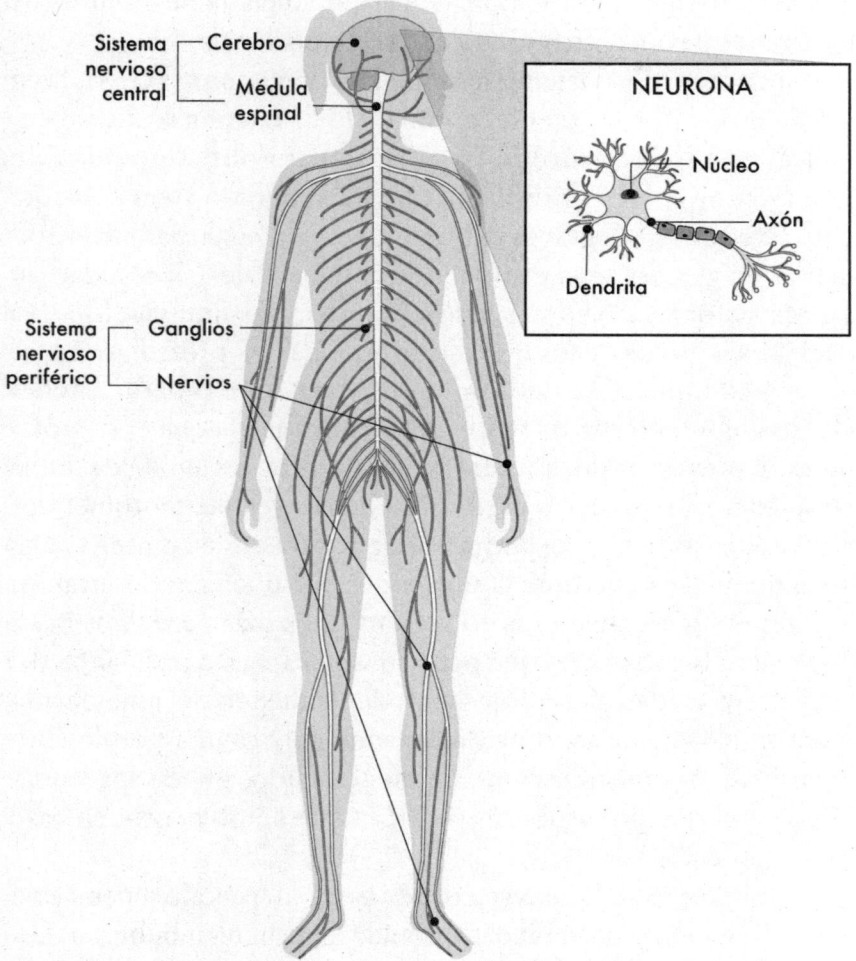

Si no hay patología ni desequilibrio de ningún tipo, el cerebro es el número uno en la jerarquía de los sistemas. Él es el que tomará las decisiones con buen criterio en el reparto de energía y la activación del sistema inmune cuando todo funciona correctamente. Estos tres —metabólico, inmunológico y cognitivo— tienen un denominador común. Su egoísmo. Los podemos definir como egoístas porque en caso de disfunción, cada uno de ellos intentará reclutar toda la energía que sea posible para su reactivación y beneficio dejando al resto de órganos y tejidos desabastecidos de combustible, cosa que se traduce en síntomas y en el origen de muchas enfermedades. Te pongo un ejemplo para que termines de integrar este concepto que es de suma importancia.

Si tenemos un sistema inmune continuamente activo, bien sea de forma leve o potente, el consumo de energía se incrementa y él pondrá en marcha estrategias para obtener energía e intentar solventar el problema que ha generado su activación. Una de estas estrategias es descomponer proteínas para transformarlas en glucosa y así disponer de combustible. En realidad, lo que transforma no son las proteínas, son los aminoácidos, es decir, los ladrillos de los que están formadas las proteínas. Así, si el sistema inmune se dedica a usar el triptófano para obtener glucosa, el sujeto podría sufrir una depresión, ya que el triptófano es el precursor de la serotonina. Si utiliza la valina, leucina o la isoleucina, serán los músculos los que se vean comprometidos y en ese caso el sujeto podrá sufrir roturas musculares o una atrofia muscular. ¿Ahora comprendes por qué cuando estamos enfermos y permanecemos en la cama unos días perdemos masa muscular? Y no pienses que perdemos poca, hasta un 17,7 % del cuádriceps en diez días[5]. Por tanto, dependiendo del aminoácido que use el sistema inmune, la persona sufrirá una patología u otra. Este mecanismo, como he mencionado, puede ser sutil y largo en el tiempo o súbito y muy potente como ocurre en caso de una infección.

Cuando es leve la activación, por ejemplo, cuando tenemos un intestino con la permeabilidad alterada, el sistema inmune va descomponiendo continuamente tejidos que le vayan suministrando glucosa o que los pueda transformar en esta. Un caso típico es la descomposición de los cartílagos de la rodilla o cualquier otra articulación, cosa que los pacientes solventan tomando colágeno con ácido hialurónico. ¿Y qué crees que es esto? Pues cadenas de aminoácidos y un polisacárido fácilmente convertible en carburante para el sistema inmune. Así que, si tienes cincuenta años y estás tomando colágeno para las rodillas o articulaciones, en general, no le achaques esos dolores a la edad porque casi con toda seguridad la respuesta no esté ahí. Lo más probable es que el sistema inmune esté en modo egoísta y está robándote el cartílago. La solución, por tanto, es identificar por qué ocurre esto y frenarlo. Mientras, por supuesto, toma colágeno para que al menos no te siga destruyendo tejido.

Es importante resaltar que existe una continua comunicación entre los tres sistemas a través del neuroendocrino —hormonas—, de tal manera que el cerebro debe de estar al tanto de la cantidad de energía que tenemos almacenada y cuánta podemos gastar y distribuir a cada órgano y tejido. Igualmente está informado en todo momento de la respuesta inmunitaria gracias a las moléculas que liberan las células de este sistema cuando se activan.

El problema radica, como siempre, en que nuestro estilo de vida genera alteraciones en la comunicación entre los tres sistemas. Como decía Paracelso, la dosis hace el veneno. Si no tenemos una vida intermitente que respete las normas de señalización neuroendocrina, generaremos trastornos. Con una vida intermitente me refiero a tener periodos de activación y de reposo en todas nuestras actividades y necesidades. Por ejemplo, a comer y ayunar, hacer ejercicio físico y descansar, pasar frío y calor, etc. Vivir en plena meseta es hackear y trastornar la comunicación entre estos tres grandes comandos del organismo.

Es fácil imaginar que, si el sistema metabólico se deteriora, afectando tanto la producción como la distribución de energía, la salud y la longevidad podrían verse comprometidas y el cansancio lo tendremos asegurado. De manera similar, si el sistema inmunológico envejece y comienza a fallar, nos encontraremos completamente desprotegidos frente a enfermedades y el deterioro físico. Y, por supuesto, si la mente y las funciones cognitivas se deterioran y pierden la capacidad de coordinar y controlar las acciones de estos tres sistemas, el envejecimiento y la muerte podrían adelantarse. Por tanto, las edades metabólica, inmunológica y cognitiva tienen un impacto mucho más significativo en la salud que la edad cronológica. Pero ¿es posible medir estas edades? ¿Lo dudabas? Hablaremos de ello con más detalle en el siguiente capítulo.

La era de la cuantificación

Los seres humanos nos hemos obsesionado en los últimos años con medir y cuantificar todo. Parece que, si no vemos números, no reaccionamos. El cerebro, para poder estimar algo, necesita tener una referencia.

En la antigüedad nos movíamos por sensaciones —teleoanticipación—, por el instinto y el sentido común. Hoy han cambiado las tornas. Hemos delegado todo en dispositivos y máquinas que se encarguen de cuantificar las sensaciones y prestamos mayor atención, en la mayoría de los casos, a estos aparatos que a la propia interocepción que recluta información de todos nuestros órganos y sistemas desde que nacemos, los integra y los relaciona con experiencias previas vividas y nos da una respuesta. Es decir, el cerebro cuenta con un *big data* personal para darnos información veraz sobre nuestro estado. Más personalizado imposible. En mi caso, mi cerebro lleva cincuenta y dos años recogiendo datos sobre mi glucosa, sodio, potasio, tensión arterial, ácido úrico, tensión de mis ligamentos, mis músculos, las sensaciones del aparato digestivo, del respiratorio... y relacionándolo con situaciones que he vivido, momentos de estrés, alimentos que he comido y un largo etcétera. Sin embargo, lo desestimamos.

Te pongo algún ejemplo. Son muchos los pacientes que después de evaluar sus vidas les recomiendo que han de corregir ciertos hábitos porque sus niveles de glucosa estimo que deben ser altos debido a la ingesta frecuente de pasteles, arroz, patatas o pan blanco, su sedentarismo o la falta de sueño. La gran mayoría de ellos presentan síntomas asociados a resistencia a la insulina como cansancio, ronquidos nocturnos, bajada energética brutal después de las comidas, aparición de verruguitas pequeñas en las axilas o en el cuello etc. Les advierto de que esto puede generarles verdaderos problemas de salud e invierto tiempo en explicarles las repercusiones negativas que esto conlleva sobre el sistema cardiovascular, el perfil hormonal, el tejido muscular y que es factor de riesgo para muchas enfermedades. Y en muchas, muchísimas ocasiones, me percato de que la información que les estoy dando no les cala. Ni pestañean. En esos casos, paso al plan B: les aconsejo una analítica.

Cuando ven la glucosa a 135 en ayunas y el asterisco correspondiente en dicha analítica, se les desfigura la cara y ya se ponen firmes, y me dicen:

—Rafa, dime qué tengo que hacer para bajar esto.

Por favor, escuchemos al cuerpo. Piensa que una analítica es una foto que tomamos de lo que está ocurriendo en la sangre de ese brazo a esa hora que se ha extraído la sangre, en ayunas y por la mañana temprano. Pero es eso, una foto. No es una película que refleje el estado de todos los tejidos a lo largo de todo el día, después de comer, discutir con tu vecino o haciendo deporte. ¿O nunca has oído el típico comentario de «es que no entiendo cómo le ha aparecido un cáncer a mi hermano si se hizo una analítica hace nada y estaba todo normal»?

No me malinterpretes, con esto no estoy diciendo que las pruebas complementarias no tengan valor, tienen mucho y salvan muchas vidas, pero como su nombre indica, son complementarias.

Un diagnóstico siempre debería estar basado en una anamnesis profunda, una exploración física y el apoyo de las pruebas complementarias.

En nuestro día a día, tenemos que aprender a escuchar al organismo, hacer una introspección cada poco tiempo y valorar de manera objetiva el tipo de vida que llevamos y relacionar sensaciones corporales y orgánicas con vivencias y emociones. Casi sin miedo a equivocarme el cerebro nos informará de si vamos por buen camino o mejor vamos a buscar ayuda.

Vivimos en la era de la cuantificación. Lo medimos todo. El reloj nos dice los pasos que damos cada día, el sueño ligero que hemos tenido esa noche, las calorías que hemos consumido durante la carrera de la mañana, el coche nos calcula los kilómetros que nos separan del destino y nos mide el tiempo que invertiremos en recorrer esa distancia. En la ecografía que les hacen a las mamás embarazadas se cuantifica la distancia que hay entre la cabeza y las nalgas del bebé en el plano sagital —longitud céfalo-nalgas— o la translucencia nucal y atendiendo a esos números nos predicen si el bebé crece a un ritmo adecuado o si hay posibilidad de sufrir anomalías cromosómicas. Y yo me pregunto, ¿todos los bebés crecen al mismo ritmo?, ¿los hábitos de la madre influyen en el crecimiento del feto? Pues evidentemente los hábitos de la madre sí que influyen y mucho[6,7]. Por tanto, antes de que un valor o la cifra de una prueba complementaria siente cátedra y nos sumerja en una espiral de pensamientos negativos, por favor, apliquemos el sentido común y no nos dejemos llevar por unas mediciones estáticas tomadas sobre un organismo extremadamente dinámico como es el nuestro. Eso no puede ser un diagnóstico. El cuerpo ajusta constantemente los niveles de glucosa, magnesio, calcio, testosterona o colesterol, entre otros, para adaptarnos a las circunstancias que estamos viviendo.

Querido lector, el problema de este sistema de cuantificación universal es que hay que establecer unos valores de referencia. Valores que se establecen en relación con lo estadísticamente frecuente. Frecuente no es sinónimo de óptimo ni saludable. Por desgracia, el grueso de nuestra sociedad no tiene unos hábitos de vida adecuados, por lo que los valores de referencia en la mayoría de los casos no se ajustan a lo que deberían de ser unos rangos fisiológicos evolutivos. Según la OMS el 60 % de la población mundial es sedentaria y el 80 % de los adolescentes no cumplen con los requerimientos mínimos de actividad física[8]. Esto es solo el botón de muestra de las costumbres que imperan en nuestras sociedades industrializadas.

Me preocupo cuando, en un análisis de sangre, por ejemplo, no se destaca un nivel de glucosa en ayunas de 109 mg/dL, considerando que el límite superior es 110 mg/dL. Si una persona tiene un nivel de glucosa en ayunas de 109 mg/dL y luego se zampa una *pizza* seguida de un helado de turrón, a esto se le suma que lleva tres meses sin hacer ejercicio y duerme un promedio de seis horas por noche, ¿qué podría suceder a medio plazo? Lo más probable es que desarrolle una diabetes tipo 2 de forma silenciosa. En ese 109 debería haber un asterisco. Eso sería una medicina preventiva y no reactiva.

¡Aviso!

Sí, aunque no lo creas ya han pasado 35-40 minutos desde la última vez que te moviste.
¡Toca levantarse y hacer unas sentadillas o cualquier ejercicio que te motive!
Te espero de vuelta en dos minutos ;)

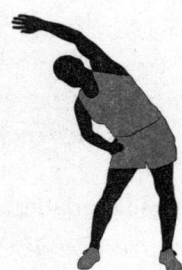

Bibliografía

1. «Cáncer al alza a edades cada vez más tempranas: "En gente joven está aumentando y no se sabe por qué"». *El País.* 23 de marzo de 2024. https://elpais.com/salud-y-bienestar/2024-03-23/cancer-al-alza-a-edades-cada-vez-mas-tempranas-en-gente-joven-esta-aumentando-y-no-se-sabe-por-que.html

2. REYES J., MARCELA (2012). «Características biológicas del tejido adiposo: el adipocito como célula endocrina». *Revista Médica Clínica Las Condes.* 23(2), 136-144. https://doi.org/10.1016/S0716-8640(12)70290-0

3. KROMER, J. *et al.* (2016). «Influence of HLA on human partnership and sexual satisfaction». *Scientific Reports*, 6(1), 32550. https://doi.org/10.1038/srep32550

4. «La soledad afecta en todas las edades». *Cuidado y conexión. Institutos Nacionales de Salud.* Septiembre de 2018. https://salud.nih.gov/recursos-de-salud/nih-noticias-de-salud/cuidado-y-conexion

5. ESPINOSA-MORENO, M. F. *et al.* (2022). «Medidas antropométricas versus grosor de masa muscular como predictores de mortalidad en la unidad de cuidado intensivo». *Revista Colombiana de Cirugía.* 37(4). https://doi.org/10.30944/20117582.1215

6. «Los hábitos de la madre influyen en el primer año de desarrollo del hijo». *Elmundo.es Salud.* 10 de febrero de 2010. https://www.elmundo.es/elmundosalud/2010/02/09/mujer/1265742753.html

7. CARRASCOSA, A. (2023). «Crecimiento intrauterino: factores reguladores. Retraso de crecimiento intrauterino». *Anales de Pediatría.* 58(S2), 55-73. https://www.analesdepediatria.org/es-crecimiento-intrauterino-factores-reguladores-retraso-articulo-13048406

8. «Actividad física». *Organización Mundial de la Salud.* 26 de junio de 2024. https://www.who.int/es/news-room/fact-sheets/detail/physical-activity

4

SIGAMOS HABLANDO DE EDADES

*Que el carnet de identidad
no revele tu verdadera edad.*

RAFAEL GUZMÁN GARCÍA

METABÓLICA

Volvamos en este nuevo capítulo a las distintas edades. Y empecemos por la metabólica. Esta es un indicador clave de los efectos que tiene la alimentación y estilo de vida en la salud energética. En definitiva, es una medida que nos indica cómo es el metabolismo basal de un individuo en relación con otros de la misma edad.

Se puede definir el metabolismo basal como la cantidad de energía que necesita una persona para poder mantener sus funciones vitales estando en reposo. Cuanto más bajo el metabolismo basal, más alta suele ser la edad metabólica.

Las personas mayores gastan menos energía que las más jóvenes, piénsalo así y no habrá confusión. El problema radica cuando una persona, cronológicamente joven, presenta un metabolismo basal bajo. Esto nos dice que es mayor desde un punto de vista metabólico.

Existen varios factores que inciden en el consumo de calorías en estado de reposo y, por tanto, en la edad metabólica. Te describo aquí algunos de ellos:

— La función de la glándula tiroides. Una producción baja de hormonas tiroideas (en especial la t3) genera un enlentecimiento del metabolismo o, lo que es lo mismo, una disminución del gasto calórico.

— Genética. La presencia de algunas mutaciones en los genes FTO, OBR, POMC, entre otros, nos predisponen a tener menor gasto calórico cuando estamos en reposo o realizando una actividad. Aquí el factor suerte sí que está presente. Pero no te ampares en estos genes para no hacer cambios en tu estilo de vida. El factor genético en la edad metabólica tiene una influencia de aproximadamente un 25 %.

— Composición corporal. Cuanta más grasa corporal, menos gasto calórico. La grasa es un tejido muy barato desde un punto de vista energético. No consume apenas energía, por lo que cuanto más tengas menos energía consumirás y más alta será tu edad metabólica. En contraposición a esto, la musculatura es una gran consumidora de energía.

— Si desarrollas masa muscular, mayor será tu tasa metabólica basal y menor será tu edad metabólica. Así, cuanta más musculatura tengas, más calorías consumes, incluso mientras duermes. El músculo nos rejuvenece, no lo olvides. Tanto es así que la masa muscular se ha convertido en un marcador de esperanza de longevidad muy fiable. No dejes de hacer ejercicios de fuerza y caminatas enérgicas si quieres llegar a ser centenario y estar en buenas condiciones[1].

— Los niveles de oxigenación de los tejidos. Por cada litro de oxígeno que consumimos, gastamos unas 4,2 calorías. La hipoxia de los tejidos es un factor de enlentecimiento del metabolismo. No caigas en el error de valorar esto midiendo la presión parcial de oxígeno en sangre con un pulsioxímetro. Esto, efectivamente, te da información de la presión de oxígeno en sangre, pero no en los tejidos periféricos. Si quieres asegurarte una correcta oxigenación de los tejidos, huye del estrés y haz ejercicio físico con regularidad.

— El estado de ánimo. Los estados depresivos generan un enlentecimiento del metabolismo.

— Consumo de alcohol y tabaco. Estos dos hábitos del demonio generan a largo plazo un enlentecimiento del metabolismo basal. Fumar y beber alcohol envejece[2].

— El sueño. Si formas parte del 48 % de los adultos españoles que refieren no tener un sueño de calidad, debes saber que, además de las típicas ojeras, estás más predispuesto a sufrir obesidad o sobrepeso[3] y a incrementar tu edad metabólica. Edad metabólica y cognitiva, ya que la falta de sueño se relaciona de manera directa con la falta de memoria y el incremento de las enfermedades neurodegenerativas como el alzhéimer[4]. Cuanto menos duermes, menos vives.

— El consumo de proteínas. La digestión y absorción de las grasas y los azúcares requieren menos gasto calórico que las proteínas. Cuantas más proteínas consumas, más gasto calórico tendrás. A esto se le conoce como el efecto térmico de los alimentos[5]. Después de las comidas (principalmente si son ricas en proteínas), se produce de manera fisiológica un incremento del metabolismo basal. La evidencia nos dice que la subida es mayor con cantidades grandes de comida en vez de pequeñas cantidades y más frecuentes. Por tanto, el ayuno intermitente (sin sobrepasar las setenta y dos horas de ayuno) va a incrementar la tasa metabólica[6]. y especialmente si consumes proteína. ¿Cuánta? Pues lo ideal es no bajar de al menos 1,3 gramos por kilo de masa corporal al día. Recuerda que un kilo de pollo nos aporta unos doscientos gramos. Si pesas setenta kilos y haces al menos tres veces a la semana algo de ejercicio aeróbico, lo ideal es que al menos consumas unos ochenta y cuatro gramos de proteína al día. Si quieres potenciar aún más este efecto térmico de los alimentos, no dejes de hacer deporte, ya que en personas físicamente activas, el ejercicio incrementa este efecto térmico en un 25 % más que si eres sedentario[7]. Y si quieres ponerle la guinda al pastel, mastica bien y no comas deprisa, pues el número de masticaciones también incrementa el efecto térmico de los alimentos[8] y repercutirá, por tanto, en el metabolismo basal y en tu edad. Como es normal, si padeces de cualquier enfermedad, debes acudir a un nutricionista para que calcule con rigor tu ingesta de proteínas.

Para calcular la edad metabólica se tienen en cuenta diversos factores como son sexo, edad, altura, peso corporal, nivel de actividad física diaria, porcentaje de grasa corporal y cantidad de masa muscular esquelética.

Existen diversas fórmulas para el cálculo de esta edad, por ejemplo, la ecuación de Mifflin-St. Jeor, la de Schofield, la de Oxford o la de FAO/WHO/UNU[9].

Hay en el mercado multitud de dispositivos de bioimpedancia que la calculan en unos minutos. Estos funcionan mediante la aplicación de una corriente eléctrica leve —inapreciable— que recorre todo el cuerpo y aprovecha las propiedades eléctricas de los tejidos para obtener datos. Mide la resistencia eléctrica de tal manera que los tejidos más ricos en agua, como la musculatura, conducen mejor la electricidad, mientras que la grasa le ofrece una mayor resistencia.

¿Cuál es la edad metabólica ideal? Pues evidentemente sería maravilloso que fuese algo más baja que la cronológica o al menos idéntica. Si por el contrario supera con creces a la cronológica, estamos ante una situación cuanto menos alarmante, ya que el organismo ya no produce ni gestiona bien nuestra energía, lo que nos predispone a enfermar y, por supuesto, a envejecer. No te consueles pensando que igual si tienes la edad metabólica por encima de la cronológica te podrás jubilar antes, porque evidentemente a los gobiernos solo le importa la cronológica. Menos mal, porque viendo el panorama, si no fuese así, íbamos a cotizar cuatro gatos. Bromas aparte, no olvides tener presente estas premisas para poder revertir tu edad metabólica.

Pierde peso, haz ejercicio de fuerza, come de manera saludable y duerme al menos siete horas diarias y en breve empezarás a descumplir años metabólicos, que son más importantes que los cronológicos.

En capítulos posteriores profundizaremos sobre este tema.

Inmunológica

Ese completo, complejo y coordinado conjunto de células, tejidos, moléculas y procesos biológicos que se encarga de defendernos de virus, bacterias, parásitos, células cancerígenas, de regular procesos inflamatorios, inducirnos conductas que velan por nuestra salud y mil funciones más se va deteriorando conforme nos hacemos mayores. A este proceso de envejecimiento se le denomina inmunosenescencia. Con los años se altera tanto el número de células que conforman al sistema inmune como sus funciones, lo que se traduce en una reducción de respuesta a la hora de defendernos de las patologías asociadas a la edad como el cáncer, las patologías autoinmunes, las cardiovasculares etc.

No podemos olvidar que detrás de todas las enfermedades se encuentra como protagonista el sistema inmune. Su juventud determina la nuestra.

¿Es posible retrasar su envejecimiento? Absolutamente sí, pero no existe truco ni remedio milagroso para ello. La ciencia nos confirma que podemos llegar a los ochenta años con una velocidad de envejecimiento inmunitario propia de un adulto de treinta-cuarenta años, pero la única manera de conseguirlo es mimarlo y ser respetuoso con todo aquello que incide de manera directa sobre la salud de este maravilloso ejército. Este cuidado es una verdadera carrera de fondo que debe de ocupar todas las etapas de nuestra vida, desde la infancia hasta la edad adulta y la vejez. Algunas de las claves para lograrlo se encuentran en los primeros años, incluso antes de nacer.

ETAPA INTRAUTERINA

En el segundo trimestre de la gestación comienza a fraguarse nuestro sistema inmune innato, esa barrera defensiva de ataque rápido contra cualquier patógeno o molécula que intente agredirnos. Pero esta inmunidad innata no funciona correctamente si no se comunica y no hay un sistema inmune adaptativo bien maduro y desarrollado. Este sistema adaptativo va a depender en gran medida de los anticuerpos que le transfiera la madre a través de la placenta durante el periodo gestacional. Por tanto, el estado inmunitario de la madre determinará en gran medida el del bebé.

Es sumamente importante que la madre durante el embarazo no tenga carencia de micronutrientes como el yodo, el ácido fólico, el zinc, las vitaminas de grupo B, los ácidos grasos de la familia omega 3 —más en concreto el EPA y el DHA— y la vitamina D para asegurar un buen desarrollo del sistema inmune del bebé[10, 11]. Además de este aporte continuo de micronutrientes, la mamá embarazada debe dormir al menos siete-nueve horas cada noche, ya que la formación de anticuerpos está determinada en gran medida por las horas de sueño[12]. Y ni que decir tiene que el ejercicio físico moderado ha de estar presente en el día a día de la futura mamá si quiere dejar un legado inmunitario nivel *premium*.

¿PARTO NATURAL O CESÁREA?

En ciertas ocasiones, cuando hago preguntas a mis pacientes sobre su infancia y su nacimiento, llego a la conclusión de que la palabra parto no hace referencia al acto del alumbramiento, sino más bien al momento de comenzar un recorrido. Partos por cesárea, sufrimiento en el canal vaginal, uso de fórceps y la toma de antibióticos en los primeros días de vida son aspectos que nos hacen «partir» mal en este viaje de la vida.

Nacer de parto natural nos inmuniza más y nos predispone a sufrir menos enfermedades durante la infancia y en la edad adulta como el asma o la diabetes[13].

El primer contacto con los mircrobios tiene lugar en el canal del parto cuando tragamos y nos impregnamos del microbioma vaginal de nuestra madre, que en condiciones de normalidad está constituido en gran medida por *Lactobacillus*, unas bacterias claves para la maduración y programación del sistema inmune del bebé. El alumbramiento vaginal nos otorga una cierta ventaja inmunológica.

Si vas a tener un bebé y por cualquier motivo tiene que ser mediante cesárea, al menos procura que te coloquen al recién nacido sobre tu pecho, que no lo laven hasta pasadas bastantes horas y si es posible impregna una gasa con tu mucosa vaginal y frota la piel de tu bebé. De esta forma mejorarás no solo su inmunidad, sino también su neurodesarrollo[14].

LA LACTANCIA MATERNA, LA PRIMERA Y MEJOR DE LAS VACUNAS

Creo que hoy por hoy no hay que hablar mucho sobre este tema, porque cada vez hay más información sobre los beneficios a corto, medio y largo plazo de la lactancia materna, pero aun así quiero dedicarle unos renglones al alimento más antiguo del mundo y aportarte datos que quizás desconozcas.

Por mucho que se empeñen las empresas que fabrican leche de fórmula para bebés, la leche materna hasta la fecha no ha podido ser sustituida por ninguna artificial y su composición sigue siendo un misterio, ya que todavía no se han podido identificar ciertos componentes que hacen de este líquido algo más que un simple alimento.

Amamantar a tu hijo puede ser uno de los gestos más importantes para potenciar y mantener joven al sistema inmune de tu bebé el día de mañana e incrementar igualmente tu salud y sistema hormonal. Dar el pecho es sumamente beneficioso para el bebé y la mamá.

Tipos distintos de leche materna

Entre el tercer y quinto día de vida del recién nacido la madre produce pequeñas cantidades de una leche amarillenta llamada calostro, la cual está cargada de sustancias activas para mejorar la inmunidad del bebé. Entre los seis y los quince días es cuando comienza la leche a estar bien repleta de grasas saludables y carbohidratos que potencian el crecimiento de la criatura. A partir de aquí la leche se considera madura y ya va modificando su composición cada día para ir adaptándose en cada momento a las necesidades del bebé. Cada día no, cada hora. Su composición no es la misma por la mañana que por la noche. Esto es uno de los motivos que la hacen muy superior a las de fórmula. La materna —además de su contenido en vitaminas, minerales, proteínas y grasas— también contiene anticuerpos, o moléculas inmunológicas, que le brindan al bebé un estado inmunológico natural contra enfermedades a las que la madre es inmune. Cuando un recién nacido se expone a un germen, puede transferirlo a su madre durante la lactancia. En respuesta, la madre genera anticuerpos específicos contra ese germen y los transfieren de vuelta al bebé en la siguiente toma. Este proceso no solo puede acelerar la recuperación del bebé, sino que también fomenta el desarrollo de inmunidad frente a futuros encuentros con ese patógeno. La madre naturaleza es increíble, ¿verdad?

Al igual que cuando vamos a un restaurante y pedimos un primer plato, un segundo y postre, las tomas del lactante cuentan con «tres platos» diferentes. El entrante está constituido por una leche muy acuosa para saciar la sed, el segundo plato es un lácteo más rico en grasa y el postre viene dado por una leche más dulce, rica y saciante.

Pero la cosa va más allá. Si el bebé nace en un país seco donde predominan las altas temperaturas, la leche es más acuosa para calmar la sed. El sexo del bebé determina también la composición de la leche. Si estamos amamantando a un niño, la leche es menos abundante que cuando se amamanta a una niña, pero eso sí, más nutritiva.

Científicos de la Universidad de Lund (Suecia), han descubierto en la leche materna un complejo molecular constituido por un ácido graso y una proteína —lactoalbúmina alfa humana— que es capaz de destruir células cancerígenas. A dicha molécula la han bautizado con el nombre de Hamlet[15].

Catharina Svanborg, inmunóloga de dicha universidad, con varias pruebas *in vivo* efectuadas en ratones durante 2012, encontró efectos positivos de Hamlet en la reducción de tumores cerebrales cancerígenos. Realizó pruebas con virus del papiloma humano (HPV) sobre la piel y los resultados mostraron que una aplicación tópica de Hamlet había eliminado tumoraciones. En la actualidad, aunque aún es pronto y queda mucho camino por recorrer, se están realizando los primeros ensayos clínicos, y los resultados están siendo realmente prometedores. Pacientes con cáncer de vejiga excretan células cancerígenas a través de la orina después de administradles esta sustancia. Lo mejor de todo es que los efectos secundarios son nulos[16].

Las bacterias de la leche materna son una de las claves que benefician al recién nacido: la leche cruda tiene propiedades bioactivas y una de ellas es el entrenamiento del sistema inmune del bebé.

La microbiota intestinal es fundamental para el buen funcionamiento del organismo, y la colonización del intestino del bebé

EVOLUCIÓN DE LA MICROBIOTA INTESTINAL EN FUNCIÓN DE LA EDAD

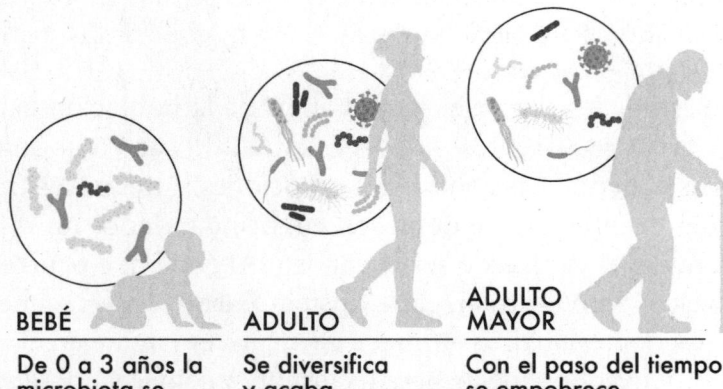

BEBÉ
De 0 a 3 años la microbiota se diversifica.

ADULTO
Se diversifica y acaba estabilizándose.

ADULTO MAYOR
Con el paso del tiempo se empobrece progresivamente.

por las bacterias que se transmiten a través de la leche es como una primera vacunación con efectos a largo plazo. El intestino es el principal órgano inmunitario y gracias a la toma de leche materna se pueden evitar muchas enfermedades gastrointestinales, además de prevenir que, en el futuro, el individuo desarrolle enfermedades como la colitis ulcerosa o la enfermedad de Crohn.

FÁRMACOS EN LA INFANCIA

Continuando con los factores que inciden sobre la salud y el mantenimiento de un sistema inmune joven, no puedo dejar de nombrar al consumo abusivo de antibióticos durante la niñez. Salvan muchas vidas, eso no se puede negar, pero como todo en esta vida, su mal uso acarrea unas consecuencias muy negativas.

Su principal impacto es sobre la microbiota intestinal. Los dos primeros años de vida son claves para establecer un buen ecosistema microbiano, por lo que introducir en los primeros meses estos fármacos puede generar una disminución considerable del número de especies que componen este «minizoológico intestinal» e incluso la erradicación de alguna de ellas, cosa que se traduce en un debilitamiento del sistema inmune y una vulnerabilidad alta a padecer desde obesidad infantil hasta asma, enfermedades inflamatorias intestinales o diabetes[17, 18], por no mencionar el posible desarrollo de bacterias resistentes que dificulten el tratamiento de futuras infecciones en la edad adulta.

NUESTRO HISTORIAL DE INFECCIONES

Se estima que entre el 10 y el 30 % de la población experimenta crisis recurrentes de herpes labial. Pocas cosas son tan molestas e incómodas como estas erupciones. Aunque las típicas vesículas eventualmente desaparecen, brindándonos un respiro temporal, el alivio puede ser engañoso. Al igual que ocurre con otros virus como el zóster, el de Epstein-Barr o el VIH, el herpes labial —citomegalovirus— puede permanecer latente en el organismo reactivándose de manera recurrente y convirtiéndose en un potencial acelerador del deterioro del sistema inmunológico.

Como explica mi paisana, Alejandra Pera, miembro del grupo de inmunología y alergia del Instituto Maimónides de Investigación Biomédica de Córdoba (IMIBIC), nuestras defensas, siempre que estemos sanos, mantienen a raya a estos virus, aunque no sean capaces de eliminarlos. «Vamos generando memoria contra ellos, invirtiendo gran parte de nuestra respuesta inmunitaria en controlarlos, lo que hace que algunas personas generen una enorme cantidad de células memoria contra ellos, algo que se ha visto que está asociado con el desarrollo de enfermedades típicas de edades avanzadas, como la enfermedad cardiovascular, enfermedades autoinmunes...»[19].

Y CÓMO NO, EL ESTRÉS

El estrés crónico es pólvora para los procesos de inmunosenescencia. El sistema defensivo, ante el bombardeo continuo de las hormonas y moléculas que liberamos en una situación de estrés prolongado, primero se debilita y apaga, cosa que nos deja vulnerables a todo tipo de enfermedades, y más tarde envejece —y nosotros con él— a una velocidad de vértigo. Así que aléjate de las situaciones, vivencias y personas que activen tus ejes de estrés si quieres llegar a ser un centenario joven.

EL SUEÑO, EL DEPORTE Y LA ACTITUD

Pero ni el haber nacido de parto natural o por cesárea, haber tomado antibióticos de pequeño ni ninguno de estos factores que hemos mencionado hasta ahora tienen tanta repercusión sobre la salud del sistema inmune como respetar las siete horas de sueño cada día, hacer deporte de forma moderada y tener una actitud positiva ante la vida[20, 21, 22].

¿SE PUEDE CALCULAR LA EDAD INMUNOLÓGICA?

Y al igual que con la edad metabólica quizás te estés preguntando de nuevo si la edad inmunológica se puede medir. Pues se puede. Ya existen herramientas para cuantificar cuánto de viejecito está tu sistema de defensa y atendiendo a su edad, estimar tu edad inmunológica y lo que es mejor, qué riesgo de enfermar tendrás en los próximos años.

Un grupo de investigadores de la Facultad de Medicina de la Universidad de Stanford y el Instituto Buck de Investigación sobre el Envejecimiento (California) presentaron en la prestigiosa revista *Nature Aging* un estudio donde mostraron iAge, una valiosa herramienta que mide el envejecimiento inmunitario[23] basándose en el inmunoma —conjunto de proteínas y genes del sistema inmune— sanguíneo de mil y un individuos de entre ocho y noventa y seis años.

Datos como los del Stanford 1000 Immunomes Project, el estudio poblacional longitudinal más grande del mundo sobre inmunología y envejecimiento[24] combinados con otros y aplicando *deep learning* —conocimiento profundo— sirvieron para crear este algoritmo llamado iAge, el reloj del sistema inmunitario o reloj inflamatorio del envejecimiento. Sin duda, un gran avance.

Cognitiva

Por si no habías reparado en ello, el cerebro es el único órgano que se estudia a sí mismo. Nacemos con él inacabado y con posibilidad por tanto de «moldearlo y adaptarlo» a las necesidades de nuestro entorno. No es un órgano funcional como el resto de órganos, sino que lo podemos definir como fenotípico, es decir, con funcionalidad, estructura y dimensión propia para cada ser humano. Al igual que no hay dos huellas dactilares iguales no existen dos cerebros idénticos, pero con una salvedad, y es que a diferencia de las huellas que se conforman en la etapa fetal y no varían hasta la muerte, el cerebro evoluciona adaptándose y acomodándose a los continuos impactos físicos y emocionales, regenerándose cuando es necesario a medida que el organismo lo requiere durante toda la vida. Gracias a esta propiedad, cuando un individuo pierde la vista por cualquier motivo, se reprograma y crea más neuronas para los demás sentidos, especialmente para el tacto y el oído. Es decir, efectúa un aprendizaje somatosensorial para aprender a localizar mediante reflejos acústicos el tamaño y la posición de los objetos que le rodean. De hecho, muchos ciegos consiguen en apenas unos meses oír en detalle todo lo que les rodea y tener una «visión» bastante aceptable al estilo de los murciélagos. Sé que cuesta trabajo creer esto, pero el tema va más allá. Hay personas que recuperan gran parte de las funciones cognitivas y motoras —movimientos— tras perder buena parte de su masa cerebral o incluso nacer sin ella[25].

He querido compartir esta información contigo para que recapacites sobre la capacidad del cerebro de regenerarse y adaptarse a lo que vivimos. Es un órgano plástico. Por ello es por lo que nos debe surgir la siguiente pregunta: ¿por qué no vamos a poder hacer frente a un deterioro cognitivo incipiente en patologías como el alzhéimer o la demencia?

En el caso del alzhéimer, por ejemplo, no puede deberse sin más a la presencia de fibrillas y placas beta-amiloides (aunque es un factor de riesgo importante) como defienden algunos, ya que hay personas con cerebros repletos de ellas con sus capacidades cognitivas casi intactas y personas con cerebros anatómicamente intactos que presentan acentuados deterioros cognitivos[26].

Tampoco se lo podemos achacar a una reducción del volumen cerebral o la pérdida de neuronas y células glía, ya que también, como has podido leer, hay sujetos con cerebros muy muy reducidos que tienen una inteligencia y capacidad mental absolutamente normal. Por tanto, esto nos hace pensar que lo más importante no es el número de neuronas, sino su funcionalidad, sus conexiones y su rendimiento.

Existe diversidad de criterios al respecto del origen de la neurodegeneración. Yo no soy partidario de ser reduccionista y si algo he aprendido en todos los años de profesión es que ninguna patología crónica es unifactorial. Para el doctor David Perlmutter, neurólogo, miembro del Colegio Americano de Nutición y autor de algunos libros como *Cerebro de pan, Alimenta tu cerebro* o *Limpia tu cerebro,* el deterioro cognitivo se debe en la mayoría de las ocasiones al mal funcionamiento de las neuronas por carencia de algunos micronutrientes, de ahí que él hable de «anorexia cerebral». Otros expertos consideran al alzhéimer un tipo de diabetes; de hecho, la han nombrado como la diabetes tipo 3. Sea como fuere, lo que no es discutible para la medicina y la ciencia es que existen patologías ocasionadas por déficit de micronutrientes, por ejemplo, el escorbuto por falta de vitamina C, el bocio por yodo, el beriberi por vitamina B1, la pelagra por déficit de B3, la anemia macrocítica por B12 o el raquitismo por déficit de vitamina D. No es difícil preguntarse, por tanto, si en las patologías cerebrales no ocurrirá lo mismo.

En lo que también hay consenso en la ciencia es en la regeneración y renovación continua de todas las células que constituyen nuestros tejidos y órganos. Tardamos un máximo de cinco días en renovar el epitelio intestinal, ciento veinte los glóbulos rojos, quince la piel y entre seis meses y un año el hígado.

Afortunadamente, ya son pocos los neurólogos que ponen en duda la continua renovación de las neuronas cerebrales y las del sistema nervioso periférico. Para el prestigioso neurobiólogo del Instituto Pasteur de París, Pierre-Marie Lledo, el poder regenerativo y autocurativo del cerebro ya no es discutible[27].

La diferencia entre un cerebro sano y uno con problemas cognitivos está en su capacidad de renovación neuronal, y ello depende en gran medida de los nutrientes que recibe —la alimentación—, el grado de toxicidad y del nivel de oxigenación, para lo cual el deporte es clave. A esto hay que sumarle un componente genético que nos predispone. Pero como siempre, nos predispone, no nos condena.

Para conseguir esta plasticidad cerebral y capacidad de renovación se necesita un flujo constante de una sustancia denominada factor neurotrófico derivado del cerebro (BDNF), que favorece la supervivencia y el buen funcionamiento de las neuronas, algo para lo que se precisa, entre otros, dos nutrientes fundamentales: ácidos grasos omega 3 y colesterol[28, 29]. Como puedes comprobar, el cerebro ama las grasas.

LA GRASA

El cerebro está constituido por un 60 % de grasa[30] de las que el 20-40 % lo constituye un tipo de omega 3 de cadena larga (DHA). Esto quiere decir que en su composición presenta veintidós carbonos. En los frutos secos encontramos omega 3, pero de cadena corta, cosa que para las células sirve de poco. Ellas intentan convertirlo en cadena larga, sin embargo, es un proceso complicado y difícil de conseguir. Que no te engañen, cuando veas publicidad de alimentos enriquecidos con omega 3, son de cadena corta, ya que su precio es muy económico si lo comparamos con los de cadena larga.

El DHA es muy abundante en las membranas de las neuronas y en las terminaciones sinápticas. Esta grasa presente en los pescados azules, las algas, el marisco y los huevos ecológicos, además de salvaguardar al cerebro, tiene un alto poder antiinflamatorio. Imagino que te estarás preguntando qué dosis necesitamos para protegerlo y poder producir los niveles de BDNF adecuados pues afortunadamente la cantidad no es muy alta. Basta con 500-1000 mg/día para obtener sus maravillosos beneficios. Lo puedes comprar en un herbolario o parafarmacia o ingerirlo con la alimentación. Sus efectos sobre la salud son realmente increíbles. Profundizaremos más adelante sobre él.

El colesterol

El colesterol constituye aproximadamente el 25% de la totalidad de la grasa del cerebro, pero hoy día no demonizarlo es algo que no está bien visto. Creo que en el mundo de la ciencia y en la vida, en general, si no se discrepa de las teorías establecidas y se ponen en duda los dogmas, no se avanza.

Schopenhauer decía: «La verdad pasa por tres etapas. Primero, es ridiculizada. Segundo, es violentamente rechazada. Tercero, es aceptada como evidente».

No voy a contarte en estas líneas nada que no esté altamente documentado, eso sí, sin conflictos de interés. No quiero que pienses que estoy en contra de lo que marca el sistema, simplemente, como sanitario que soy, me cuestiono todo aquello que no tiene sentido común e intento estudiar e investigar lo que puede ayudar a mis pacientes y a mi familia.

Hace muchos años, desde mi desconocimiento, me pregunté cómo era posible que Dios, la evolución, Buda o cualquier otra fuerza en la que uno crea, haya podido fabricar el cerebro del ser más avanzado de este planeta, el único que se dice que posee consciencia, con una molécula que parece ser un auténtico demonio y el origen de muchas patologías. No solo eso, sino que esta misma sustancia, además de formar parte de la estructura cerebral, es fundamental para el correcto funcionamiento de nuestra mente. ¿Cómo se puede explicar que una fuerza todopoderosa eligiera este «veneno» para crear las membranas de todas nuestras células? ¿Cómo se explica que nos haya dotado de la posibilidad de fabricar por nosotros mismos la maléfica partícula que nos asesina? Asimismo, es a partir de este tan criticado colesterol que el cuerpo produce, entre otras, las hormonas sexuales necesarias para que una mujer quede embarazada y la vida continúe. Querido Dios, aclárese usted, ¿nos quiere dar la vida o nos la quiere quitar? O el día de nuestra creación él tuvo un mal día o quizás nosotros estemos equivocados, y me temo que más bien será lo segundo, ya que como decía Louis Pasteur, «un poco de ciencia nos aleja de Dios, pero mucha ciencia nos devuelve a él».

La Dickinsonia es el animal más antiguo conocido en el registro geológico. Esta criatura de forma ovalada habitó nuestro planeta hace quinientos cincuenta y ocho millones de años y ya existían moléculas de colesterol en su bioquímica, y no pocas: los fósiles encontrados presentan unos niveles de un 93 % de colesterol[31]. Son muchos años de evolución para no haber desechado ya algo tan maligno, ¿no crees?

Desde un punto de vista evolutivo, el colesterol ha hecho posible la vida en la tierra. Pensar que es algo dañino quizás no sea muy acertado. Como dice Arsuaga, todas las cuestiones sobre el ser humano son resueltas desde la evolución.

Estoy preocupadísimo porque me ha salido en la analítica el colesterol malo alto. Esta es una de las frases más comunes en nuestras sociedades en lo que a salud se refiere. ¿Colesterol malo y bueno? Si todavía estás anclado ahí, he de decirte que te queda mucho camino por recorrer en esto del colesterol. Colesterol solo hay uno, ni malo ni bueno. Simplemente colesterol. Por favor, presta atención a esto que te voy a contar porque tal vez te haga ver solo la sombra del fantasma del colesterol y dejes de demonizarlo. Más vale que te hagas su amigo porque nuestra vida, salud y longevidad depende de esta maravillosa grasa. Pero como todo, en su justa medida.

Como lípido que es no se puede diluir en agua, por tanto, tampoco en la sangre, que es un 80 % agua. Pero el organismo es tan ingenioso que ha encontrado la manera de solucionar este inconveniente. Un transportador.

En el cuerpo existen dos fuentes de colesterol, el que fabricamos en casi todos los órganos y tejidos, pero principalmente en hígado y cerebro, y el que ingerimos con la alimentación. Curiosamente, el que ingerimos no repercute mucho —salvo raras excepciones de mutaciones genéticas— sobre el colesterol circulante en sangre. Es decir, que si un día te vas de barbacoa con tus amigos y te atiborras a panceta y al día siguiente te haces una analítica no va a subirte mucho los niveles de colesterol, bueno, mejor dicho, de sus transportadores[32].

El hígado no solo fabrica colesterol, sino que también las estructuras que lo transportan. Apolipoproteínas se denominan a estos vehículos. Existen varios tipos de transportadores que de manera metafórica les voy a llamar autobuses para hacer un poco más didáctico el tema. Los hay más grandes y más pequeños, más ocupados de pasajeros o más vacíos. Los pasajeros en este caso son las partículas de colesterol.

Cuando existe un daño en cualquier tejido interno o externo, por ejemplo, un esguince de tobillo o una quemadura, cuando estás en edad fértil y necesitas producir hormonas sexuales como la testosterona o los estrógenos, si estás soportando situaciones de estrés mantenido y necesitas el cortisol para hacer frente a los avatares de la vida, cuando te da el sol y fabricas vitamina D o tu sistema inmune está luchando contra un patógeno o simplemente estás en proceso de regeneración celular —que, como has podido leer, es de manera continua— las células reclaman al hígado y al cerebro —en el caso de las neuronas— colesterol. Materia prima. ¡¡Más carbón!! Ya que el colesterol es FUNDAMENTAL para poder realizar estas y mil funciones más en tu cuerpo. El amigo hígado se pone manos a la obra y comienza a fabricarlo, a él y al autobús adecuado para mandarlo cargadito a los reclamantes. Autobús que tiene, como es lógico, una matrícula. Esta matrícula es una proteína.

Para que lo visualices en tu cocorota, este transportador tiene forma esférica, como las pelotas de plástico con las que antiguamente jugábamos en la playa o como las de pilates actuales, y dentro de ellas estaría el colesterol. La válvula por donde se hincha la pelota sería la proteína —la matrícula—.

Una vez que el hígado ha fabricado el colesterol y un autobús pequeño y de baja densidad llamado LDL lo carga de moléculas de colesterol, le pone su matrícula y lo envía a la sangre para que circule por todo el organismo y así los tejidos sedientos de colesterol puedan calmar su sed. Cuando un tejido demanda colesterol, lo que hace es estar atento a la matrícula de los vehículos que circulan por la sangre y cuando ven al autobús LDL y leen su matrícula, si esta es la correcta, estos tejidos mediante una llave —enzima— que encaja a la perfección en la puerta de este autobús, la abre y comienza a tomar el colesterol que necesite del interior. Una vez finalizado este proceso, cierra las puertas y el autobús sigue su camino por la sangre hasta que da la vuelta completa y llega de nuevo al hígado donde este desguaza al autobús en piezas y si queda algo dentro lo extrae y almacena todos los fragmentos en su almacén y queda así a la espera de una nueva señal de los tejidos periféricos reclamando colesterol para repetir la misma jugada las veces que hagan falta.

En caso de ser las neuronas las que reclamen colesterol, este proceso se realiza en el cerebro en unas células que se llaman astrocitos y los autobuses se denominan ApoE.

Existe una gran diferencia entre el hígado y el cerebro. La generosidad. Mientras que el hígado fabrica colesterol para todo aquel que lo solicite, el cerebro no lo presta a nadie. Lo que él fabrica se queda en el cerebro. La razón es bien sencilla, el colesterol es un bien tan preciado para la función cerebral que la barrera hematoencefálica —una línea de células centinelas que separa el tejido nervioso de la sangre— no deja escapar ni una sola molécula de esta preciada grasa[33].

Pero volvamos a la carretera, los autobuses, sus pasajeros y sus destinos.

En los vasos sanguíneos, al igual que ocurre en cualquier carretera, nos encontramos con una gran variedad de vehículos circulando. Así encontramos glóbulos rojos, blancos, los autobuses del colesterol, proteínas como la albúmina, transportadores de hierro, glucosa y distintos tipos de azúcares y un larguísimo etcétera. Todo —o casi todo— lo que requieren las células para su nutrición es transportado por carretera. Pues bien, cuando los autobuses LDL van por los vasos sanguíneos transportando el colesterol hacia los tejidos y circulan rodeados de niveles altos de azúcar o son bombardeados por radicales libres —unas moléculas de las que hablaremos más tarde—, comienzan a deformarse sus matrículas y se vuelven ilegibles, de tal manera que los tejidos periféricos que están esperando el colesterol como agua de mayo, cuando ven venir al autobús e intentan leer la matrícula para mandar la llave y extraer el tesoro, se dan de bruces porque no reconocen esa matrícula, por tanto, siguen reclamando a gritos colesterol y el pobre hígado se pone manos a la obra y continúa fabricando autobuses y colesterol. De esta manera el LDL y el colesterol total en sangre será, por tanto, cada vez más y más alto. Y las recomendaciones son dejar de consumir huevos, marisco, chorizo, mantequilla y los alimentos ricos en colesterol. No tiene mucho sentido, ¿no crees? A estos procesos que deforman las matrículas se les denomina glucosilación y oxidación. Pero estas reacciones químicas no solo deforman las matrículas, también las llaves —enzimas— que abren las puertas del autobús, las proteínas, las grasas de los tejidos, etc[34].

En el cerebro también se produce la glucosilación y la oxidación del ApoE y los componentes enzimáticos.

Si eres diabético, estarás familiarizado con un parámetro que tu endocrino te valora en sangre y es la hemoglobina glucosilada. La hemoglobina es una proteína que está dentro de los glóbulos rojos y sirve para transportar el oxígeno desde los pulmones hasta las células. Cuando el nivel de azúcar en sangre —glucosa— permanece alto más tiempo del que debiera se va deformando esta proteína —como le ocurre a la matrícula de nuestro autobús— y pierde su capacidad de fijar oxígeno. Por tanto, si en tu analítica tienes la hemoglobina glicosilada en 7,3 ya sabes que el promedio de glucosa en sangre ha estado en 163 mg/dl durante los dos o tres últimos meses y esto ha afectado al 7,3 % de la hemoglobina lo que se traduce en una falta de oxigenación de las células. Quizás entiendes ahora por qué el azúcar alto hace daño a la retina, a los riñones y a los vasos sanguíneos de los pies, las manos y del cuerpo, en general. Estos tejidos son extremadamente sensibles a la falta de oxígeno.

Sigamos profundizando en el tema del mal llamado colesterol malo o LDL. A estas alturas te habrás dado cuenta de que el LDL nada tiene que ver con la molécula de colesterol. Pero entonces, ¿por qué se le conoce como el malo? La clave está en la matrícula.

Si recuerdas, te comenté unos párrafos más arriba que la matrícula es una proteína que se acopla a esa esfera, al transportador —el LDL—, pues bien, atendiendo a la naturaleza de esta proteína, los efectos de la glucosilación y oxidación serán más o menos severos. Existen, por tanto, diversas proteínas que pueden ejercer la función de matrícula. Así tenemos a la Apo-AI, Apo-AII, Apo-B48, Apo-B100, Apo-E, Apo(a)…

De todas ellas, la Apo-B100 es la que más fácilmente se oxida y glucosila y es la que se encuentra en los autobuses LDL; es por ello por lo que se le considera el demonio de la película. Así es que cuando te dicen que tienes el colesterol malo alto, te están diciendo que tienes muchos transportadores de baja densidad —por sus siglas en ingles *low-density lipoprotein*—, LDL, circulando en la sangre. Pero no te dicen cuánto colesterol va dentro de ese transportador ni el estado de glucosilación u oxidación de sus matrículas. La cuestión va algo más allá.

En contraposición al LDL, el hígado —e intestino— fabrica otro autobús, el HDL, cuya matrícula suele ser la Apo-AI. Este transportador lo lanza el hígado al torrente sanguíneo vacío de pasajeros, sin partículas de colesterol, ya que su función es ir recogiéndolo de la periferia para traerlo de vuelta al hígado y guardarlo o usarlo en otros menesteres. ¿Y de dónde salen estas partículas de colesterol que recogen las HDL? Pues como te he contado al principio, el colesterol forma parte de todas las membranas celulares, por tanto, cuando las células son viejecitas y mueren, sus membranas lo desprenden quedándose libre, y es donde interviene el HDL, lo recoge y transporta de nuevo al almacén hepático para reutilizarlo. ¡Aquí no se desperdicia nada de esta valiosa grasa, faltaría más! Es por esta labor de recogida de colesterol por lo que se considera al HDL «el bueno». Pero no nos equivoquemos, el HDL es de nuevo un autobús, no es colesterol.

Y yo me pregunto: si el colesterol es tan malo y siempre nos recomiendan tenerlo bajo en las analíticas, ¿por qué nuestro organismo no malgasta ni una sola molécula de esta grasa y fabrica las HDL para recogerlo y reciclarlo?

En realidad, el miedo a esta grasa es por la probabilidad de generar placas de ateroma, que son las precursoras de los infartos, ictus, etc. Aunque como ya estás viendo, el colesterol nada tiene que ver. Pero ¿cómo se forma una placa de ateroma?

Este proceso comienza en las arterias, y como vas a poder comprobar las placas están compuestas de todo menos de colesterol. Cuando algo produce un daño en la capa más interna de la arteria —endotelio— y se genera una verdadera lesión —herida—, se desencadena un foco de inflamación que provoca la llamada de plaquetas que iniciarán la coagulación e intento de reparación. Por tanto, se formará un coágulo al que acuden glóbulos rojos, fibrina, plasminógeno, fibras de colágeno, células de musculatura lisa de la adventicia —la capa más externa del vaso—, elastina, linfocitos, calcio y células madre —pluripotenciales— que se van a convertir —diferenciar— en células endoteliales para intentar crear una capa de endotelio que sustituya al dañado y también en macrófagos —células basureras—, que se encargan de comerse y devorar todo este trombo y tejido que se ha formado en el proceso de reparación de la herida y así dejar paso al nuevo endotelio. Es decir, es como la costra que se forma cuando te quemas con la plancha o te cortas con un cuchillo y que cuando se desprende aparece la piel nueva y reluciente.

¿Y qué más encontramos en ese coágulo? Pues transportadores de colesterol que son muy muy similares a los LDL porque su matrícula es una Apo-B100, pero con una salvedad: este transportador tiene también otra matrícula —proteína— la Apo(a), dando lugar a una que se llama Lp(a). Y esto, ¿por qué? Como siempre la naturaleza es maravillosa y no deja de asombrarnos. Su origen se remonta a hace aproximadamente unos setenta y cinco millones de años durante la evolución de los mamíferos primitivos. Se considera que es una variante de las LDL y se ha mantenido en muchas especies debido a su respuesta a lesiones y en la regulación del sistema de coagulación. Lp(a) tiene similitudes estructurales con el plasminógeno por lo que ayuda a lidiar con la coagulación y la reparación de los tejidos. Esta proteína ancestral acude desde tiempos inmemorables a los lugares donde hay un daño y se comporta como un parche para reforzar los trombos y los procesos de cicatrización[35].

El gran problema radica en que esta Lp(a) está unida a una Apo B-100, por eso se asocia siempre al LDL. Esto y que la Apo(a) es la proteína más usada en el transporte de ácidos grasos oxidados, por tanto, puede aportar riesgo a los procesos de aterogenicidad.

Pero la pregunta que debemos hacernos es si el problema radica en la Lp(a) o en que nuestra alimentación está repleta de azúcares y productos procesados, en el sedentarismo, la toxicidad a la que estamos expuestos, el estrés crónico, la falta de horas de sueño y un largo etcétera, que son los que provocan un incremento brutal de complejos oxidados y glucosilados que promueven la formación de estos transportadores con el consiguiente incremento del riesgo en la formación de las placas de ateroma. ¿Es la pobre Lp(a) nuestra enemiga o son realmente los factores que generan daño en la capa interna de las arterias nuestros asesinos? Curiosamente —y esto nos tendría que hacer pensar—, las placas no se generan en las venas, solo en las arterias, por lo que son los agresores de las paredes de estas los verdaderos causantes del problema. La Lp(a) es tan solo una de las moléculas que acuden al lugar del daño para intentar repararlo.

Las nanopartículas del tabaco, de la cocaína, los niveles altos de azúcar, los niveles elevados de una sustancia que se llama homocisteína —que se eleva cuando tenemos carencia de vitamina B6, B9 o B12—, el bombardeo continuo de cortisol provocado por nuestro ritmo de vida o la hipertensión arterial crónica provocada por estrés crónico o la falta de horas de sueño son algunos de los factores que dañan nuestras arterias y desencadenan estos procesos.

Después de contarte esto a modo de érase una vez la vida —si no sabes a lo que me refiero con esto, mucho mejor para ti porque es señal de que eres muy joven—, te habrás percatado de que esto del colesterol alto en relación con las placas de ateroma no tiene mucho sentido. ¿Que hay presencia de transportadores de colesterol —apolipoproteínas— en el lugar del daño vascular?, pues sí, pero ¿es causa o consecuencia? Pues el sentido común y la ciencia parecen inclinarse por la consecuencia.

Es como si dijésemos que los bomberos son los culpables de los incendios porque en todos ellos están presentes intentando sofocar las llamas. O que los árboles son los culpables de los incendios forestales porque siempre que se declara uno los troncos salen ardiendo. Por favor, no propongamos medidas como las que planteó el presidente de Estados Unidos George W. Bush en 2002 ante la ola de incendios que asolaron California: ¡¡talar árboles para evitar incendios y, además comercializar la madera cortada[36]!! ¡Olé! Señor Cervantes, ¿ingenioso el hidalgo don Quijote? Por favor, ingenioso el señor Bush. Impresionante hasta dónde llegamos los humanos.

Así que, estimado lector, cuando te hagas una analítica y te aparezca un asterisco en el colesterol total o en el LDL, que no te salten las alarmas y entres en pánico porque eso no te dice absolutamente nada. El colesterol total se calcula sumando los valores de LDL+HDL+TRIGLICÉRIDOS/5, por lo que, si el HDL está alto, el montante del total será alto. Pero, aun así, ¿de qué te informa esto? De absolutamente nada. No sabes si el LDL está oxidado o glucosilado o de si predomina la Apo-B100 sobre la ApoA1 —cosa que parece depender de un componente genético importante—.

Si quieres valorar tu riesgo cardiovascular, calcula el índice de aterogenicidad, analízate las LDL oxidadas, la homocisteína, la Lp(a), el estrés oxidativo y calcula el ratio entre las Apo como poco[37, 38, 39]. Para todo ello existen análisis y fórmulas. El riesgo cardiovascular se debe de evaluar de manera metabólica integral, es decir, teniendo en cuenta también parámetros como los triglicéridos, la glucosa, el índice HOMA, peso del paciente, perímetro de la cintura, ejercicio físico que practica, las horas de sueño, antecedentes familiares, etc.

Dejarse llevar por un simple colesterol total o LDL elevado para proponer un tratamiento de larga duración y disminuir así el nivel de colesterol plasmático sin evaluar de manera concisa estos parámetros es un acto muy arriesgado.

Sí, has leído bien, bajo mi criterio, muy arriesgado. El colesterol lo sintetiza el organismo gracias a la intervención de una enzima —proteína— que tiene un nombre largo y tedioso —hidroximetil glutaril coenzima A reductasa—, HMG-CoA reductasa, y es ahí donde actúa el grueso de los medicamentos para bajar el colesterol. A este grupo de fármacos se les conoce con el nombre de estatinas: rosuvastatina, lovastatina, atorvastatina, pravastatina o la pitavastatina son nombres que quizás te resulten familiares, ya que son de los fármacos más vendidos del mundo. Solo en 2021 se vendieron en España más de sesenta y dos millones y medio de envases y se prevé que en 2029 las ventas sobrepasen los veinte mil cuatrocientos millones de dólares en el mundo[40].

Al indagar durante tantos años sobre cómo funcionan las estatinas me he dado cuenta de que quizás los estudios que ponen en tela de juicio la eficacia de estos fármacos pudieran tener cierta solidez[41], ya que al bloquear a la HMG-CoA reductasa lo que consiguen es disminuir, por parte de todas las células, la producción de colesterol y de un antioxidante muy muy potente y valioso y que también fabrica dicha enzima, que es la famosa coenzima Q10, pero estos fármacos no impiden la síntesis de LDL que es lo que se relaciona con los accidentes cardiovasculares. Es cierto que al disminuir la producción de colesterol las células incrementan los receptores para las LDL, es decir, secuestran más autobuses LDL porque se quedan muy sedientas de colesterol y esto provoca una caída en sangre de ellas, pero, y a largo plazo, ¿qué ocurre cuando las células presentan carencia crónica de colesterol?, pues parece ser que los daños van desde progresión de enfermedades neurodegenerativas, problemas musculares, disfunciones hepáticas, alteraciones del humor hasta problemas cognitivos, disfunción eréctil, afectación mitocondrial, pérdida de fluidez verbal o de concentración, según apunta la doctora Beatrice Golomb en un estudio internacional que ha realizado con fondos públicos en la Universidad de California sobre los efectos secundarios de las estatinas[42].

El médico estadounidense Duane Graveline, tras un episodio de amnesia sufrido como efecto secundario de la ingesta de atorvastatina recetada para controlar su colesterol «no demasiado alto», decidió investigar en profundidad sobre el beneficio-riesgo de las estatinas. El fruto de su trabajo han sido tres libros: *Lipitor, thief of memory*, *La errónea guerra contra el colesterol* y el más reciente, *Estatinas. Efectos secundarios*. Tres obras científicas que documentan los más de trescientos potenciales efectos secundarios del uso de estatinas[43].

Como ya mencioné, desconfío de todo aquello que carezca de sentido común, contradiga las normas de la evolución o lo divino y de todo lo que se acerque al radicalismo. No estoy en contra de las estatinas ni de los fármacos correctamente prescritos; mi desacuerdo radica en un sistema sanitario que se basa en protocolos y prácticas estandarizadas aplicadas a seres humanos, siendo cada uno de nosotros único y diferente de los demás. Sí que estoy en contra de consultas médicas de diez minutos basadas en síntomas y pruebas complementarias en las que la escucha y la exploración brillan por su ausencia. Evidentemente los médicos no son los culpables, ya que sí o sí se tienen que ceñir al protocolo, ni tampoco son los responsables de no disponer de tiempo para indagar en la vida de sus pacientes y poder crear una película de la persona que tienen delante y su patología, pues los sanitarios no tratamos enfermedades, tratamos personas con enfermedades. Conocer la alimentación del paciente, su estado psicoemocional, sus horas de sueño, el deporte que practica, la profesión que ejerce, sus aficiones, antecedentes personales, su biorritmo, etc., debería ser obligatorio en todas las consultas médicas, al menos en aquellas en las que el paciente salga con un tratamiento de larga duración. En las tiendas de ropa hay distintas tallas para los pantalones, las camisas o los zapatos, las redes sociales evalúan lo que buscamos en Google o cuanto tiempo pasamos viendo una u otra publicación para generar un algoritmo personalizado y ofrecernos así vídeos e imágenes a la carta, y un tratamiento para nuestro corazón o para tratar un cáncer lo hacemos estándar. Creo que no hemos establecido bien las prioridades o simplemente el *Homo sapiens* está involucionando a marchas forzadas.

Que el colesterol no sea la causa primaria en la formación de la placa de ateroma ni de los accidentes cardiovasculares, y que esta patología sea un proceso muy complejo que va mucho más allá de unos simples niveles de LDL o de colesterol total es algo que cuando te sumerges un poco en su estudio, es sumamente obvio. No lo digo yo ni es mi opinión personal, yo soy un mero intermediario de información. Yo me dedico a estudiar, estudiar y transmitir. El doctor Malcolm Kendrick, en su maravilloso libro *The clot thickens,* explica el proceso en profundidad, por lo que, si este tema te llama la atención, su lectura es obligada. Si quieres profundizar más, no dejes de seguir y escuchar a mi querido amigo y médico Jorge García-Dihinx, un verdadero erudito en este tema, además de una persona maravillosa y magnífico profesional.

Si no eres paciente cardiaco y te encuentras entre los millones de personas que están tomando medicación para bajar el colesterol por el simple hecho de que en una analítica ha aparecido un asterisco en el total o en el LDL y tu médico te lo ha prescrito, te aconsejo que le solicites más pruebas fehacientes que estimen un verdadero riesgo cardiovascular, tales como la homocisteína, la proteína C ultrasensible, la Lp(a), índice de aterogenicidad o el ratio ApoB/ApoAI[44, 45, 46]. Lo más probable es que el problema no esté en el chorizo ni en los huevos. Duerme las horas que tienes que dormir, cuida lo que comes en cuanto a hidratos de carbono, huye del estrés y haz deporte con asiduidad y verás cómo tus niveles de glucosa disminuyen y con ello el colesterol. Si además de esto haces un poco de ayuno, liberando así una hormona que se llama glucagón, el asterisco sobre el colesterol total o el LDL te lo habrán borrado de tu próxima analítica[47]. Como decía el humorista y conferenciante estadounidense Josh Billings, «no es la ignorancia lo que nos impide alcanzar el éxito, sino el hecho de que sabemos muchas cosas que no son ciertas». Quizás este tema del colesterol como causa primaria de enfermedades cardiovasculares sea una de esas cosas que sabemos y no son ciertas. No lo afirmo de manera rotunda, pero sí me hace pensar. Como decía un profesor mío de bachillerato, «a este tema hay que darle una vuelta».

El uso de estos fármacos quizás pueda ser una medida de urgencia para solventar un episodio, un *quick win* como se suele decir ahora, pero en mi modesta opinión, la solución radica en reeducar ciertos hábitos de vida del paciente para que su organismo no tenga que recurrir a la formación de estas placas. Esto incluye abordar factores como el sedentarismo, la nutrición, la higiene del sueño y el tabaquismo, entre otros. De nuevo aparece la polémica confort vs. salud.

Imagino que te estarás cuestionando por qué te cuento todo este rollo de las placas de ateroma y las estatinas en relación con la edad cognitiva, ¿verdad? La razón es muy sencilla: recuerda que la salud del cerebro así como su buen funcionamiento depende entre otros factores del aporte continuo de BDNF, una sustancia que depende a su vez en gran medida de dos grasas, el omega 3 y el colesterol; pues bien, algunos fármacos para bajar los niveles de colesterol son tan habilidosos que son capaces de burlar la barrera hematoencefálica —e incluso la placenta— y reducir la producción de colesterol en el cerebro, por lo que la producción de BDNF se puede ver comprometida y así nuestra edad mental. No estoy afirmando de manera rotunda que el uso de estatinas sí o sí genere estos problemas, estoy diciendo que, atendiendo a su mecanismo de acción, distribución y la existencia de literatura científica al respecto, debemos considerar a estos fármacos, en algunos casos, como un factor de riesgo para incrementar nuestra edad cognitiva. Si puedes elegir el tipo de fármaco o tu médico considera que eres candidato a tomar rosuvastatina, prevastatina o fluvastatina para tratar este asunto, mejor que mejor, ya que al menos estos, debido a su carácter hidrofílico, no atraviesan la barrera hematoencefálica. Y si eres paciente cardiaco y no tienes más remedio que tomar este tipo de fármacos, te recomiendo encarecidamente que te hagas un estudio de polimorfismos genéticos relacionados con la metabolización de estos medicamentos, ya que alteraciones en los genes SLCO1B1, CYP 2C9 o el ABCG2 pueden dar lugar a una batería inacabable de síntomas indeseados e incluso fallo terapéutico. Lo que viene a dar lugar a la frase de «fue peor el remedio que la enfermedad».

Así que, por favor, a partir de ahora espero que empieces a pensar que este tema del colesterol es el resultado de algo y no la causa de los problemas cardiovasculares. ¿Se te ocurriría creer que la aparición de las canas es lo que nos hace envejecer por el hecho de observar que casi todas las personas mayores tienen canas? Consecuencia es la palabra. Consecuencia de saltarnos a la torera los principios de nuestra biología. Es hora de que dejemos de echar balones fuera, hagamos un ejercicio de introspección y dejemos de clasificar de asesinas a las moléculas y sustancias que nos llevan dando la vida desde el inicio de los tiempos. La vida no es blanca ni negra, creo que en la gama de grises se encuentra el secreto.

Pero no creas que tener buenos niveles de BDFN mediante el consumo de grasas saludables, deporte, sueño, desafíos cogniti-vos etc.; es la única manera de mantener joven nuestra mente. Hay una estrategia muy potente que puedes practicar y entrenar en casa y que hará que tu cerebro recupere el chupete y los pañales. ¿No te hueles que puede ser? Pues eso, de oler y olores va la cosa.

El olfato, y más en concreto el bulbo olfatorio, es una estruc-tura cerebral clave para percibir y distinguir olores, tiene conexio-nes directas con áreas cerebrales cruciales para la memoria, la cognición o el procesamiento y gestión de las emociones como son la amígdala o el hipocampo. Por ello, los olores pueden desenca-denar en recuerdos autobiográficos detallados y cargados de emo-ción. El olor de nuestros padres, de la casa de nuestra infancia o el olor de una persona nos puede generar un verdadero aluvión de sentimientos y emociones que pueden ir desde las lágrimas o las sonrisas a la excitación sexual.

Esta «autopista directa» entre el olfato y los centros de memo-ria y emoción explica por qué los olores pueden evocar recuerdos y sentimientos de forma tan inmediata y realista.

Así que si crees que tu perro es el único que tiene buen olfa-to, estás muy equivocado. La cantidad de olores que el ser huma-no es capaz de percibir ha sido objeto de debate y revisión en los últimos años. Desde 1920 se había aceptado que los humanos éramos capaces de detectar alrededor de 10.000 olores diferentes. Sin embargo, un estudio revolucionario realizado por el laboratorio de neurogenética de la Universidad Rockefeller en Nueva York, dirigido por el Dr. Andreas Keller, ha demostrado que podemos detectar más de un billón de mezclas de olores diferentes, dato que catapulta a este sentido como uno de los más complejos[48].

No pienses que solo olemos perfumes, desodorantes o suavizantes de la ropa, la ciencia ha demostrado que somos capaces de oler señales químicas que proceden de las emociones. Un meta-análisis de 2017 que incluyó 1.652 participantes confirmó la capacidad humana de comunicar miedo, estrés y ansiedad a través del olor corporal[49].

Las glándulas sudoríparas liberan compuestos químicos que varían según el estado emocional, y estos olores son procesados por la amígdala y el hipocampo, lo que puede desencadenar respuestas fisiológicas y psicológicas en el receptor, como un aumento de la vigilancia y la atención o cambios en la interpretación de las expresiones faciales[50, 51]. No solo los perros huelen el miedo como siempre se ha dicho, los humanos también somos capaces de hacerlo. El miedo y otras emociones. Esto puede llegar a influir en las relaciones sociales e incluso en la toma de algunas decisiones. Incluso tu inclinación política y la decisión de echar una papeleta u otra en la urna a la hora de votar puede guardar relación con el sentido del olfato y el gusto según se pone de manifiesto en algún estudio[52].

Sin embargo el tabaco, el consumo de alcohol, el déficit de algunas vitaminas como la B12 o la B9, el consumo de ciertos fármacos, la exposición a tóxicos ambientales, el incremento de la ingesta de alimentos refinados y procesados, el uso de perfumes, detergentes, suavizantes, desodorantes, cosméticos y productos artificiales y, por último, los pacientes con menos olfato (hiposmia) que ha dejado la COVID-19 son algunos de los factores que nos están haciendo perder la capacidad discriminativa de nuestro maravilloso olfato con las consecuencias que esto genera[53]. La pérdida de olfato constituye uno de los primeros signos premonitorios en enfermedades como el Parkinson, el Alzheimer y otras neurodegenerativas y autoinmunes, según las conclusiones del proyecto INNOLFACT y diversos estudios científicos[54, 55].

A partir de ahora, además de hacer sudokus, crucigramas o tocar un instrumento musical, incluye el entrenamiento olfatorio (ya que es más potente) en tu día a día si quieres no solo tener la cabeza de un jovenzuelo, sino mejorar el insomnio, la concentración, la memoria o los síntomas de la artritis reumatoide, la esclerosis múltiple o el Alzheimer, porque, como hemos visto, el olfato influye de manera directa en el cerebro y en el sistema inmune[56].

Para entrenar tu nariz y, por tanto, tu mente y sistema inmune, solo necesitas oler durante unos 20 segundos y unas 4-5 veces al día cuatro o cinco fragancias naturales o ecológicas, si es posible. Puedes usar plantas o frutas como la lavanda, el orégano, el eucalipto, el limón, la naranja, etc. Si lo haces con los ojos tapados mucho mejor.

Imagino que entenderás ahora porqué el olfato, junto con el tacto, son los sentidos que tenemos más desarrollados cuando nacemos.

Pero si de verdad quieres preservar tu edad y salud mental, ve reduciendo el tiempo de uso de los dispositivos móviles, sobre todo el que pasas consultando las redes sociales, ya que cuanto más tiempo le dediques más deterioro mental sufrirás. *Brain rot*, así lo define el diccionario de Oxford, cosa que no suena del todo mal hasta que lo traduces al castellano y entonces entras en depresión profunda: «podredumbre mental» es la traducción. Cuando uno lee los estragos que generan las dichosas «pantallitas», el término hasta resulta suave.

Estudios recientes han demostrado que abusar de ellas disminuye la materia gris en la región prefrontal, y esta zona es clave en la resolución de problemas, la gestión de las emociones, el control de impulsos y la memoria. Igualmente genera cambios en las áreas de recompensa similares a los que provocan sustancias como el alcohol o las metanfetaminas. Caer en la red de las redes —valga la redundancia— nos hace perder memoria, capacidad de atención y distorsiona procesos cognitivos que son vitales. ¡¡Cuantas más pantallas usamos, más neuronas apagamos!! No lo olvides[57, 58].

Pero volvamos al tema del colesterol y los fármacos. Debido a un estilo de vida mucho más coherente que el nuestro, las sociedades cazadoras recolectoras presentan una prevalencia muy baja de enfermedades cardiovasculares comparado con los países industrializados[59]. Por tanto, si fuésemos un poco más respetuosos y agradecidos con la vida que se nos ha otorgado, podríamos disminuir en gran medida el uso de estos fármacos, pero como esto es algo ya utópico porque partimos de una sociedad en la que el sinsentido común es lo más común y vivimos de espaldas a los hábitos que promueven vida, no me queda más remedio que dar las gracias por la existencia de estos y otros medicamentos que mantienen con vida a nuestros abuelos. El problema es que en nuestros entornos urbanos hay cada día más abuelos cronológicamente jóvenes.

Para evaluar la edad mental se recurre principalmente a neuroimágenes y test cognitivos que estudian la inteligencia general, la orientación, la memoria, la atención, el cálculo, el lenguaje, las habilidades visuoespaciales o la capacidad de aprendizaje, etc. Entre los más usados se encuentran la escala Wechsler, el MMSE, el test de Stroop o el de los gatos.

Los avances tecnológicos han hecho posible que, además de poder estimar la edad metabólica, inmunológica y cognitiva de un sujeto, podamos medir la de los distintos sistemas u órganos corporales, pudiéndose calcular igualmente la vascular, ósea, pulmonar o biológica. Más adelante hablaremos de la biológica porque quizás sea una de la más significativa, precisa y sobre todo apasionante. Aun así, tengo que decirte que después de llevar varios años estudiando esto de las distintas edades y picarme la curiosidad por mi edad metabólica, inmunológica, etc., he terminado por darle la razón a la sabia señora del machete.

¿Qué más da la edad que tengas? Invierte tiempo, recursos y energía en vivir acorde a tus principios y cuidar tus hábitos.
Sin estos cimientos nada sirve.
Haz todo lo posible por morirte vivo, no muerto.

BIBLIOGRAFÍA

1. WANG, Y., *et al.* (2023). «Low skeletal muscle mass index and all-cause mortality risk in adults: A systematic review and meta-analysis of prospective cohort studies». *PloS One*, 18(6). https://doi.org/10.1371/JOURNAL.PONE.0286745

2. «Si bebes (y fumas), envejeces». *La Razón*. 15 de noviembre de 2017. https://www.larazon.es/atusalud/si-bebes-y-fumas-envejeces-BK16942715/

3. «Sueño, obesidad y cómo se interconectan entre sí». *eldiario.es*. 24 de octubre de 2023. https://www.eldiario.es/edcreativo/diario-salud/sueno-obesidad-interconectan-si_1_10614345.html

4. PÉREZ LÓPEZ DE VICUÑA, P. (2022). «Relación entre las alteraciones del sueño y la enfermedad de Alzheimer. Intervenciones enfermeras relacionadas con el sueño». *Aldi*. http://addi.ehu.es/handle/10810/57021

5. CALCAGNO, M. *et al.* (2019). «The thermic effect of food: a review». *Journal of the American College Of Nutrition,* 38(6), 547-551. https://doi.org/10.1080/07315724.2018.1552544

6. QUATELA, A. *et al.* (2016). «The energy content and composition of meals consumed after an overnight fast and their effects on diet induced thermogenesis: a systematic review, meta-analyses and meta-regressions». *Nutrients,* 8(11), 670 https://doi.org/10.3390/nu8110670

7. JONES, P. P. *et al.* (2004). «Role of sympathetic neural activation in age- and habitual exercise-related differences in the thermic effect of food». *The Journal of Clinical Endocrinology and Metabolism,* 89(10), 5138-5144. https://doi.org/10.1210/JC.2004-0101

8. HAMADA, Y. *et al.* (2014). «The number of chews and meal duration affect diet-induced thermogenesis and splanchnic circulation». *Obesity,* 22(5), e62-e69. https://doi.org/10.1002/OBY.20715

9. BLASCO REDONDO, R. (2015). «Gasto energético en reposo. Métodos de evaluación y aplicaciones». *Revista Española de Nutrición Comunitaria,* 21(1), 243-251. https://doi.org/10.14642/RENC.2015.21.sup1.5071

10. DELGADO OJEDA, J. y SANTAMARÍA ORLEANS A. (2023). «Nutrición e inmunidad en las primeras etapas de la vida». *Nutrición Hospitalaria,* 40(2), 16-19. https://doi.org/10.20960/nh.04948

11. Martínez García R. M. *et al.* (2020) «Importancia de la nutrición durante el embarazo. Impacto en la composición de la leche materna». *Nutrición* Hospitalaria, 37(2), 38-42. https://doi.org/10.20960/nh.03355

12. Rico-Rosillo, M. G. y Vega-Robledo, G. B. (2018). «Sueño y sistema inmune». *Revista Alergia México,* 65(2), 160-170. https://doi.org/10.29262/ram.v65i2.359

13. Sadler, M. (2018). «Los efectos de la cesárea en la salud infantil. Un asunto urgente». *Revista Chilena de Pediatría,* 89(4) 561-562. https://doi.org/10.4067/s0370-41062018005000706

14. Zhou, L. *et al.* (2023). «Effects of vaginal microbiota transfer on the neurodevelopment and microbiome of cesarean-born infants: A blinded randomized controlled trial». *Cell Host and Microbe,* 31(7), 1232-1247.e5. https://doi.org/ 10.1016/j.chom.2023.05.022

15. Håkansson, A. *et al.* (1995). «Apoptosis induced by a human milk protein». *Proceedings of the National Academy of Sciences of the United States of America,* 92(17), 8064-8068. https://doi.org/10.1073/pnas.92.17.8064

16. «Bladder cancer». *Hamlet BioPharma.* (n. d.). https://hamlet-biopharma.com/cancer/bladder-cancer/

17. Jaramillo-Espinosa, L. *et al.* (2019). «Uso temprano de antibióticos en la infancia y obesidad pediátrica: revisión sistemática de la literatura». *Infectio,* 23(4). https://revistainfectio.org/p_ojs/index.php/infectio/article/view/811

18. Ramírez, J. *et al.* (2020). «Antibiotics as major disruptors of gut microbiota». *Frontiers in Cellular and Infection Microbiology,* 10. 572912. https://doi.org/10.3389/fcimb.2020.572912

19. (2021). «Envejecimiento inmunitario: cuida de tus defensas… y que cumplas muchos más». Boletín Eroski Consumer. https://revista.consumer.es/portada/envejecimiento-inmunitario-cuida-de-tus-defensas-y-que-cumplas-muchos-mas.html?t

20. Sayed, N. *et al.* (2021). «An inflammatory aging clock (iAge) based on deep learning tracks multimorbidity, immunosenescence, frailty and cardiovascular aging». *Nature Aging,* 1(7), 598-615. https://doi.org/10.1038/s43587-021-00082-y

21. «The world's largest longitudinal population-based study of immunology and aging». 1000 Immunome Project. *Stanford Medicine.* (n. d.). https://med.stanford.edu/1000immunomes.html

22. RICO-ROSILLO, M. G. y VEGA-ROBLEDO, G. B. (2018). «Sueño y sistema inmune». *Revista Alergia Mexico,* 65(2). https://doi.org/10.29262/ram.v65i2.359

23. FRANCO LOCATO, A. O. (2023). «Actividad física y su relación con el sistema inmune». *Revista Cubana de Investigaciones Biomédicas,* 42, 30 de mayo de 2023. http://scielo.sld.cu/scielo.php?script=sci_arttext&pid=s0864-03002023000100016

24. «La felicidad y el sistema inmunológico». *EMSEVILLA.* 10 de enero de 2008. https://www.emsevilla.es/la-felicidad-y-el-sistema-inmunolgico/

25. «¿Es posible llevar una vida normal con solo medio cerebro?». *BBC News Mundo.* 23 de diciembre de 2014. https://www.bbc.com/mundo/noticias/2014/12/141222_vert_fut_salud_cerebro_funcion_wbm

26. «La teoría que sacude la lucha contra el alzhéimer: la proteína amiloide pasa de villana a heroína». *El Español.* 7 de octubre de 2022. https://www.elespanol.com/ciencia/salud/20221007/teoria-sacude-alzheimer-proteina-amiloide-villana-heroina/708179421_0.html

27. VINCENT, J.-DIDIER y LLEDO, P.-MARIE. (2013). *Un cerebro a medida.* Anagrama.

28. COLE, G. M. y FRAUTSCHY, S. A. (2010). «DHA may prevent age-related dementia». *The Journal of Nutrition,* 140(4), 869-874. https://doi.org/10.3945/jn.109.113910

29. «Los ancianos con colesterol alto tienen menos riesgo de deterioro cognitivo». *Redacción Médica.* 7 de marzo de 2018. https://www.redaccionmedica.com/secciones/neurologia/los-ancianos-con-colesterol-alto-tienen-menos-riesgo-de-deterioro-cognitivo-6589

30. CHANG, CH.-Y. ET AL. (2009). «Essential fatty acids and human brain». *Acta Neurologica Taiwanica,* 18(4), 231-241. https://pubmed.ncbi.nlm.nih.gov/20329590/

31. «Descubren el primer animal que habitó la tierra, tenía colesterol». *ICNS.* 21 de septiembre de 2018. https://www.icns.es/noticia_el-primer-animal-que-habito-la-tierra-tenia-colesterol

32. «Lo que debemos saber del colesterol dietético y lo que realmente nos sube el colesterol en sangre». *Sociedad Española de Dietética y Ciencias de la Alimentación* 16 de enero de 2018. https://nutricion.org/lo-que-debemos-saber-del-colesterol-dietetico-y-lo-que-realmente-nos-sube-el-colesterol-en-sangre/

33. COFAN PUJOL, M. (2014). «Mecanismos básicos. Absorción y excreción de colesterol y otros esteroles». *Clínica e Investigación en Arteriosclerosis,* 26(1), 41-47. https://doi.org/10.1016/j.arteri.2013.10.008

34. DÍAZ-CASASOLA, L. y LUNA-PICHARDO, D. (2016). «Productos finales de glicación avanzada en la enfermedad cardiovascular como complicación de la diabetes». *Revista de Medicina e Investigación,* 4 (1), 52-57. https://doi.org/10.1016/j.mei.2016.02.002

35. LAMPSAS, S. *et al.* (2023). «Lipoprotein(a) in atherosclerotic diseases: from pathophysiology to diagnosis and treatment». *Molecules,* 28(3), 969. https://doi.org/10.3390/molecules28030969

36. «Bush se escuda en la ola de incendios para facilitar la tala de bosques en EE. UU.». *El País.* 23 de agosto de 2002. https://elpais.com/diario/2002/08/23/sociedad/1030053603_850215.html

37. CASTILLO AROCHA, I. *et al.* (2010). «Riesgo cardiovascular según tablas de la OMS, el estudio Framingham y la razón apolipoproteína B/apolipoproteína A1». *Revista Cubana de Investigaciones Biomédicas,* 29(4). http://scielo.sld.cu/scielo.php?script=sci_arttext&pid=S0864-03002010000400008

38. GAO, S. *et al.* (2017). «Association between circulating oxidized LDL and atherosclerotic cardiovascular disease: a meta-analysis of observational studies». *Canadian Journal of Cardiology,* 33(12), 1624-1632. https://doi.org/10.1016/j.cjca.2017.07.015

39. CARVAJAL CARVAJAL, CARLOS (2015). «LDL oxidada y la aterosclerosis». *Medicina Legal de Costa Rica,* 32(1), 161-169. https://www.scielo.sa.cr/scielo.php?script=sci_arttextypid=S1409-00152015000100020

40. «El dilema de las estatinas: la resistencia del veterano soldado contra el colesterol». *Alimente +,* 24 de junio de 2022. https://www.alimente.elconfidencial.com/bienestar/2022-06-24/el-dilema-de-las-estatinas-veterano_3448651/

41. OSEI, A. D. *et al.* (2021). «Prognostic value of coronary artery calcium score, area, and density among individuals on statin therapy vs. non-users: the coronary artery calcium consortium». *Atherosclerosis,* 316, 79-83. https://doi.org/10.1016/j.atherosclerosis.2020.10.009

42. GOLOMB, B. A. y EVANS, M. A. (2008). «Statin adverse effects. A review of the literature and evidence for a mitochondrial mechanism». *American Journal of Cardiovascular Drugs,* 8(6), 373-418. https://doi.org/10.2165/0129784-200808060-00004

43. «Lo que hay detrás de las estatinas, el fármaco más vendido». *Libertad Digital.* 6 de febrero de 2015. https://www.libertaddigital.com/ciencia-tecnologia/salud/2015-02-06/lo-que-hay-detras-de-las-estatinas-el-farmaco-mas-vendido-1276539936/

44. «Avances en dislipemia». *Revista Española de Cardiología.* 22 de octubre de 2022. https://www.revespcardiol.org/es-congresos-sec-2022-el-congreso-147-sesion-avances-dislipemia-7123-mas-alla-del-ldl-evolucion-85820?tyutm_source=perplexity

45. DE LA TORRE-CISNEROS, K. *et al.* (2019). «Utilidad clínica de los índices aterogénicos para valoración de riesgo cardiovascular: un enfoque desde el laboratorio clínico». *Dominio de Las Ciencias,* ISSN-e 2477-8818, 5(3), 57-70. https://doi.org/10.23857/dc.v5i3.924

46. YASEEN, R. I. *et al.* (2021). «The relation between ApoB/ApoA-1 ratio and the severity of coronary artery disease in patients with acute coronary syndrome». *The Egyptian Heart Journal,* 73(24). https://doi.org/10.1186/S43044-021-00150-Z

47. «HMG-CoA reductasa». *Wikipedia. La enciclopedia libre.* https://es.wikipedia.org/wiki/hmg-coa_reductasa

48. Morrison, J. (2014). «Human nose can detect 1 trillion odours». *Nature.* https://doi.org/10.1038/NATURE.2014.14904

49. DE GROOT, J. H. B. *et al.* (2017). Human Fear Chemosignaling: Evidence from a Meta-Analysis. *Chemical Senses,* 42(8), 663-673. https://doi.org/10.1093/CHEMSE/BJX049)

50. CALVI, E., *et al.* (2020). «The scent of emotions: A systematic review of human intra- and interspecific chemical communication of emotions». *Brain and Behavior,* 10(5), e01585. https://doi.org/10.1002/BRB3.1585)

51. ZHOU, W., y CHEN, D. (2009). «Fear-Related Chemosignals Modulate Recognition of Fear in Ambiguous Facial Expressions». *Sage Journals,* 20(2), 177-183. https://doi.org/10.1111/J.1467-9280.2009.02263.X

52. INBAR, Y., *et al.* (2012). Disgust Sensitivity, Political Conservatism, and Voting. *Social Psychological and Personality Science,* 3(5), 537-544. https://doi.org/10.1177/1948550611429024

53. FERNÁNDEZ ANDRADE, F. M., *et al.* (2021). «Trastornos del olfato y el gusto, de las bases a la práctica clínica». *Revista de La Facultad de Medicina (México),* 64(2), 7-21. https://doi.org/10.22201/FM.24484865E.2021.64.2.02

54. GOBIERNO DE NAVARRA. (2023). «El proyecto INNOLFACT estudia la relación directa del sentido del olfato con el sistema inmune y las enfermedades neurodegenerativas como el Alzheimer o el Parkin-

son». https://www.navarra.es/es/-/nota-prensa/el-proyecto-innol-fact-estudia-la-relacion-directa-del-sentido-del-olfato-con-el-siste-ma-inmune-y-las-enfermedades-neurodegenerativas-como-el-alzhe-imer-o-el-parkinson?t

55. *El desafío de la prueba del olfato.* https://mysmelltest.org/mjff

56. Birte-Antina, W., *et al.* (2018). «Olfactory training with older people». *International Journal of Geriatric Psychiatry*, 33(1), 212-220. https://doi.org/10.1002/GPS.4725

57. Moshel, M. L., *et al.* (2023). «Neuropsychological Deficits in Disordered Screen Use Behaviours: A Systematic Review and Meta-analysis». *Neuropsychology Review*, 34(3), 791. https://doi.org/10.1007/S11065-023-09612-4

58. Solly, J. E., *et al.* (2021). «Structural gray matter differences in Problematic Usage of the Internet: a systematic review and meta-analysis». *Molecular Psychiatry 2021 27:2*, 27(2), 1000-1009. https://doi.org/10.1038/s41380-021-01315-7

59. Hidalgo, I. *et al.* (2022). «A minireview of high blood pressure prevalence in some contemporary hunter or fisher-gatherer communities». *Cardiovascular and Metabolic Science,* 33(4), 187-195. https://doi.org/10.35366/109246

5

La aspiración incongruente del ser humano

Vivir sin partir es solo existir.

Rafael Guzmán García

Sí pero no

Como dice mi amigo Santiago Segura a dúo con Joaquín Sabina, «semos diferentes».

Quizás no hay ser viviente en el mundo que piense y se comporte con tal grado de incongruencia como el ser humano. Nuestra naturaleza es un enigma fascinante y llena de contradicciones que nos define y nos hace únicos. Para lo bueno y lo malo.

En ocasiones muchas personas nos consideramos amantes de la naturaleza y queremos y creemos proteger el medioambiente, pero cada día participamos con nuestros comportamientos en la contaminación del planeta con el uso excesivo de plásticos o la dependencia de los carburantes fósiles. Son muchos los cazadores que se proclaman también amantes de la naturaleza y de los animales. Amor y muerte son dos conceptos antagónicos. No se ama la vida destruyéndola. En tiempos prehistóricos, la muerte formaba parte de la vida y se mataba por absoluta necesidad para continuar viviendo. En la actualidad, muchas sociedades cazadoras recolectoras que viven en armonía con la naturaleza, cuando matan una presa para alimentarse, le piden perdón y hacen rituales de disculpa o de agradecimiento, como los habitantes de los pueblos Cree, los ojibwes en Canadá o los habitantes del pueblo hopi en el suroeste de Estados Unidos, que practican la ceremonia del baile del ciervo donde se les rinde homenaje a estos animales y se expresa gratitud por su sacrificio. Aquí, en el primer mundo, la caza ha pasado de ser una necesidad a puro entretenimiento. El *modus operandi* del cazador industrializado a base de rifles de largo alcance y precisión, cámaras de infrarrojos, cría de las presas con maíz o piensos, etc., ha convertido esta práctica ancestral de supervivencia en una actividad absolutamente desvirtuada y anacrónica.

Valorar la salud, pero tener hábitos poco saludables, buscar la libertad y la independencia, pero anhelar la seguridad de tener un empleo estable o relaciones predecibles, amar o haber amado a una persona y maltratarla o incluso matarla son también vivos ejemplos acerca de las incoherencias de nuestro cerebro, pero quizás uno de los dilemas más intrigantes al que nos enfrentamos es la incongruencia entre el deseo de no envejecer y la aversión a la idea de la eternidad.

TANATOFOBIA VS. APEIROFOBIA

La tanotofobia es el miedo a la muerte y, en cambio, la apeirofobia es el miedo a la eternidad.

A lo largo de la historia la humanidad ha buscado la forma de preservar su juventud, mientras que al mismo tiempo, teme la idea de una existencia infinita. Esta dualidad refleja la complejidad de nuestra relación con el tiempo, la vida y la muerte.

El miedo a envejecer se manifiesta en múltiples aspectos de la vida cotidiana. Reflejo de ello es el auge de la industria de la belleza, que prospera en la promesa de una apariencia juvenil. Cada año este mercado crece a un ritmo frenético. Solo en 2023, según la consultora CB Insights, facturó más de ochocientos mil millones de dólares, un 50 % más que en 2017[1]. Por no mencionar las constantes innovaciones en el ámbito de la medicina antienvejecimiento.

Todo esto me hace llegar a la conclusión de que a los seres humanos no nos importa envejecer, lo que realmente nos preocupa es la forma y la velocidad de hacerlo. Para poder, más o menos, tener dominio de estos dos factores, hay que ser metódicos, contundentes y, sobre todo, conscientes de que los hábitos del día a día son sumamente importantes. Nacemos con un manual de instrucciones que no conocemos ni nos explican y el cumplimiento de este desconocido manual dictamina dichas forma y velocidad.

Esto, así expuesto, puede hacernos pensar que la evolución ha sido muy cruel con nosotros por dejarnos a merced del azar. Un electrodoméstico básico (un secador de pelo o una tostadora) que tan solo posee un botón de encendido y apagado viene acompañado de un manual de instrucciones desplegable y en 5 idiomas donde se detalla el manejo y el cuidado del aparato en cuestión para alargar su vida útil lo máximo posible. En cambio, el ser humano, en teoría, el ser vivo más complejo de la Tierra, el que ha conquistado los cinco continentes, ha pisado la Luna y ha descifrado el código genético, nace desnudo y sin ningún tipo de explicación sobre cómo funciona. Aquí hay algo que falla, ¿no crees?

Clases de preparación al parto, técnicas y posiciones correctas para amamantar a un bebé, consejos de nutrición durante el embarazo y la lactancia; psicólogos especializados en sexualidad, entrenadores personales que nos asesoran sobre cómo movernos, estudios de intolerancias alimenticias y consultas de nutricionistas que nos enseñan qué comer y qué evitar, pastillas para poder dormir y un largo etcétera. Todo lo hemos normalizado. Y yo me pregunto, ¿es que no sabemos hacer nada de forma innata los humanos?

Cuando nace un león, un ciervo o un elefante, nadie les indica qué pueden o no comer, ni se les muestra dónde encontrar agua, ni dónde migrar para obtener sustento. Entonces ¿somos los más tontos de la creación o hemos distorsionado tanto nuestro marco natural que estamos absolutamente perdidos? Bajo mi humilde opinión, gana por goleada el segundo interrogante.

Es probable que esta disonancia cognitiva, por tanto, sea fruto del progreso y de hacer caso omiso al sentido común y a nuestra primitiva pero certera intuición. Lo aparentemente evolucionado, tecnológico y sofisticado nos va alejando de lo más fundamental.

Como bien sabes, en la actualidad, la sociedad parece obsesionada con la juventud que se suele asociar con vitalidad, energía y oportunidades, mientras que el envejecimiento con la decadencia, la soledad, la pérdida de capacidades y, en última instancia, la muerte. Este temor al envejecimiento y la muerte puede estar profundamente arraigado en nuestra psicología: el miedo a lo desconocido, la pérdida de control sobre nuestro cuerpo y la ansiedad por dejar de ser relevantes en un mundo que a menudo valora más lo nuevo que lo antiguo.

Sin embargo, cuando se plantea la idea de la eternidad, la perspectiva cambia de manera drástica. La noción de vivir para siempre puede parecer atractiva en un primer momento, pero al profundizar en este pensamiento, muchos se enfrentan a un abrumador sentido de ansiedad. La vida infinita implica no solo la perpetuación de la juventud, sino también la repetición infinita de experiencias, la monotonía y el desgaste de las relaciones. La inmortalidad sería una carga; la idea de estar atrapado en un ciclo interminable puede resultar desalentadora. Además, la experiencia humana está intrínsecamente ligada a la finitud.

Martin Wiener, experto investigador en la percepción del tiempo de la Universidad George Mason, sugiere que la apeirofobia podría estar relacionada con el desarrollo del córtex prefrontal, responsable de la planificación a largo plazo. Esta área cerebral no acepta el infinito ni la eternidad porque entonces no podría realizar su función. De ahí que sintamos una pérdida de control mental cuando pensamos en este tema. ¿Quién crees que te genera esa desagradable sensación de ansiedad y vértigo cuando observas el firmamento estrellado una noche de verano? ¿O piensas en la distancia que nos separa de la galaxia más cercana? ¿O en el concepto de universo infinito? Efectivamente, el córtex prefrontal, el mismo que te haría rechazar la posibilidad de escoger una vida eterna.

De lo que cada día hay más pruebas es de que el miedo al envejecimiento y a fallecer está influido por dos factores: la edad y las creencias religiosas. Cuanto más jóvenes somos, más rechazo y pánico a todo lo relacionado con la muerte, mientras que conforme cumplimos años, lo vamos asumiendo como una conclusión natural de la vida.

Tanto si eres religioso como si eres ateo, siéntete afortunado, ya que ambas condiciones parecen minimizar de manera notable el miedo a que nos vayamos al otro barrio[2].

Evidentemente, si me das a elegir, y esto es una opinión personal, pienso que ser creyente nos aportará más beneficios en otras muchas esferas de nuestra vida, ya que la creencia o pertenencia a algo superior o divino es uno de los factores predominantes entre los habitantes de las zonas azules. Teniendo esto en cuenta, parece que el grado de espiritualidad es directamente proporcional a los años y a la calidad de vida de las personas.

La conexión con algo superior es inherente al ser humano. Los enterramientos del Paleolítico (hace 50.000-30.000 años) son las primeras evidencias claras de creencias en la vida después de la muerte: en Göbekli Tepe (Turquía) se han encontrado estructuras circulares con pilares de piedra que datan de hace unos 11.600 años, que son consideradas como uno de los primeros templos; la cueva de Manot en Israel alberga un complejo para realizar rituales y es de hace unos 35.000 años; los templos egipcios de Luxor o de Karnak; el Partenón griego; las catedrales cristianas; las mezquitas; las sinagogas; los templos budistas, y, también, la iglesia de tu barrio son algunos ejemplos de la necesidad imperiosa del ser humano de estar conectado con la fuente. La espiritualidad es un bálsamo para la mente y el alma. La oración, la meditación o la contemplación plena te ayudarán a encontrar la calma mental y la conexión con el mundo espiritual.

Nuestras emociones, logros y relaciones cobran significado precisamente porque son temporales.

Es la sensación de impermanencia la que nos obliga a valorar cada momento. Sin un fin, nada parece tener sentido para el cerebro y la especie. Así, el deseo de no envejecer y la aversión a la eternidad se entrelazan en un tejido complejo de aspiraciones y temores. El ser humano busca la trascendencia, anhelando dejar un legado o ser recordado, pero al mismo tiempo teme la idea de perder su individualidad en un mar infinito de existencia. La búsqueda de la juventud se convierte en un intento por aferrarse a lo que conocemos y valoramos mientras que la noción de la eternidad evoca la incertidumbre, miedo a lo desconocido y pánico a no poder establecer un plan de futuro con referencia temporal.

Este dilema plantea preguntas profundas sobre la existencia. ¿Qué significa realmente vivir? ¿Es posible encontrar un equilibrio entre el deseo de prolongar la juventud y la aceptación de la mortalidad? La respuesta puede residir en la capacidad de apreciar la vida en su totalidad, incluyendo tanto la juventud como el envejecimiento. Al aceptar que la vida tiene un ciclo natural podemos encontrar belleza en cada etapa de nuestra existencia, desde la curiosidad infantil hasta la sabiduría de la vejez. Hagámonos amigos de la senectud, ya que en el ser humano, en la gran mayoría de los casos, es sinónimo de aprendizaje, culminación, elevación, belleza del alma y madurez.

Casi sin darnos cuenta buscamos y admiramos lo antiguo en nuestro a día a día y, sin embargo, muchos no aceptan e incluso detestan envejecer.

Cuando estás de turismo y visitas una ciudad, ¿qué es lo que más te atrae? Efectivamente, el casco antiguo o centro histórico. El paso de los años parece impregnar de belleza y sabiduría las piedras, las calles, las catedrales y los monumentos. ¿El vino?, con mucha solera, por favor. Los templos, cuanto más antiguos más curiosidad nos despiertan. Los sellos, las monedas, los juguetes, los cómics, las pinturas, las esculturas, los muebles, los relojes, los libros, los instrumentos musicales o los automóviles adquieren valor, atracción e interés con el tiempo.

En última instancia, la incongruencia del ser humano frente al envejecimiento y la eternidad refleja un profundo deseo de vivir plenamente, de abrazar la vida en todas sus facetas.

La aceptación de la mortalidad puede ser la clave para entender y disfrutar la riqueza de nuestras experiencias, en lugar de luchar contra el inevitable paso del tiempo.

Al final, es la sensación de fragilidad frente al envejecimiento y la muerte, la que nos recuerda que cada instante cuenta, y que la vida, con todas sus imperfecciones y adversidades, es un regalo que vale la pena celebrar. Quizás sea nuestro ego el que nos ancle a ella y nos potencie este temor a morir y perder todas las relaciones personales y todo lo material que él ha conseguido a lo largo de la vida. Quizás si nos trabajásemos un poco más el desapego y la espiritualidad estuviese presente en nuestro día a día, la vejez y la muerte serían bienvenidas y consideradas parte de nuestra evolución. Sea como fuere, Torrente lleva toda la razón. «semos diferentes».

Bibliografía

1. (2023) «Replanteando la belleza digital: desafíos y oportunidades para las compañías». *Sectorial.* https://sectorial.co/articulos-especiales/replanteando-la-belleza-digital-desaf%C3%ADos-oportunidades-para-companias/?t
2. Sinoff, G. (2017). «Thanatophobia (death anxiety) in the elderly: The problem of the child's inability to assess their own parent's death anxiety state». *Frontiers in Medicine*, 4(FEB), 243052. https://doi.org/10.3389/FMED.2017.00011/BIBTEX

6

¿Qué nos envejece?

Infancia sana, vejez lozana.

Rafael Guzmán García

El principio determina el final

En temas de salud nunca le he dado a la suerte mucho protagonismo, pero tengo que reconocer que el nacer en el seno de una u otra familia, pertenecer a un código postal u otro y haber tenido unos padres, abuelos y bisabuelos con buenos hábitos de vida y una genética favorable es la mayor de las loterías que nos puede tocar en la vida.

Mutaciones en genes como el APOE o el FOXO3A pueden representar hasta un 25-30 % de nuestra esperanza de longevidad, pero el secreto de los centenarios parece residir en el combo de una buena genética y otra serie de factores ambientales.

Recuerdo que cuando me construí mi casa les recriminaba un poco al arquitecto y al constructor que la evolución de la obra iba muy despacio y no veía avanzar el proyecto a la velocidad que yo deseaba. Ellos siempre me decían:

—Rafa, estamos con los cimientos, no tengas prisa, si no quieres tener problemas el día de mañana, ten un poco de paciencia.

¡Qué razón llevaban!

Durante los primeros mil días de vida tener una inadecuada alimentación puede tener un impacto muy significativo en la salud durante la niñez y en el futuro.

Las deficiencias de micronutrientes como vitaminas o minerales pueden afectar al desarrollo físico y cognitivo, además de incrementar el riesgo de sufrir ciertas enfermedades y disminuir la eficacia del sistema inmune. Así, por ejemplo, la falta de yodo, hierro, zinc y vitamina A es la responsable del 12 % de todas las muertes de menores de cinco años[1].

La carencia de nutrientes durante la etapa intrauterina y en la infancia también se relaciona con enfermedades no transmisibles como la obesidad, las enfermedades cardiacas, diabetes e incluso cáncer en edades adultas[2].

Estarás pensando que estoy obsoleto y poco acertado con estos datos porque viviendo en el siglo XXI y en ciudades industrializadas estas carencias serán altamente improbables. ¿Cómo van a tener los hijos de los *Homo sapiens* modernos e inteligentes déficit de una cosa tan simple y común como es el hierro si desayunan ricos cereales con un buen vaso de leche y un zumo de naranja? Pues nada más lejos de la realidad, las deficiencias nutricionales durante la infancia y la niñez temprana son tema de preocupación. En el mundo, el 45 % de las muertes de niños menores de cinco años están relacionadas con la desnutrición[3]. Además, casi un tercio de la población está afectada por una o más carencias de micronutrientes.

Pero volviendo al hierro, según la OMS —y esto lo viene informando desde hace unos años— alrededor del 47 % de los niños en edad preescolar están en riesgo de anemia por falta de hierro[4]. Pues precisamente dos de los principales motivos del déficit de hierro en los niños son la escasez de este mineral en su alimentación habitual combinado con las pérdidas gastrointestinales debidas al consumo excesivo de leche de vaca[5].

La carencia de hierro es la deficiencia nutricional más frecuente, pero cuando son los niños los que la sufren, las consecuencias pueden ser realmente alarmantes. Te aconsejo que si tienes un bebé, no subestimes esta información, ya que las criaturas con una carencia de hierro en las primeras etapas de su vida corren un alto riesgo de sufrir retrasos en el desarrollo y déficits cognitivos que pueden persistir durante toda la vida adulta[6, 7].

Se ha demostrado que las deficiencias cognitivas asociadas a la falta de este mineral dificultan el comportamiento del niño, su éxito educativo y, en última instancia, hasta su futuro potencial económico[8]. Como puedes comprobar, esto va más allá de una simple anemia. El hierro es fundamental para la formación de glóbulos rojos, el metabolismo energético, el desarrollo del sistema nervioso o el inmunológico[9, 10] —recuerda las tres edades de las que hemos hablado unos capítulos más atrás—. Tanto es así que, si tu hijo tiene déficit de hierro, más vale que se le restablezcan los valores de este y de ferritina antes de ponerle una vacuna contra el sarampión, difteria o neumococo, ya que la formación de anticuerpos será mucho más baja y su eficacia, por tanto, menor[11].

Un tercio de los niños en edad preescolar también sufre carencia de vitamina A según la OMS, y si analizamos los demás micronutrientes en sujetos adultos, nos daríamos cuenta de que vivimos en continua escasez de estas moléculas de la vida desde la niñez, circunstancia por la que tributamos con nuestra salud. ¿O crees que ese dolor de cabeza que sufres con frecuencia es porque tienes carencia de ibuprofeno?

El pescado azul, las algas y el marisco son los alimentos más ricos en omega 3 de cadena larga, una grasa que cuando brilla por su ausencia en edades tempranas pone en peligro la buena conformación del cerebro y la visión, además de constituir un factor de riesgo para un aluvión de problemas, pero quizás los más significativos son la alteración en el desarrollo cognitivo y conductual, el desarrollo de comportamientos antisociales y agresivos, el déficit de atención e hiperactividad, e incluso el rendimiento intelectual[12, 13]. Más adelante hablaremos en más profundidad sobre este aceite que procede del mar y que ha constituido uno de los eslabones clave en la evolución de nuestra especie.

Estoy seguro de que después de leer esto, cuando abras un periódico o veas los informativos, sabrás que ha habido gran carencia de pescado y marisco en muchos hogares atendiendo a los titulares de las noticias.

LA INFANCIA SON NUESTROS CIMIENTOS

Independientemente de la alimentación que tuviste en tus primeros años de vida o que haya tenido tu madre estando embarazada de ti, la salud de un adulto en relación con la infancia viene determinada por más aspectos.

Los niños son como esponjas, esta es una frase muy repetida a la hora de referirse a la capacidad de aprendizaje de los más pequeños y su facilidad para copiar y memorizar algunos comportamientos que han visto a su alrededor. Lejos de ser un tópico, hay estudios que ponen de manifiesto que muchos de los rasgos de nuestro comportamiento en edad adulta están determinados por las vivencias y el contexto de vida que hayamos tenido en infancia. Por desgracia, estos matices del comportamiento son más significativos en aquellas situaciones en las que se ha vivido una infancia difícil y dura, aunque también hay que señalar que en cierta medida ocurre lo mismo en sentido inverso. Así, por ejemplo, has de saber que si tienes tendencia a la depresión y no terminas de encontrar el porqué de esta personalidad negativa, quizás debas de indagar en tu infancia y valorar si has sido víctima de un maltrato o has tenido una niñez especialmente exigente por parte de tus padres o cuidadores[14].

Pero ya no es solo la tendencia a la tristeza, es que incluso la probabilidad de sufrir obesidad o trastornos de alimentación se incrementa entre un 50 y un 67 % si hemos sufrido algún tipo de trauma durante la niñez[15].

Y te preguntarás qué tiene que ver todo esto con el envejecimiento, ¿verdad? Pues bien, la cosa va un poco más allá del avance en nuestra edad cognitiva y metabólica ocasionada por esos eventos traumáticos de la infancia. Lo más transcendente quizás radique en la investigación llevada a cabo por la Universidad de

Míchigan y publicado en la revista *Science Advances*[16] en marzo de 2024 donde se pone de manifiesto que la producción de energía (ATP) y la salud de las mitocondrias —que hablaremos de ellas más adelante— se ven comprometidas en personas con una infancia difícil, y es que al parecer las mitocondrias tienen la capacidad de detectar e integrar el estrés social en las células generando un proceso de estrés oxidativo crónico[17]. Créeme que en el número y la salud de las mitocondrias se encuentra uno de los grandes secretos sobre el envejecimiento y la clave de casi todas las enfermedades que asolan a nuestras sociedades. Cuidarlas y mimarlas como si del mayor de los tesoros se tratase debería ser uno de nuestros principales objetivos.

Como puedes deducir, la responsabilidad de los padres en cuanto al cuidado físico, nutricional y psicoemocional de los hijos es enorme. Para mí, es la mayor de las responsabilidades que adquiere una persona a lo largo de la vida. Sin duda, no es fácil buscar ese punto de equilibrio entre las dos actitudes más nefastas que pueden adoptar los padres, la sobreprotección o el descuido. Ambas generan un efecto devastador a medio y largo plazo en los hijos. Estas dos maneras de actuar en muchas ocasiones coexisten y las aplicamos sobre nuestros pequeños sin darnos ni cuenta, generando así un cóctel molotov en la futura personalidad del individuo.

—Pues duermo mal porque Marcelo, mi hijo pequeño de trece meses, se despierta en muchas ocasiones llorando varias veces y no sé si es que tiene hambre, calor o sed. Me da unas noches…

Este fue el comentario que me hizo una madre hace pocas semanas en la consulta. A lo que yo pregunté:

—¿Duerme solo o con vosotros en el dormitorio?

—No, no, desde los ocho meses ya duerme solito en su dormitorio. Leí en internet que a partir de los seis ya lo podíamos pasar a su cuarto —me contestó.

¡Pobre Marcelo! Así que él, desde los ocho meses, sin poder ni tan siquiera caminar o correr para salir huyendo, sin oler la testosterona de su padre, los estrógenos de su madre, sentir su calor, y en una habitación a oscuras y sin ruidos duerme solo, y los padres, de treinta y siete y cuarenta y un años, altos, fuertes y con recursos, duermen juntos. Marcelo en su interior diría: «Pero vamos a ver…, ¡¡¡que aquí el ser indefenso soy yooooo!!!».

Sus ejes de estrés están en estado de alerta permanente durante toda la noche. Esto lo vive el crío como un estado de abandono, de falta de protección y seguridad. Bueno, el crío no, su todavía inmaduro cerebro.

En estos primeros años de vida los seres humanos necesitamos fraguar, formar y madurar un área extremadamente importante que hay en la cabeza que se denomina sustancia gris periacueductal —más conocido como PAG, por sus siglas en inglés—. Esta zona del cerebro se encarga, entre otras cosas, de estimar el riesgo para así actuar en consecuencia. Es también una estructura implicada en el aprendizaje, la gestión del estrés y la ansiedad, la percepción y modulación del dolor e interviene también en las respuestas de lucha o huida entre otras[18]. Pero para que esta región haga buenas conexiones y se consolide correctamente, el niño debe de estar y desarrollarse en un contexto de protección y seguridad. No podemos olvidar que nuestra fisiología y, por tanto, el cerebro se rige aún por principios evolutivos. Somos animales queramos o no aceptarlo. Mamíferos, con consciencia, pero mamíferos.

Somos especialistas en maquillar nuestra esencia animal, pero el acto de parir, dar de mamar, el instinto de protección o la agudización del olfato y oído durante el embarazo y lactancia son claros ejemplos de ello. Es por esto por lo que si no respetamos las normas que nos han forjado como humanos, el desarrollo del bebé jamás se hará correctamente.

Piensa con una perspectiva evolutiva y jamás te equivocarás a la hora de tomar ciertas decisiones sobre temas de salud y crianza de los hijos.

Hasta hace unos pocos cientos de años, que eso es nada en la historia de la humanidad, vivíamos en tribus y un bebé tenía una madre y un padre biológico, pero toda una comunidad que ejercía de familia y la soledad diurna y nocturna no se contemplaban por aquel entonces. Los bebés, por tanto, jamás estaban solos. Tampoco existía el silencio absoluto como lo hay en los dormitorios de nuestros hijos. En un bosque hay muchos ruidos. Los grillos, las ranas, el viento, las aves —ahora entenderás por que los bebés son capaces de dormirse en plena feria. El ruido es para ellos señal de compañía, de normalidad—.

Para el PAG, la ausencia de la figura materna o paterna durante los primeros años de vida es señal de abandono, de falta de protección y seguridad.

«¿Qué tal tu infancia?» es una pregunta que suelo hacer a mis pacientes, y un porcentaje muy muy alto de ellos me responden:

—Bien, mi padre siempre fuera de casa trabajando, pero bueno, bien.

Pues bien, no. Si contestas eso es que ese recuerdo de la niñez retumba en tu cabeza y le está informando a tu córtex cerebral que esa ausencia paterna ha hecho pupa.

Un bebé necesita el contacto continuo de sus padres, su olor, su tacto, su calor, sus caricias y escuchar su voz. Eso es imprescindible para la correcta neurogénesis del niño. Ni las pantallas con dibujitos para entretenerlos ni una cámara puesta en la cuna del niño para observarlos o el uso de un cochecito para mecerlos sustituirán jamás a las atenciones de los padres. No estoy diciendo que no se haga uso de todos estos elementos, pero sí que sea lo más corto posible.

¿Has pensado alguna vez por qué un bebé sonríe cuando lo lanzas al aire o juegas con él moviéndolo ampliamente? Sencillamente porque ese movimiento del cuerpo estimula la formación de conexiones nerviosas y al crío le resulta muy muy placentero. Piensa que nuestros ancestros cargaban a sus hijos en la espalda y seguían con sus quehaceres diarios con ellos a cuestas, cosa que sí o sí imprimía un movimiento al bebé. Esto aún lo vemos en algunas sociedades indígenas o en ciertos países de África o Asia, y si te fijas, no es difícil ver a los niños dormidos mientras se mueven de un lado a otro en la espalda de su madre o su padre. Lógico, tienen movimiento, olor, calor, sonidos y el tacto de sus progenitores. Todo lo que necesitan para que sus cerebros —PAG— estimen que hay seguridad y protección. Aquí los llevamos en unos cochecitos dotados de unas ruedas maravillosas que imprimen un movimiento tan suave que es casi inapreciable, cubiertos con una capota para que no les dé el sol, y envueltos en sábanas y mantas, y si hay suerte, sin gorrito. Pero como a los papis les haya dado por ponerles el conjuntito completo que les ha regalado su cuñado, allá que le colocan el gorro —no vaya a ser que se cuele algo de sol a través de la capota— y mientras, sus padres, oliendo a perfume a metro y medio de distancia empujando el cochecito. Maravilloso, ¿a que sí?

No te sientas culpable por esto si te has visto reflejado, no somos culpables de nada. Es el sistema. Afortunadamente todo, o casi todo, tiene solución en esta vida y es reversible.

Vivimos en un mundo donde las cosas materiales inundan nuestros hogares y la llegada de un bebé parece conllevar inexorablemente un aluvión de elementos u objetos. La bañerita, la cuna, el cochecito, el cambiador, el parque y decenas de juguetes entre otros. Una vez pasados los primeros meses y el hervidero emocional que conlleva la llegada de un niño a casa, todo vuelve a la normalidad y los papás y las mamás retoman sus trabajos o quehaceres y el periodo de tiempo que el niño va pasando solo comienza a estirarse cada vez más.

Los adultos tenemos que seguir trabajando para poder seguir comprando todas aquellas cosas que nos han hecho creer que son imprescindibles para nuestra vida. Un buen coche, el apartamento en la playa para pasar los fines de semana, una casa maravillosa, un televisor magnífico, un móvil de última generación y un largo etcétera. Pero para conseguir este maravilloso pero absurdo ajuar que nunca nos llevaremos a la otra vida, invertimos cantidades ingentes de tiempo, esfuerzo y salud. Tiempo que dejamos de compartir con los pequeños de la casa, aquellos a los que se les está fraguando el PAG donde la compañía paternal es la que determina en gran medida su salud y comportamiento futuro.

Sí, no pongas esa cara, los habitantes de los países más desarrollados les dedicamos a nuestros hijos una media de tres horas y media diarias los días laborables y casi el doble los festivos[19] frente a las veinticuatro que le dedican las sociedades cazadoras recolectoras[20], las menos desarrolladas según nuestros criterios. Luego no nos asombremos con los índices de agresividad, la falta de autoestima, los trastornos de pánico, la ansiedad, las fobias, el dolor crónico, las disfunciones sexuales o la dificultad en el manejo del estrés o las emociones que presentan nuestros hijos cuando comienzan la etapa adolescente o se hacen adultos.

Discúlpame si estos renglones han suscitado en ti cierto sentimiento de culpabilidad, no era mi intención en absoluto.

No somos culpables, somos víctimas —y yo el primero— de la sociedad de consumo en la que estamos inmersos.

Tan solo he querido mostrarte unas pinceladas de la repercusión que tiene la infancia en la vida adulta y en el envejecimiento. A veces crecemos con una mochila llena de piedras intrusas, muy pesadas, que nos lastran hasta el último de nuestros días. Piedras que han sido creadas o colocadas por nuestros padres, amigos, abuelos, cuidadores o la propia sociedad. Identificarlas, clasificarlas y aligerar esa carga pesada es o debería ser algo que tendríamos que realizar cada cierto tiempo, cosa que no es nada fácil y en muchos de los casos requiere de la ayuda de un conjunto de profesionales especializados en «vaciar mochilas» y que trabajen en equipo. Los psicólogos en combinación con expertos en medicina de estilo de vida pueden ser la mejor opción.

A veces intentamos culpar de nuestras patologías físicas y psicoemocionales a nuestros comportamientos y relaciones; sin embargo, entre el 50-70 % de los problemas de salud como hipertensión arterial, enfermedades cardiacas, respiratorias, ansiedad, frustración, depresión e incluso nuestra velocidad de envejecimiento dependen o guardan relación con la niñez[21, 22]. Somos el fruto de una planta que necesita abono, poda, nutrición, atención, seguridad y cuidado. Esa planta es nuestra infancia y los hortelanos nuestros padres.

> ### ¡Aviso!
>
> ¡Toca levantarse! ¡Arriba!
> Te espero de vuelta en dos minutos ;).
>
>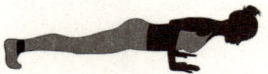

Bibliografía

1. Ahmed, T. *et al.* (2013). «Global burden of maternal and child undernutrition and micronutrient deficiencies». *Annals of Nutrition and Metabolism,* 61(1), 8-17. https://doi.org/10.1159/000345165
2. «The importance of infant and young child feeding and recommended practices». (2009). https://www.ncbi.nlm.nih.gov/books/NBK148967/
3. «Malnutricion». *Organización Mundial de la Salud.* 1 de marzo de 2024. Recuperado el 3 de septiembre de 2024 de https://www.who.int/news-room/fact-sheets/detail/malnutrition
4. Organización Mundial de la Salud (2008). *Worldwide prevalence of anaemia 1993-2005: WHO global database on anaemia.* https://iris.who.int/handle/10665/43894
5. Özdemir, N. (2015). «Iron deficiency anemia from diagnosis to treatment in children». *Turkish Archives of Pediatrics,* 50(1), 11-19. https://doi.org/10.5152/tpa.2015.2337
6. Beard, J. L. (2008). «Why iron deficiency is important in infant development». *The Journal of Nutrition,* 138(12), 2534-2536. https://doi.org/10.1093/jn/138.12.2534
7. Carter, R. C. *et al.* (2010). «Iron deficiency anemia and cognitive function in infancy». *Pediatrics,* 126(2), e427-e434. https://doi.org/10.1542/peds.2009-2097
8. Pivina, L. *et al.* (2019). «Iron deficiency, cognitive functions, and neurobehavioral disorders in children». *Journal of Molecular Neuroscience,* 68(1), 1-10 https://doi.org/10.1007/s12031-019-01276-1
9. Bastian, T. W. *et al.* (2016). «Iron deficiency impairs developing hippocampal neuron gene expression, energy metabolism, and den-

drite complexity». *Developmental Neuroscience,* 38(4), 264-276. https://doi.org/10.1159/000448514

10. GOMBART, A. F. *et al.* (2020). «A review of micronutrients and the immune system-working in harmony to reduce the risk of infection». *Nutrients,* 12(1), 236. https://doi.org/10.3390/nu12010236

11. STOFFEL, N. U. *et al.* (2020). «Iron deficiency anemia at time of vaccination predicts decreased vaccine response and iron supplementation at time of vaccination increases humoral vaccine response: a birth cohort study and a randomized trial follow-up study in Kenyan infants». *Frontiers in Immunology,* 11, 1313. https://doi.org/10.3389/fimmu.2020.01313

12. DE DIEGO, X. *et al.* (2021). «El omega 3 y sus efectos en la atención y la memoria». *Farmaceuticonline.* https://www.farmaceuticonline.com/es/omega-3-efectos-atencion-memoria/

13. DE DIEGO, X. *et al.* (2021). «El omega 3 y sus efectos en la atención y la memoria». *Ibid.*

14. «Depression adulthood trice as likely for those abused as children». *The Guardian.* 15 de agosto de 2011. https://www.theguardian.com/society/2011/aug/15/depression-childhood-abuse-maltreatment

15. «How childhood trauma can cause adult obesity». *Time.* 5 de enero de 2010. https://time.com/archive/6934059/how-childhood-trauma-can-cause-adult-obesity/

16. «How childhood trauma can cause adult obesity». *Ibid.*

17. PICARD, M. y McEWEN, B. S. (2018). «Psychological and mitochondria: a systematic review». *Psychosomatic Medicine,* 80(2), 141-153. https://doi.org/10.1097/psy.0000000000000545

18. MOKHTAR, M. y SINGH, P. (2023). «Neuroanatomy, periaqueductal gray». *StatPearls.* https://www.ncbi.nlm.nih.gov/books/NBK554391/

19. «El tiempo que los padres españoles dedican a sus hijos no llega a cuatro horas al día». *El Debate.* 7 de junio de 2024. https://www.eldebate.com/familia/20240607/tiempo-padres-espanoles-dedican-hijos-no-llega-cuatro-horas-dia_203143.html

20. «¿Quieres mejorar la educación de tus hijos? La clave es fijarse en la prehistoria». *El Confidencial.* 22 de marzo de 2023. https://www.elconfidencial.com/tecnologia/ciencia/2023-03-22/cambridge-aprender-prehistoria-cuidar-hijos_3594460/

21. «El 70 % de los problemas de salud mental en adultos se originan en la infancia». *ABC.* 10 de octubre de 2023. https://www.abc.es/familia/padres-hijos/problemas-salud-mental-adultos-originan-infancia-20231010163630-nt.html
22. Ruiz-Pantoja, T. E. *et al.* (2007). «Factores sociales y salud infantil asociados con la vejez». *Salud Pública de México,* 49 (4), s495-s504. https://www.scielo.org.mx/scielo.php?script=sci_arttext&pid=S0036-36342007001000009

7

LOS JINETES DEL APOCALIPSIS

Sin rumbo no hay viaje.

RAFAEL GUZMÁN GARCÍA

LA RAZÓN DE VIVIR

«Si no fuese por mis nietos, ni me levantaba de la cama. Ellos me dan la vida». Esta frase típica de muchas abuelas con estado depresivo se ha convertido en un verdadero mantra en nuestras consultas.

Ikigai es una palabra japonesa que se traduce como 'la razón de ser', es decir, el motivo por el que levantarse cada mañana. El sentido de esta preciosa palabra ha sido estudiado en profundidad en la isla de Okinawa, uno de los lugares donde viven un gran número de personas centenarias y que está considerada zona azul. Pero este término va más allá de tener un propósito de vida. Según la cultura nipona, todos tenemos un ikigai, pero encontrarlo requiere de una búsqueda interior profunda y en ocasiones prolongada. A diferencia de las costumbres occidentales, en las que tendemos a proyectar nuestro motivo de felicidad o propósito de vida sobre algo externo o ajeno a nosotros, los habitantes de Okinawa buscan ese motor en su propio interior, por lo que, una vez alcanzado el objetivo, ellos mismos se convierten en su motivo de vivir, cosa que no impide que también puedan disfrutar de sus nietos, amigos y *hoobies*. Postura hartamente inteligente, ¿no crees?

Después de evaluar los denominadores comunes que caracterizan a los habitantes centenarios de estas zonas azules, llama profundamente la atención que en todas ellas sus habitantes tengan un motivo por el que poner el pie en el suelo cada día al despertar, siendo esto uno de los motores más potentes para mantenerlos con vida y con calidad de vida.

Fue Koichiro Shiba, doctor de la Escuela de Salud Pública de la Universidad de Boston en Massachusetts, el que puso de manifiesto en su estudio «Sense of purpose in life and five health behaviors in older adults» —«Propósito en la vida y cinco conductas de salud en adultos mayores»— que las mujeres que cuentan con un objetivo, plan o meta en la vida reducen el riesgo de muerte por todas las causas en un 34 % y un 20 % los hombres[1]. El estudio demostró que tener un objetivo en la vida nos hace vivir con menos estrés y menos factores estresantes que aquellos que no disponen de propósito.

Escoger y disponer de una dirección marcada es una experiencia agradable y podemos decir que hasta emocionante y, sin duda, una manera de vivir con mayor plenitud. Es un hecho que cuando vivimos con el rumbo puesto hacia una meta escogida, la vida fluye con menos esfuerzo. Este *flow* que proporciona la meta deseada provoca una liberación de dopamina, el neurotransmisor de la motivación y de la búsqueda. Esta sustancia provoca un ahorro energético en nuestras acciones. Es decir, cuando nos movemos con dopamina, todo cuesta menos, hasta un 50 % menos de energía invertimos en los movimientos que realizamos para alcanzar un sueño o algo que nos motiva. ¿O te levantas con las mismas ganas y energía el día que tienes que madrugar para ir a trabajar que para ir de vacaciones?

Propósito de vida es sinónimo de ahorro energético. La dopamina imprime pasión a nuestros actos, pero no caigas en el error de confundir propósito con pasión, son dos términos muy distintos.

Si consideramos la definición propuesta por Jonathan Fields, fundador de Good Life Project, un propósito puede entenderse como una motivación interna que nos impulsa a realizar acciones que nos dan una sensación de significado a nuestra vida o a nuestros actos. En este contexto, la pasión se concibe como la forma en la que actuamos en consonancia con nuestro propósito.

Es importante señalar que es perfectamente normal y aceptable tener múltiples propósitos en la vida, sin que esto represente ningún conflicto o dificultad. Es más, cada uno de estos propósitos puede manifestarse a través de distintas pasiones que coexisten simultáneamente. Pasión por la pintura, los animales, el arte o la cocina son algunos ejemplos.

Otro gran error en este ámbito es equivocar productividad con propósito. La productividad la podemos definir como a un conjunto de acciones concretas que realizamos diariamente para generar valor. Yo puedo ser muy productivo en mi trabajo, pero eso no significa que dicho trabajo deba suponer un propósito de vida para mí. Cuando esto sucede, la frase «no me siento realizado en mi trabajo» surge de manera espontánea, por lo tanto, la verdadera clave está en cómo estas actividades pueden llegar a estar alineadas con nuestro propósito o no. Te pongo un ejemplo: imagina a Irene, una chica que trabaja en una tienda de ropa de un centro comercial. En cuanto a productividad la chica es intachable:

— Dobla más camisetas que nadie en el turno.
— Tiene la caja cuadrada al céntimo.
— Nunca llega tarde y si hace falta, se queda más tiempo de lo que le corresponde sin rechistar.
— Atiende a los clientes con una sonrisa de anuncio.

Pero en el fondo Irene está hasta las narices de su trabajo:

— Se aburre como una ostra doblando ropa todo el día.
— Le es indiferente si los clientes encuentran lo que buscan o no.
— Cuenta los minutos para largarse a casa.

— Está que trina y pasa el día buscando otro trabajo en Info-Jobs a escondidas.

Escenario dos: trabajando alineada con su propósito. Irene se da cuenta de que lo suyo es ayudar a la gente. Su trabajo podría cambiar de esta manera:

— Monta los escaparates como si fueran obras de arte, mezclando estilos para todo tipo de cuerpos.
— Elabora consejos personalizados para cada cliente, como un estilista de televisión. Organiza talleres de «cómo vestir con dos euros y parecer millonario».
— Se apunta a cursos de moda inclusiva y sostenible en sus ratos libres.

Irene sigue siendo una trabajadora de primera, pero ahora:

— Acude al trabajo con más ganas.
— Conecta con los clientes como si fueran amigos de toda la vida.
— Siente que ayudar a la gente le hace sentirse más segura y feliz.
— Se encuentra bien y ni se plantea cambiar de puesto.

Irene sigue haciendo básicamente lo mismo, pero ahora le gusta porque le encuentra sentido. Ya no es solo doblar camisetas, es ayudar a la gente a sentirse bien consigo misma. Eso es tener un propósito. Es como si el trabajo se convirtiera en algo que te llena, en lugar de ser una carga. Por tanto, un propósito de vida es aquello que nos inspira y nos da dirección, llevándonos a tomar decisiones y a emprender caminos que nos conduzcan hacia una sensación de bienestar y realización profunda.

Pero no quiero que por este ejemplo que te he puesto relaciones propósito de vida con dinero, economía o productividad. Como hemos visto pueden ir unidas si están alineados, pero los objetivos de vida pueden ser de lo más variado. Cultivar un huerto, el deporte, la cultura, criar a un hijo, la vida introspectiva, disfrutar de la naturaleza o cuidar de los animales pueden ser algunos ejemplos. Hay que matizar que existen marcadas diferencias entre los propósitos de vida de los habitantes occidentales y los orientales.

Aquí, en Occidente, tendemos a la búsqueda de la autorrealización personal y el éxito individual. Ponemos mucho énfasis en el logro de metas y en la productividad, además de cuestionar las tradiciones e inclinarnos por el cambio, lo tecnológico y lo novedoso. Sin embargo, en los países orientales se da mayor importancia a la armonía con la naturaleza y la comunidad, se valora la sabiduría ancestral y las tradiciones.

Uno de los grandes aprendizajes que nos falta por adquirir a los habitantes de los países occidentales con respecto a los orientales es la aceptación de las adversidades como parte natural de la vida. Esta aprobación de la adversidad literalmente nos alarga la vida[2]. Bajo mi criterio, no existen problemas, existen aprendizajes. Un contratiempo es una ocasión única para formarse e ir elevando nuestro nivel de conciencia. Cuanto mayor es el problema mayor es la oportunidad. Ya, ya lo sé que así escrito resulta fácil decirlo, y sé que no lo es. Piénsalo, esto podría constituir uno de tus siguientes propósitos de vida.

Recuerda, «en los diamantes no crece nada, pero en el estiércol nacen las flores más hermosas». No malgastes tiempo ni energía en buscar por qué la vida te manda pruebas tan difíciles. Sin más tenías que vivirlas. Algún motivo habrá, nada es casual.

Decía Facundo Cabral algo así como que entre la cuna y la tumba hay una escuela.

El día que impere en nosotros la gratitud, la humildad, el respeto, la aceptación y el verdadero amor, estaremos más cerca de ser realmente felices.

Desde mi experiencia, el perdón y el agradecimiento deben ser nuestros bastones de apoyo para caminar o las muletas para recuperarse de ciertas heridas.

El timonel de la salud

—Rafa, los fines de semana en los que estoy más tranquilo es cuando más me duele la espalda. He llegado a la conclusión de que no voy a poder dejar de trabajar.

—Fíjate lo que me tenía preparada la vida, Rafa, me jubilé hace siete meses y ahora me detectan un cáncer de colon. Yo que no había pisado la consulta de un médico nunca…

—He pasado unas vacaciones terribles, Rafa, a los dos días de estar en la playa he tenido unos dolores de cabeza y un malestar que me han obligado a ir al hospital. Raro es el año que no me pongo enferma en mis vacaciones. ¡Qué mala suerte tengo!

Estas frases no son fruto de mi imaginación, son casos reales y, por desgracia, muy muy frecuentes en las consultas médicas. Pero ¿por qué?

Si buscamos en cualquier tratado de medicina las características de cualquier enfermedad, nos daremos cuenta de que la descripción se basa en el conjunto de síntomas que sufre el individuo. Síntomas que vienen mediados por el sistema inmunológico.

Como ya te comenté en el capítulo 4, el sistema inmunológico es el causante de nuestros síntomas —dolor, inflamación, fiebre, etc.— y el cerebro, en teoría, ocupa el puesto número uno en el *ranking* de jerarquías de sistemas. Al conjunto de áreas cerebrales que se encargan de cuantificar, gestionar y distribuir nuestra energía entre los distintos sistemas corporales, se le conoce con el nombre de timonel o gobernador de la salud. Este término fue acuñado por el neuropsicólogo Nicholas Humphrey[3]. Como dice Humphrey, este timonel «actúa como un buen gerente de hospital que, con recursos finitos, tiene que tratar de proporcionar un servicio que maximice la satisfacción del paciente a corto plazo y minimice los riesgos a largo plazo». Este gerente de nuestra salud determina y sopesa, por ejemplo, que es mejor soportar una fiebre que ayude a matar microorganismos que correr el riesgo de que una infección se propague sin control. O, en el caso de un accidente, que es mejor sufrir un gran dolor que reduzca la movilidad que correr el riesgo de abrir una herida, o en una persecución, inhibir el dolor de un esguince para permitir huir que ser devorado por un depredador o atacado por un agresor. Y como refiere Humphrey en su estudio, «es mejor "no" montar una respuesta inmunitaria en toda regla cuando existe el riesgo de hambruna». Esto quiere decir que a no ser que se produzca una infección potente por parte de algún microorganismo, o haya algún trauma importante, el cerebro es capaz de mantener al sistema inmune inhibido o a medio gas para que no suframos ningún síntoma y así poder desarrollar aquellas actividades que determinen nuestra supervivencia. Es decir, si tu sustento, el de tu familia o el de tus trabajadores depende de tu trabajo, es fácil que seas de esas personas que alardean de que nunca enferman o, peor aún, que enferman cuando están de vacaciones o en días de descanso. En aquellas situaciones en las que ya no hay que estar al pie del cañón para subsistir como son las vacaciones o días de descanso, el cerebro sabe que puede relajarse y no gastar tanta energía en trabajar y, por tanto, puede dar rienda suelta al sistema inmune para activarse a su antojo. Ahí comienzan los problemas. Comienzan los síntomas.

Ahora entiendes por qué los trabajadores autónomos enferman un 50 % menos que los asalariados[4]. El cerebro de estos está menos en alerta e inhibe menos a su sistema inmune, ya que, si un mes no trabaja, su sustento y el de los suyos igualmente sigue asegurado. Este gobernador de la salud se fraguó en época ancestral donde el contexto de vida era extremadamente hostil. La problemática radica en que aún sigue estando vigente y continúa gobernándonos, aunque nuestro entorno y modo de vida es cien por cien distinto. Como bien señala el psiquiatra evolucionista Randolph Nesse, la naturaleza nos ha diseñado para estar seguros, no cómodos.

Al reflexionar sobre el tema central de este capítulo y valorando que tener un propósito de vida es un factor común en todas las zonas azules del planeta, podemos concluir que tener un porqué que le dé sentido a nuestra existencia no solo disminuye el estrés, sino que también alarga y mejora la calidad de esta. Consecuentemente, este propósito vital tiene un impacto directo en la actividad de nuestro sistema defensivo y otros sistemas biológicos.

Pero, claro, para tener o poder marcarnos un propósito de vida a nuestro gobernador de la salud, a nuestro gerente, no le puede rondar el pensamiento de que vamos a fallecer en breve, porque de lo contrario no adoptará medidas ni tomará decisiones correctas para salvaguardar la integridad. En su hoja de ruta no puede existir la certeza de una muerte cercana porque de ese modo, ¿para qué invertir recursos o elaborar estrategias de lucha si el final va ser nefasto?

No puede ser casualidad que, salvo contadas excepciones, cuando un facultativo médico le comunica al paciente su expectativa de vida, este se desvíe del augurio unos pocos días si el presagio es a corto plazo o unas semanas o pocos meses si la profecía se alarga en el tiempo. Cuando un médico, con buena voluntad predice una fecha aproximada del fallecimiento de un paciente con el fin de intentar calmar angustia, dar oportunidad a la familia de organizar una despedida o establecer estrategias para dar calidad de vida para los últimos momentos, lo hace a partir de métodos estadísticos como el Palliative Prognostic Score (PaP), el Palliative Prognostic Index (PPI) o escalas sobre el estado funcional del paciente como la de Karnofsky o PPS[5]. Estas herramientas son ampliamente utilizadas en los servicios de oncología, ya que quizás sea la entidad médica que más obligada se vea a dar una expectativa de vida. Evidentemente, cuando un paciente se encuentra en fase absolutamente terminal, encamado y exhausto, las estadísticas no suelen fallar, pero cuando se trata de una situación en la que el horizonte va más allá de varios meses o años, la cosa cambia. No todos los pacientes tienen el mismo comportamiento si están enfermos ni su contexto de vida es el idéntico. Hay muchos individuos que al diagnosticarles una enfermedad seria, buscan asesoramiento y se hacen responsables de su salud, pudiendo llegar a modificar y romper dichas estadísticas. En mi experiencia clínica lo veo cada día. No podemos olvidar que el ejercicio físico, la nutrición, las horas de sueño, las emociones, el contacto con la naturaleza y absolutamente todo lo que hagamos y pensemos genera cambios en la expresión de los genes y modifica el modo de actuar de nuestro timonel de la salud y, por ende, el del sistema inmunológico. No estoy diciendo con esto que los cambios en el estilo de vida curen un cáncer, pero sí pueden potenciar los tratamientos convencionales de quimioterapia o radioterapia, alargando la vida del paciente, o modificar el microambiente celular, evitando así futuras recidivas. Como bien dice el prestigioso oncólogo y científico del Centro Nacional de Investigaciones Oncológicas, Miguel Quintela, «a veces estropeamos la eficacia de un tratamiento contra el cáncer por una mala dieta»[6].

Por esto y mucho más es por lo que quizás se debería plantear una reforma en los servicios médicos y abolir de una vez por todas el tema de emitir un pronóstico de vida. En definitiva y como bien me decía en México la señora mayor del machete, ¿qué más da?, cuando nos tengamos que morir nos moriremos. ¡¡Qué manía con cuantificar hasta la llegada de la muerte!!

BIBLIOGRAFÍA

1. KIM, E. S. *et al.* «Sense of purpose in life and five health behaviors in older adults». *Preventive Medicine,* 139, 106172. https://doi.org/10.1016/j.ypmed.2020.106172

2. «¿El secreto de la longevidad existe? Las razones por las que en los países asiáticos viven más». *El Español.* 6 de mayo de 2023. https://www.elespanol.com/vivir/senior/20230506/secreto-longevidad-existe-razones-paises-asiaticos-viven/760924033_0.html

3. HUMPHREY, N. y SKOYLES, J. (2012). «The evolutionary psychology of healing: A human success story». *Current Biology,* 22(17), R695-R698. https://doi.org/10.1016/j.cub.2012.06.018

4. «Solo 9 de cada 1000 autónomos pide la baja laboral». *Infoautónomos.* 9 de noviembre de 2021. https://www.infoautonomos.com/blog/baja-laboral-autonomos/

5. FORCANO GARCÍA, M. *et al.* (2015). «Predicción de supervivencia en el paciente con cáncer avanzado». *Medicina Paliativa,* 22(3), 106-116. https://doi.org/10.1016/j.medipa.2013.06.004

6. «Miguel Quintela, oncólogo: A veces estropeamos la eficacia de un tratamiento contra el cáncer por una mala dieta». *El País.* 28 de octubre de 2023. https://elpais.com/salud-y-bienestar/2023-10-28/miguel-quintela-oncologo-a-veces-estropeamos-la-eficacia-de-un-tratamiento-contra-el-cancer-por-una-mala-dieta.html

8

La soledad, la asesina silenciosa

*Si no te conectas, la soledad
pasará de ser tu compañera a ser
tu sepulturera.*

Rafael Guzmán García

Wilson y la soledad del náufrago

En la película *Náufrago,* dirigida por Robert Zemeckis, Tom Hanks da vida a Chuck Noland, un hombre atrapado en una isla desierta tras un accidente aéreo. La historia de Noland no es solo la de un náufrago luchando por sobrevivir; es un profundo estudio sobre la imperiosa necesidad humana de pertenencia y conexión y cómo estas necesidades son esenciales para la salud mental.

A medida que los días se transformaban en semanas y las semanas en años, la soledad se convertía en un compañero ineludible para Noland. En su desesperación por encontrar algún tipo de compañía, Noland da vida a Wilson, una pelota de voleibol a la que dibujó una cara con su propia sangre. Este gesto de antropormorfización va mucho más allá de ser un recurso narrativo cinematográfico; es una manifestación de la búsqueda constante de conexión por parte de la especie humana. Wilson empieza a ser un amigo, un confidente y sobre todo un testigo que refleja el terror y la desesperación que causa el sentimiento de soledad en el hombre.

La necesidad de pertenecer a una colectividad es tan vital como el aire que respiramos.

Pero no hace falta irse a Hollywood ni recurrir a una historia de ficción para comprobar cómo los seres humanos buscan estrategias para huir de ese sentimiento de soledad tan angustiante para el cerebro. Como digo, no es necesario viajar a Los Ángeles para poder vivir en primera persona cómo los humanos empezamos a intentar resolver la temerosa soledad. Basta irse a mi querida Soria y visitar la residencia de ancianos Los Royales para comprobar cómo quince robots recuerdan a los abuelos la toma de sus medicamentos, los acompañan en sus actividades diarias, detectan su estado de ánimo mediante reconocimiento facial y les proponen juegos y atención personalizada, además de ofrecerles su compañía entre otras tareas. De la misma manera en la residencia Lacort en Valladolid los robots amenizan el día a día de sus residentes.

En España apenas estamos empezando a usar esta tecnología de acompañamiento; sin embargo, Japón, debido a la longevidad de su población, se ha visto obligado a trabajar e innovar en este campo de la robótica geriátrica y allí, además de contar con Pepper o Paro, dos de los robots más conocidos por los ancianos japoneses, no es difícil encontrarse con perros y otros animales de compañía robóticos corriendo por los pasillos de los geriátricos.

Es fácil preguntarse si en realidad esta compañía mecánica llega a sustituir a la humana. Los primeros estudios sobre este tema son claros en cuanto a que estos cuidadores artificiales pueden llegar a disminuir el estrés de nuestros mayores, mejorar su estado de ánimo, el compromiso, la interacción, el bienestar y reducir su sentimiento de soledad[1].

Evidentemente, aunque estos aparatos que imitan comportamientos y actitudes animales y humanas mitiguen la angustia ocasionada por la soledad, por ahora —y espero que así sea— no pueden llegar a reemplazar el contacto y la interacción con humanos o animales de carne y hueso. El tacto, la mirada, los abrazos y el influjo de nuestros campos electromagnéticos cardiacos aún nos hacen insustituibles[2].

Sé que esto parece ciencia ficción, pero es que en verdad nuestro organismo va mucho más allá de ser un puñado de células interconectadas. Si crees que cuando estás sentado delante de otra persona el cerebro y el corazón de esta no está recibiendo información de tu estado emocional mediante ondas, estás equivocado. El corazón emite un campo electromagnético y lo transmite a las personas de nuestro entorno, generándose así una comunicación electromagnética. Transmitimos información de una manera similar a como lo hace el *bluetooth* de nuestro teléfono móvil.

Igualmente, el sistema nervioso responde a los campos electromagnéticos producidos por los corazones de otras personas. Pero no creas que esto solo ocurre con humanos, se ha comprobado que cuando un individuo tiene gestos de cariño y sentimientos de amor hacia su perro, la variabilidad del ritmo cardiaco de ambos se sincroniza[3].

Esto te hará entender frases típicas como «hoy me encontré con mi cuñado y me quedé preocupado, aunque no me ha dicho nada, he notado que no está bien, algo le ocurre» o «es que no sé cómo explicártelo, pero mi perro me entiende todo lo que hablo» o «como el amor de un perro no hay nada».

Entre las ondas electromagnéticas cardiacas y el olor que captamos de las emociones, si eres un poco sensible, no te hará falta que te cuenten nada para percibir el estado anímico de la persona que tengas a tu lado.

Señores de Apple, Samsung o Google, no habéis inventado nada, la evolución ya creó la comunicación mediante ondas hace millones de años sin daños colaterales. La vida supera a la ciencia ficción.

A veces, cuando viajo en avión y observo el paisaje desde ahí arriba, me llama mucho la atención que siempre hay vastas extensiones de terreno deshabitado. Kilómetros y kilómetros de campo abierto y de pronto un núcleo de población aglomerado en pocos metros. Cientos, miles de viviendas hacinadas, cubiertas a veces por una nube de aire contaminado de color marrón. Y ahí vivimos los humanos. La calidad del aire que respiramos, los niveles de ruido que nos aturden o los espacios verdes que haya en esa zona pasan a un segundo plano. Lo importante es vivir ahí, rodeados de personas de nuestra especie.

Necesitamos estar y pertenecer a la manada

Pero ¿por qué ese miedo a la soledad?

Los seres humanos, como si de un ordenador se tratase, traemos instalados por defecto una serie de programas que garantizan el funcionamiento de la máquina, y la búsqueda incesante de compañía es uno de esos comandos que no podemos desinstalar de nuestro sistema.

Haciendo caso de nuevo a Arsuaga, la explicación radica en nuestros orígenes. Efectivamente, la interacción social fue una de las claves para estimular el desarrollo de procesos cognitivos superiores como la memoria, el lenguaje y el razonamiento abstracto[4], además de permitir la acumulación y transmisión de conocimientos y habilidades entre generaciones. Estas circunstancias aceleraron exponencialmente nuestra evolución cultural y tecnológica[5]. Pero quizás el motivo principal de esta necesidad vital de pertenecer a una tribu guarde más relación con la propia supervivencia, ya que trabajar y cooperar en grupo nos dotó de más posibilidades de éxito a la hora de cazar, buscar cobijo o fuentes de agua. Vivir en comunidad nos permitió alargar los periodos de crianza y aprendizaje de las crías humanas. Esto caló en nuestras mentes y en nuestros genes.

Y en efecto, el sentido común y los estudios convergen hacia el mismo resultado: la soledad nos enferma. Parece ser que si no hacemos caso a esta ley fundamental de nuestra especie tributamos muy caro por ello. Pero ¿cuánto de caro?, ¿realmente el sentimiento de soledad nos acelera el envejecimiento y nos enferma?

La doctora Candace Pert, con más de doscientos cincuenta artículos científicos publicados, destaca por ser una prestigiosa neurocientífica conocida por sus descubrimientos y estudios sobre las moléculas asociadas a las emociones. En su libro, *Molecules of emotion: the science behind mind-body medicine,* hace referencia a setenta y dos patrones moleculares originados por el organismo en relación con las emociones y sentimientos. Hoy se ha avanzado mucho más aún en este campo y el impacto de las emociones sobre la expresión de los genes ya no es cuestionable[6]. Pretender seguir abordando a un paciente según los preceptos de René Descartes —el cual separó mente y cuerpo— es vivir anclado en la era prehistórica. Pero para nuestra desgracia, en el grueso de las consultas médicas actuales Descartes sigue estando presente.

Es importante especificar que los patrones moleculares asociados a la soledad no son generados por el mero hecho de estar esencialmente sin compañía, sino por el profundo sentimiento de soledad, independientemente de si estamos o no acompañados.

La soledad escogida no es generadora de estas moléculas patológicas. Podemos estar solos en casa, en un bosque o en el polo norte y sentirnos más acompañados que en la Gran Vía de Madrid en hora punta. Y es que la soledad es un sentimiento —es decir, la interpretación consciente y subjetiva de una emoción como el miedo, la tristeza o la angustia— que no deja indiferente a nuestro material genético. Hasta doscientos nueve genes pueden dejar de expresarse correctamente cuando nos sentimos solos[7]. La gran mayoría se encargan de regular al sistema inmune y a los procesos inflamatorios, por lo que es bien fácil pensar que el sentimiento de aislamiento nos predispone fuertemente a enfermar.

Gracias a la tecnología actual, hoy día podríamos demostrarle al señor Descartes que estaba profundamente equivocado, ya que como hemos comentado en capítulos anteriores ahora podemos cuantificar todo o casi todo. Sustancias inflamatorias generadas bajo la batuta de la soledad ya las medimos en una analítica. La PCR, IL6, IL1 beta o TNF-alfa son muestra de ello[8].

La soledad no solo afecta la producción de sustancias inflamatorias, también altera profundamente nuestros mecanismos de defensa antiviral. Este fenómeno tiene una explicación lógica basada en la evolución:

— Transmisión viral. Los virus requieren contacto interpersonal para propagarse.
— Percepción cerebral. Cuando el cerebro percibe soledad (sea real o no), interpreta una disminución en el riesgo de exposición viral.
— Respuesta inmunológica. En consecuencia, el cerebro reduce la actividad del sistema inmune antiviral para conservar energía.

Este mecanismo de ahorro energético puede entenderse como una «decisión» del cerebro: «¿Por qué mantener un ejército completo de células inmunes si estamos aislados y hay poco riesgo de contagio?». Como resultado, la soledad nos hace más susceptibles a enfermedades virales, comprometiendo nuestra capacidad de defensa contra estos patógenos[9].

Podemos pensar, y con buen criterio, que esta situación de inmunosupresión ocasionada por la soledad y el aislamiento fueron los responsables de que cuando el 5 de mayo de 2023 la Organización Mundial de la Salud (OMS) declaró el fin de la emergencia de salud internacional por la COVID-19 se observase un repunte de casos en España durante el verano siguiente. Los contagios crecieron enormemente tras levantar la medida de aislamiento social[10]. Lógico, después de estar meses con nuestros soldados de descanso, sin entrenar, con los fusiles descargados, sin estrategias militares bien definidas y sin munición, nos abren las puertas de hoy para mañana y nos dejan desamparados en el campo de batalla rodeados de miles de personas portadoras de virus. Si a esto se le suma que la soledad también genera, como hemos visto, un incremento de las citoquinas inflamatorias, pues el escenario dantesco lo teníamos asegurado. Recuerda que los pacientes morían muchos de ellos por la tormenta de citoquinas. Quizás nos tendríamos que haber planteado otra medida de seguridad mucho más respetuosa y coherente con el único ejército que realmente podía acabar con la pandemia —el sistema inmune— y no con el que saltó a la calle vestido de verde. Esto es una simple reflexión personal sin más fundamento que el que me otorga mi sentido común.

Por si esto fuese poco, este sentimiento de desamparo, también incrementa el envejecimiento cerebral y la demencia[11], además de ser un claro catalizador hacia la enfermedad de Alzheimer por su relación con el aglutinamiento de las placas beta-amiloides[12]. Estas placas son desechos cerebrales. Es el chapapote cerebral.

Y no solo el cerebro y el sistema inmune sufren cuando estamos o nos sentimos aislados. Esta situación no deja títere con cabeza. Provoca un verdadero aluvión de trastornos neuroendocrinos que nos conducen inexorablemente hacia la consulta del psiquiatra como mínimo, ya que aumenta la fabricación de cortisol y otras hormonas del estrés, reduce la producción de serotonina, dopamina y oxitocina, por lo que la tristeza, la falta de motivación y la desgana a sociabilizar están garantizadas. Y no creas que cuando al menos te metes en la cama a dormir el fantasma de la soledad te deja tranquilo. La soledad provoca despertares nocturnos y sueños de poca calidad. Y cuidado, que el corazón tampoco escapa de las garras del aislamiento. La probabilidad de sufrir hipertensión arterial y accidentes cardiovasculares se incrementan considerablemente.

Así que, querido lector, si te sientes solo, no esperes a que te suene el teléfono o te visiten tus hijos con sus atareadas vidas. Descárgate alguna red social en tu móvil, vete al gimnasio, a la piscina, a la asociación de senderismo de tu barrio, cómprate un perrito o apúntate a clases grupales para hacer botijos, pero sí o sí relaciónate. Aunque, cuidado, no se trata de estar rodeado de personas, el objetivo es conseguir la conexión social, el vínculo, el sentimiento de pertenencia y el arraigo. Si no buscas compañía con la que compartir, sentirte integrado en una colectividad y empiezas en breve a sacudirte el polvo de la soledad, pronto quien te visitará será la de la guadaña.

Pero ¿cuál sería la compañía ideal? ¿Cómo podemos protegernos contra este asesino silencioso?

Siguiendo el criterio de Robin Dunbar, célebre antropólogo y profesor de la Universidad de Oxford, y para mí todo un referente en el estudio del desarrollo del cerebro con una perspectiva social y desde un punto de vista evolutivo, cada uno de nosotros deberíamos tener cubiertas tres necesidades básicas en relación con nuestros contactos sociales para estar protegidos del sentimiento de soledad. Él determinó tres espacios relacionales diferentes. Quizás te despiste un poco el concepto de los espacios, pero para que lo visualices imagínate una diana de las de jugar a los dardos en cuyo centro estás tú y hacia afuera hay tres anillos concéntricos, tres espacios que representarían los grupos de personas que voy a describirte.

Todos deberíamos tener en el primer anillo entre una y cinco personas de confianza con las que poder mostrarnos tal y como somos, con las que nos deberíamos de sentir libres para pensar en voz alta sin miedo a ser juzgados. Serían personas a las que podríamos confiar lo más preciado que tengamos. Desde dejarles a nuestro bebé, las llaves de nuestra casa o la contraseña de la caja fuerte. Este conjunto de personas es extremadamente reducido y el coste energético y temporal para mantener este pequeño clan es muy muy elevado, por lo que no podemos tener muchos más miembros en este primer espacio de conexión porque sería insostenible. Si en este primer grupo tan cercano hay algún miembro que no sea de la familia, el refuerzo es aún mucho mayor. Este grupo estaría situado, por tanto, en el espacio más cercano al centro de la diana, a nosotros.

Según Dunbar, existe un segundo espacio relacional formado por quince-cincuenta individuos a los que consideramos nuestros amigos, con los que tenemos confianza y estamos dispuestos a prestarles ayuda y somos conscientes de que podemos recurrir a ellos en caso de necesidad, sin embargo, no sentimos la necesidad imperiosa de profundizar más en la relación. Son nuestros amigos, las personas con las que quedamos para hacer deporte, con las que nos tomamos algo y pasar un buen rato.

Por último, existe un espacio mucho más colectivo, pero muy importante, que es lo que los filósofos llaman la conexión a campo. Es un espacio que nos hace estar conectados a algo mayor a nosotros, algo a través del cual podemos compartir con muchas otras personas, aunque nos las conozcamos mucho. Pertenecer a un club deportivo o identificarnos con un movimiento social podría ser ejemplo de ello. Como bien habrás imaginado, aquí, en este espacio, es donde se mueven las redes sociales. De hecho, muchos de los algoritmos con los que operan se basan en esta información de nuestros espacios.

Ojo, ni los terapeutas ni los curas cumplen las condiciones para entrar a formar parte de estos espacios personales de relación y conectividad, ya que dicha relación de conexión e implicación profunda debe ser recíproca. En ocasiones, el terapeuta y el paciente generan vínculos muy profundos y sobrepasan estas barreras, pudiendo llegar a formar parte del primero de los espacios.

Así que si eres de las personas que aun viviendo en compañía se siente solo, tiene dolor de espalda o cualquier proceso inflamatorio crónico como puede ser una lumbalgia, dolor en las manos o una colitis, antes de empezar un peregrinaje por traumatólogos, cardiólogos, reumatólogos, etc., analiza si el sentimiento de soledad te ha invadido y si es así, busca ayuda en este sentido, porque de lo contrario solo conseguirás tener la mesita de noche llena de pastillas de colores para intentar paliar el dolor articular, el insomnio, la depresión o la hipertensión, pero no te solucionarán nada, solamente te aliviarán los síntomas, pero seguirás sumergido en una espiral de sufrimiento.

Como has comprobado, la sombra de la soledad se extiende sobre nosotros como un manto oscuro y pesado, abarcando mucho más de lo que podríamos sospechar.

Imagina por un momento que la soledad es como un árbol de ramas retorcidas y sombrías. Sus raíces se hunden profundamente en nuestro interior mientras sus ramas se extienden, tocando cada rincón de nuestra vida. Y como si esto no fuera suficiente, este árbol tiene un compañero inseparable: la baja autoestima. Esta pareja, la soledad y la baja autoestima, forman un dúo formidable y trabajan y cooperan entre ellas. Paradójicamente, la soledad no está sola. Ella susurra en nuestros oídos: «Estás solo porque no eres digno de ser querido». Y ahí está la baja autoestima, asintiendo con vehemencia, reforzando cada palabra con sus propios ecos de duda y autodesprecio. Es un ciclo perverso.

La soledad alimenta la baja autoestima, y la baja autoestima, a su vez, intensifica la sensación de soledad.

Es como si cuando la hoguera de la soledad ardiese, la baja autoestima estuviera constantemente arrimando más leña para que el fuego nunca se extinguiese. Puede ser que aquí radique la clave: reconocer este ciclo es el primer paso para romperlo. Entender que la soledad no es un reflejo de nuestro valor como personas, sino una experiencia humana común. Esto puede ser el comienzo de un camino hacia la autoaceptación y la conexión genuina con otras personas para de esta manera salir de las garras oscuras de la soledad. Así y solo así podrás arrancar y arrebatar a la soledad el disfraz de hipertensión arterial, insomnio, dolor articular, depresión, dermatitis o envejecimiento prematuro con el que quizás se esté manifestado dentro de ti.

¡Aviso!

¡Toca levantarse! ¡Arriba!
Te espero de vuelta en dos minutos ;).

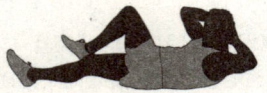

BIBLIOGRAFÍA

1. «Inteligencia artificial y tercera edad: ¿pueden los robots cuidar de nuestros mayores?». *El País*. 2 de septiembre de 2023. https://elpais.com/salud-y-bienestar/2023-09-02/inteligencia-artificial-y-tercera-edad-pueden-los-robots-cuidar-de-nuestros-mayores.html

2. «Tu corazón posee su propia inteligencia, y esto es lo que puedes hacer para desarrollarla». *Mindful Science*. 10 de enero de 2017. https://mindfulscience.es/la-fascinante-ciencia-de-la-inteligencia-del-corazon/

3. KOSKELA, A., *et al.* (2024). «Behavioral and emotional co-modulation during dog–owner interaction measured by heart rate variability and activity». *Scientific Reports 2024 14:1*, 14(1), 1-12. https://doi.org/10.1038/s41598-024-76831-x

4. «Socialización ayudó al desarrollo del cerebro humano». *La Nación*. 28 de junio de 2018. https://www.nacion.com/ciencia/aplicaciones-cientificas/socializacion-ayudo-al-desarrollo-del-cerebro-humano/ew5ch4qdlnfopev63svqumr5km/story/

5. «Evolución y sociabilidad (9)». *El Mundo*. 5 de mayo de 2013. https://www.elmundo.es/blogs/elmundo/sapiens/2013/05/05/evolucion-y-sociabilidad-9.html

6. «La epigenética: la ciencia que explica la relación entre las emociones y la expresión genética». *Revista Sanitaria*. 28 de octubre de 2019. https://revistasanitaria.com/2019/10/28/la-epigenetica-la-ciencia-que-explica-la-relacion-entre-las-emociones-y-la-expresion-genetica/

7. COLE, S. W. *et al.* (2007). «Social regulation of gene expression in human leukocytes». *Genome Biology*, 8(9), r189 https://doi.org/10.1186/gb-2007-8-9-R189/TABLES/3

8. COLE, S. W. *et al.* (2007). «Social regulation of gene expression in human leukocytes». *Genome Biology*, 8(9), r189 https://doi.org/10.1186/gb-2007-8-9-R189/TABLES/3

9. «Las respuestas inmunes a la soledad son similares en monos y personas». *Centro Nacional de Investigación de Primates de California*. (n. d.).

10. «Aumentan los casos de Covid en España: ¿podría darse una nueva ola?». *El Mundo*. 19 de junio de 2024. https://www.elmundo.es/ciencia-y-salud/salud/2024/06/19/667293c7e85eceb47d8b457d.html

11. «Así es cómo la soledad deteriora el cerebro: "Es como cuando dejas de regar una planta». *Bienestar. La Vanguardia.* 16 de septiembre de 2024. https://www.lavanguardia.com/vivo/longevity/20240916/9937556/soledad-dolor-social-provoca-cambios-cerebro.html

12. AKHTER-KHAN, S. C. *et al.* (2021). «Associations of loneliness with risk of Alzheimer's disease dementia in the Framingham Heart Study». *Alzheimer's and Dementia,* 17(10), 1619-1627. https://doi.org/10.1002/alz.12327

9

ENVEJECIENDO DULCEMENTE

El dulce da amargor a la vida.

RAFAEL GUZMÁN GARCÍA

184 224 000 000 kilos de azúcar se estima que se consumieron en 2024 en el mundo[1], lo que corresponde a unos veintidós kilos y medio por habitante y año y, por tanto, unos sesenta y dos gramos y medio por habitante y día, casi el triple de lo que recomienda la OMS y casi un 860 % más de lo que consumían nuestros antepasados prehistóricos. Viendo estos datos no podemos negar que el sabor dulce es de manera innata y universal el más deseado por el hombre, siendo el salado el segundo en el *ranking* de los sabores. Lógico, ya que la glucosa es la molécula energética por excelencia en el ser humano. Aunque si matizamos, no es que sea el combustible preferido por las células, pero constituye la vía más rápida y fácil de obtener energía celular (ATP), y como siempre, el tiempo apremia cuando hablamos de supervivencia.

Como ya comenté en mi anterior libro, *Tu cuerpo, tu hogar,* el cerebro nos premia con dopamina; es decir, con placer, todos aquellos comportamientos, gestos y conductas que nos aporten o ahorren energía y comer alimentos ricos en azúcares es una de las vías más rápidas para obtenerla. Esto constituye el principal motivo por el cual el ser humano se ha transformado en un yonqui del dulce.

También hay que mencionar que la liberación de dopamina va asociada a la de endorfinas, y estas calman a los ejes de estrés, por lo que recurrir al chocolate en situaciones de ansiedad se ha convertido en el deporte nacional. Esto es lo que conocemos como el hambre emocional. Aun así, hay ciertos polimorfismos en los genes TAS1R2 y TAS1R3, que nos hacen más o menos sensibles al sabor dulce, y esto es uno de los factores que determinan que unos individuos tengan mayor o menor necesidad o apetencia por el dulce.

La sal es el segundo sabor más apreciado en el mundo, y esto también tiene una explicación evolutiva, nuestro cuerpo sin sal no funciona. Somos dependientes del sodio. La contracción de los músculos, del corazón, la funcionalidad de las membranas celulares, el mantenimiento del pH de la sangre y los tejidos, la transmisión y generación de estímulos nerviosos, la tensión arterial, la digestión o la función inmunitaria dependen del sodio.

Sin sal no hay vida. Así que ojo con eliminarla de nuestra alimentación.

Pero hay que puntualizar que la sal saludable es la sal sin refinar, aquella que contiene, y muy bien balanceados, multitud de minerales esenciales —hasta noventa y dos puede llegar a contener—. Sin embargo, la refinada tan solo tiene sodio y cloro, y en algunos casos yodo. Esta es la composición en cuanto a sus minerales, pero lo que no nos especifican en el etiquetado son los aditivos que le añaden. Silicato de calcio, ferrocianuro de sodio, hidróxido de aluminio, coaluminato de sodio, fluoruro de bicarbonato sódico, dextrosa o el carbonato cálcico son algunos de los ejemplos. La sal refinada habría que retirarla del mercado y tirarla al contenedor, pero al de residuos inorgánicos para que no contamine ni siquiera la basura orgánica. La sal refinada es altamente dañina. Puede elevar la tensión arterial, afectar a la función de las mitocondrias, inhibir la función de los granulocitos —un tipo de glóbulo blanco importante para combatir infecciones bacterianas— o incluso puede interferir con el metabolismo energético de los linfocitos T reguladores, que son células cruciales para prevenir reacciones autoinmunes.

El gran problema es que casi la totalidad de los estudios científicos sobre la repercusión de la sal en la hipertensión, patología cardiaca, etc., están realizados con cloruro sódico, es decir, sal refinada.

Pero no olvides que la sal sin refinar —que es húmeda y no necesita aditivos— es esencial para la vida y el buen funcionamiento del organismo. Eso sí, no estoy hablando de que haya que excederse, solo que tomada con moderación es muy saludable y no genera los problemas de la refinada.

Ahora entenderás por qué los romanos fundaron la vía Salaria, la más antigua del imperio, para el transporte de esta sustancia. Los soldados que custodiaban esta vía, recibían parte de su paga en forma de bolsitas con sal, lo que entonces se llamaba *salarium argentum,* que, además de ayudarles a conservar sus alimentos, les servía para el trueque de otras mercancías. El *salarium* representaba la retribución o recompensa que recibían estos soldados por sus servicios. Nuestra palabra «salario» proviene de ahí.

Incluso un equipo de arqueólogos búlgaros ha descubierto recientemente el centro más antiguo en Europa para la obtención de sal, que data de cinco mil cuatrocientos años, próximo a la ciudad de Provadia, al noreste de Bulgaria[2]. Al parecer, ya entonces, nuestros antepasados hervían agua salada proveniente de unas fuentes del lugar, en recipientes de barro especiales y de esta manera obtenían bloques de sal que posteriormente empleaban para uso propio e incluso comerciaban con ellos.

Por tanto, la sal y el azúcar son dos sustancias básicas en nuestra vida, de ahí que cuando entramos por urgencias con alguna enfermedad o accidente, una de las primeras intervenciones es suministrar al paciente por vía venosa un suero glucosalino.

Pero como siempre, en la medida está el secreto. Lo que cura puede matar y lo que mata puede curar.

Ni el azúcar ni la sal son malas,
es la dosis la que nos enferma.

El azúcar como catalizador del envejecimiento

Los medios de comunicación y las redes sociales nos bombardean cada día con mensajes terroríficos sobre el azúcar, pero creo que antes de demonizarla deberíamos matizar algunos conceptos. El azúcar como tal no es una sustancia que nuestras células puedan utilizar, ya que la que compramos en los supermercados y con la que endulzamos el café y los bizcochos caseros está constituida casi en su totalidad por sacarosa, un disacárido formado por una molécula de glucosa y una de fructosa al 50 %.

Cuando el médico nos dice que tenemos el azúcar alto, realmente se está refiriendo a la glucosa. Es una terminología de andar por casa, pero no tiene ningún rigor científico. Por la sangre no circula sacarosa. Cuando nos comemos un pastel y este llega al intestino, una sustancia llamada sacarasa rompe el enlace que une la glucosa a la fructosa y ambas moléculas quedan libres, pudiendo pasar de esta manera a sangre. Por tanto, en una analítica nunca nos vamos a encontrar ningún valor que refleje los niveles de sacarosa, es decir, del azúcar que nos comemos. Solo se mide la glucosa.

La fructosa en sangre no se suele medir de manera rutinaria, tan solo se recurre a su medición en estudios de investigación. La fructosa, una vez penetra en la sangre, es transportada hasta el hígado y este la modifica químicamente, transformándola en grasa para luego almacenarla en los adipocitos. Por tanto, el metabolismo de la fructosa es absolutamente distinto al de la glucosa.

La glucosa es una molécula que combustionamos continuamente para obtener energía. Ahora mismo mi cerebro está quemando grandes cantidades mientras pienso, ordeno y escribo los conceptos que quiero transmitirte. El aparato digestivo, el corazón, los músculos y todas las células están gastando la glucosa que circula libremente por los vasos sanguíneos por el hecho de estar vivos, mientras que la fructosa no la podemos combustionar hasta que no hagamos un ayuno prolongado o ejercicio físico donde pongamos en compromiso los niveles de glucosa y otros sustratos energéticos.

Dicho de manera coloquial:
la fructosa sí o sí nos engorda, mientras que la glucosa
la podemos aclarar con más facilidad.

Sé que te estarás preguntando si ocurre lo mismo con la fructosa de la fruta; pues sí, de hecho, es el glúcido más abundante en algunas frutas como el higo, la uva, la manzana, el plátano o los dátiles. Cuanto más madura, mayor concentración tiene. Como comprenderás, nuestros ancestros no tenían acceso a fruta todo el año, y era en verano cuando más disposición había de este manjar. Así que en la época estival procurábamos atiborrarnos de todo tipo de fruta madura para llenar nuestros adipocitos de grasa en previsión del frío invierno durante el cual la carencia de alimentos era habitual y los periodos de ayuno prolongados. Qué lista la maravillosa naturaleza que nos dotó de una mutación genética para derivar la fructosa a grasa y así poder sobrevivir durante los periodos fríos, ¿verdad? Pero… ¿y ahora qué ocurre? Pues en los tiempos modernos la industria alimentaria usa sustancias como el jarabe de maíz, fructosa en polvo o distintos tipos de siropes para endulzar que están constituidos casi al cien por cien por fructosa. Estas sustancias son mucho más económicas y no son tan saciantes como la glucosa —lógico, en la antigüedad nos interesaba poder comer toda la fruta que pudiéramos para generar reservas y no saciarnos rápido—, por lo que los ciudadanos de a pie caemos como tontos en esta trampa y comemos sin moderación porque el cerebro no se sacia tan fácilmente. ¿Cuántas galletas industriales con chocolate eres capaz de comerte de una sentada? No me lo digas, sé la respuesta: un palé. Bromas aparte, esta industria juega con nuestra fisiología y nuestra salud para hacer caja y no hacemos nada al respecto.

Así que antes de tomarte algo endulzado con algún edulcorante, asegúrate de que no está fabricado con fructosa, porque en ese caso quizás sería mejor endulzarlo con azúcar convencional, con sacarosa, que al menos la mitad es glucosa. Los genios de la industria alimentaria nos anuncian sus productos ricos en fructosa con el sello de «sin azúcar» o «apto para diabéticos» y realmente no están mintiendo, ya que la fructosa no eleva los niveles de glucosa de manera directa en sangre, pero promueve el sobrepeso y otros problemas, de tal manera que a medio o largo plazo la diabetes se agrava por el consumo excesivo de fructosa o corremos riesgo de enfermar por otros motivos.

Te estarás cuestionando también que qué demonios tiene que ver todo esto con la longevidad y el envejecimiento prematuro, pues permíteme que te cuente ahora lo que ocurre cuando los niveles de glucosa se elevan en sangre y permanecen elevados más tiempo del que debiera.

Fue en 1912 cuando el químico francés Louis-Camille Maillard estudió cómo reaccionaba la glucosa al entrar en contacto directo con moléculas biológicas, entre ellas las que discurren por nuestros vasos sanguíneos. El señor Maillard se percató de que cuando una proteína o una grasa permanecían en contacto directo con una molécula de glucosa durante cierto tiempo, dichas proteínas y grasas modificaban su estructura, se deformaban y dejaban de ser funcionales. Se dio cuenta de que cuanto más alta era la temperatura en que se encontraban las moléculas, más rápida era la reacción. De la misma manera pudo constatar que un ambiente alcalino igualmente imprimía velocidad a dicha reacción.

Como puedes comprobar, son muchos los condicionantes necesarios para que esta reacción se materialice, pero por suerte o por desgracia existe un lugar que cumple todos los requisitos para que esto se produzca: nuestra sangre.

La glicación

El plasma sanguíneo tiene un pH de 7,32-7,34, es decir, ligeramente alcalino, una temperatura de unos 38 °C y circulan por él moléculas de glucosa, proteínas y grasas. Es cierto que la temperatura no es muy alta ni el pH muy alcalino, por lo que estas dos circunstancias provocan que la reacción no se produzca muy rápido. La modificación en la estructura de las proteínas y las grasas se va generando poco a poco. Sin prisa, pero sin pausa. Una muerte lenta y silenciosa.

A este proceso o se le conoce como reacción de Maillard, glicación, glucosilación o en un lenguaje más coloquial, la caramelización de las proteínas.

Si eres diabético estarás familiarizado con un parámetro que aparece en las analíticas que se denomina hemoglobina glicosilada (HbA1c), que indica el porcentaje de glóbulos rojos que han sido afectados por esta reacción. La hemoglobina es una proteína que se encuentra unida a los glóbulos rojos y que sirve para captar oxígeno. Este parámetro nos indica cómo han estado los niveles de glucosa en sangre en los dos o tres últimos meses, y es mucho más fiable que la medida de glucosa en ayunas. Valores inferiores a 5,7 % se consideran dentro de la normalidad; entre 5,7-6,4 % nos refleja un estado prediabético, y por encima de 6,5 % nos indica una diabetes. Por encima de 7-8 % comienzan a comprometer la funcionalidad de la hemoglobina y, por tanto, de la oxigenación de los tejidos.

Esta reacción de glicación no pienses que afecta solo a la hemoglobina, tiene lugar en todas las proteínas, grasas e incluso en los ácidos nucleicos de nuestro ADN y ARN.

Explicado de una manera coloquial, lo que realmente ocurre en esta reacción —no mediada por ninguna enzima— es la unión entre un azúcar y las proteínas, las grasas y los ácidos nucleicos. Fíjate que he dicho azúcares y no glucosa, ya que la reacción también puede desencadenarla otros azucares como la galactosa y la fructosa. Este proceso no solo se produce en la sangre, sino que cualquier tejido es susceptible de sufrirlo.

Como ocurre en muchas reacciones químicas, se producen unos productos o sustancias resultantes de la propia reacción, y en la glucosilación se generan unas moléculas que se denominan AGEs —por sus siglas en inglés, *advanced glycation end products*—[3]. Memoriza estas siglas en tu chota porque son unas moléculas que cuando se acumulan, te hacen enfermar, envejecer y tirar por tierra todos los esfuerzos y tratamientos de belleza o *antiaging* a los que te hayas sometido. Y realmente, si te sale alguna arruga de más o el bótox que te has puesto no termina de hacerte el efecto deseado, pues créeme que no tiene mucha importancia si lo comparas con el factor de riesgo que constituye la acumulación de estos AGEs para la aparición de enfermedades como la diabetes, el alzhéimer, la osteoporosis, patologías cardiacas o el cáncer. Y por supuesto un envejecimiento acelerado[4]. Encontrar el punto de equilibrio es la clave para que todo funcione correctamente, al menos en nuestro organismo.

Las células tienen receptores para estos AGEs, por ejemplo, las que componen el endotelio vascular, las del sistema inmunológico, las neuronas, las del corazón o los adipocitos, entre otras. Cuando estos receptores son estimulados en exceso por los AGEs, se generan los problemas y las enfermedades[5] como la nefropatía o retinopatía de los diabéticos, un incremento del estrés oxidativo —del que hablaremos más adelante— o cualquiera de las enfermedades que te he nombrado o puedas imaginar.

No debes olvidar que esta reacción afecta también a las grasas, por lo que tanto los receptores de transportadores de colesterol —los autobuses— y las propias moléculas de colesterol no escapan tampoco al efecto de esta reacción. Al modificarse la estructura de ambos ya no pueden ser utilizados por las células; por tanto, estas siguen teniendo carencia de colesterol, lo que sigue perpetuando la señal en el hígado para que este siga fabricando colesterol sin fin. ¿Entiendes ahora que el exceso de glucosa en sangre es un factor de riesgo mucho más problemático para el hipercolesterolemia que comer panceta o chorizo?

Uno de los tejidos más sensibles a la reacción de glicación es el colágeno[6], generando su deterioro prematuro y la aparición de unas estructuras denominadas *cross links* —enlaces cruzados—. Estos enlaces o puentes son unas conexiones químicas que se forman entre diferentes moléculas, por ejemplo, los componentes que conforman las proteínas. Como puedes imaginar, si se forman enlaces o «fibras de unión» entre las moléculas que forman tu piel, músculos o ligamentos, la pérdida de elasticidad, plasticidad y funcionalidad la tienes asegurada. Así que, si por las mañanas al levantarte sientes rigidez en tus articulaciones, notas que tu piel ya no está tan tersa y elástica o te sientes más envejecido de lo que corresponde a tu edad, quizás la culpa no la tienen tus años, sino tus niveles de glucosa.

Evidentemente, la industria de la cosmética he reaccionado ante esto y desde hace unos años ha sacado al mercado productos para paliar un poco el daño que ocasiona la glicación en la piel. Cremas ricas en carnosina son un ejemplo de ello[7].

Por si fuera poco, esta glicación o caramelización de las proteínas no solo ocurre en el cuerpo, hay otro lugar donde se produce con mucha frecuencia y no es en tu interior. Siento decírtelo, pero es en tu cocina.

Qué bien huele la tortilla calentita cuando la estamos cocinando, el pan recién tostado, la carne a la brasa, el café tostado, la cebolla dorada o las galletas recién horneadas, ¿verdad? Pues sí, ese olor, sabor y todas las características organolépticas de estos y muchos alimentos proceden de esta reacción de caramelización de las proteínas o glicación. Piensa que en todos los alimentos, en mayor o menor concentración, existen proteínas, azúcares y grasas; por tanto, cuando estos alimentos los sometemos a una fuente de calor y el medio es ligeramente alcalino, la glicación la tienes asegurada. Cuanta más alta la temperatura, más rápida es la reacción. Recuerda, en nuestro organismo es un proceso que puede durar semanas, meses o incluso años, pero en la cocina dura minutos debido entre otras cosas a las altas temperaturas con las que solemos cocinar. ¿Entiendes ahora por qué las patatas fritas están más ricas? Esta caramelización potencia el sabor de los alimentos. Y de nuevo la industria alimentaria nos hackea el cerebro y nos presenta alimentos sometidos a esta reacción para mejorar su olor, textura y sabor y hacerlos así verdaderamente irresistibles.

Nunca entendí por qué una herramienta de fontanería como es un soplete se ha colado en nuestras cocinas. Es una auténtica aberración. Muy rico sí, pero muy dañino.

El caramelo flambeado que cubre los flanes, las natillas, la crema catalana, el típico dulce de leche argentino, la cerveza tostada, hamburguesas marcadas en la parrilla, el café torrefacto, el chorizo y la carne a la brasa son también alimentos caramelizados o glicados. Y sí, en estos alimentos así cocinados se acumulan AGEs que incorporamos en el organismo cuando los ingerimos. Absorbemos alrededor del 50-80 % de los AGEs presentes en los alimentos, de los que alrededor de un tercio de ellos los excretamos por la orina y las heces, pero los dos tercios restantes son acumulados en nuestros tejidos[8]. Los métodos de cocción húmedos como hervir, cocinar al vapor o guisar producen menos AGEs que los métodos secos. Cocinar alimentos vegetales también generan menos AGEs que los productos cárnicos, dulces y ricos en almidones y harinas refinadas. Siento si te has comprado una *air fryer* hace poco, pero la química no entiende de modas ni prisas a la hora de cocinar.

Como has podido comprobar, la producción de AGEs tiene dos vías, una interna y otra externa y la suma de las dos es sumamente patológica. Sé que igual después de leer este capítulo quizás decides disminuir el consumo de azúcar, bombones, golosinas, pasta refinada, pan blanco, patatas o arroz blanco para disminuir los niveles de glucosa en sangre, pero has de saber que el estrés crónico y la falta de horas de sueño nocturno eleva de una manera constante los niveles de glucosa en sangre y es esto más patológico que el que un día te comas una *pizza* o te comas tu pastel preferido. No estoy con ello animándote a que consumas este tipo de alimentos, simplemente quiero informarte para que tomes las medidas pertinentes y no tengas un pensamiento reduccionista en cuanto a temas de salud y caigas en el error de centrar todo en el tema de la alimentación como le ocurre a muchas personas. De hecho, existen individuos que desarrollan diabetes tipo 2 sin presentar una alimentación rica en azúcares y productos refinados, pero sí muestran factores de riesgo como un estilo de vida estresante o trastornos crónicos del sueño. La investigación ha demostrado que el estrés crónico y la privación del sueño pueden alterar la sensibilidad a la insulina y la función de las células beta pancreáticas, contribuyendo al desarrollo de la diabetes tipo 2 incluso en ausencia de una dieta poco saludable.

Si eres de los que cuando llegan a casa después de un día duro de trabajo o vivir una jornada estresante se toma su copita de vino con patatas fritas o se zampa media tableta de chocolate con la excusa de «es que después del día que llevo me lo merezco», debes saber que ahí estás sumando dos bombas que tarde o temprano te estallarán encima si esta situación la repites con asiduidad.

No esperes a tener los glóbulos rojos «garrapiñados» para tomar medidas. Luego será demasiado tarde.

Estrés + alimentos dulces + sedentarismo es ir deprisa y corriendo a tocarle la puerta a la diabetes tipo 2 y a otras enfermedades.

Ese «regalito-psicotrampa» que te permites en estas situaciones, calma tus ejes de manera momentánea, pero genera un círculo vicioso cada vez más demandante de dopamina del que es difícil salir airoso.

Créeme que el chocozepam, el pizzaprazol o el donutprofeno que tomas en esas noches de recompensas, lejos de ayudarte con tus problemas, te arrugan la cara, envejecen tus órganos a la velocidad del rayo y te predisponen a enfermar. Por tanto, sería mucho más recomendable que si no llegas tarde a casa, hagas algo de deporte o te des una ducha de agua caliente, que son ambas fuentes también de betaendorfinas y dopamina calmantes de estrés.

Aunque parezca irónico y para que nunca lo olvides, si sabes algo de inglés, quédate con esta reglilla: cuanto más AGEs acumules más *AGE* aparentarás.

Bibliografía

1. «Mercado mundial del azúcar: actualización de junio 2024». *Zafra-Net*. 24 de junio de 2024. https://www.zafranet.com/noticias/mercado-mundial-del-azucar-actualizacion-de-junio-2024/

2. «Descubierta la ciudad prehistórica más antigua de Europa». *El País*. 31 de octubre de 2021. https://elpais.com/cultura/2012/10/31/actualidad/1351710663_864465.html

3. Twarda-clapa, A. *et al.* (2022). «Advanced glycation end-products (AGEs): formation, chemistry, classification, receptors, and diseases related to AGEs». *Cells,* 11(8), 1312. https://doi.org/10.3390/cells11081312

4. Ichihashi, M. *et al.* (2011). «Glycation and photo-aging in skin». *Anti-Aging Medicine,* 8(3), 23-29. https://doi.org/10.3793/jaam.8.23

5. Yan, S. F. *et al.* (2009). «The receptor for advanced glycation end-products (RAGE) and cardiovascular disease». *Expert Reviews in Molecular Medicine,* 11, e9. https://doi.org/10.1017/s146239940900101x

6. Reynaert, N. L. *et al.* (2016). «Advanced glycation end products and their receptor in age-related, non-communicable chronic inflammatory diseases; overview of clinical evidence and potential contributions to disease». *The International Journal of Biochemistry and Cell Biology,* 81B, 403-418. https://doi.org/10.1016/j.biocel.2016.06.016

7. Ghodsi, R. y Kheirouri, S. (2018). «Carnosine and advanced glycation end products: a systematic review». *Amino Acids,* 50(1), 1177-1186. https://doi.org/10.1007/s00726-018-2592-9

8. Baye, E. *et al.* (2017). «Consumption of diets with low advanced glycation end products improves cardiometabolic parameters: meta-analysis of randomised controlled trials». *Scientific Reports,* 7(1). https://doi.org/10.1038/s41598-017-02268-0

10

LA OXIDACIÓN CELULAR

Cuantos más colores haya en tu plato, más largo será tu relato.

RAFAEL GUZMÁN GARCÍA

«La casa la he reformado porque estaba ya muy deteriorada. Tenía entre otras cosas las ventanas, puertas y tuberías totalmente oxidadas», «esa bicicleta lleva ahí parada años, la pobre se cae a pedazos, está ya oxidada».

El término «oxidado» lo usamos cuando queremos referirnos a algo que está viejo y en muy malas condiciones. Pero la duda que te puede surgir es si este proceso de oxidación es aplicable a los seres vivos y si se asocia igualmente a un proceso de envejecimiento. Pues si me lo permites y antes de explicarte cómo se produce el proceso de oxidación celular, te despejo la cuestión de un plumazo. Todos los seres vivos nos oxidamos y esta oxidación es uno de los factores de envejecimiento más importantes, al que estamos sometidos por el hecho de respirar y estar vivos.

El oxígeno es la molécula más importante para la vida, muy por delante de la glucosa, el agua, etc. Sin oxígeno no sería posible la vida humana. Sin comer podemos pasar grandes periodos de tiempo, sin beber agua dos o tres días, pero sin oxígeno tan solo unos insignificantes minutos.

La falta de oxígeno está detrás de la progresión de los tumores[1], del dolor muscular, y bastan apenas cinco minutos de carencia de oxígeno en el cerebro para que se generen daños irreversibles[2].

**El oxígeno nos da la vida,
pero poco a poco también nos la arrebata.**

Los principales procesos de oxidación que se producen en las células están mediadas por el oxígeno, aunque tampoco podemos subestimar la oxidación no mediada por oxígeno, como veremos más adelante.

Para entender cómo se producen los procesos de oxidación tendremos que activar nuestro microscopio mental, ya que estas reacciones se producen en las moléculas y guardan relación con los electrones de los átomos que conforman nuestra materia, las células.

Si tienes buena memoria y te remontas a cuando estudiaste en el cole los componentes de un átomo, recordarás que está constituido por un núcleo formado por neutrones y protones, y girando alrededor de estos, electrones orbitando por pares en una o más órbitas. Los protones tienen carga eléctrica positiva, los neutrones carecen de ella y los electrones están cargados negativamente.

RADICALES LIBRES

Voy a simplificar este concepto, pero has de saber que es algo más complejo de lo que aquí te expongo.

Cuando un átomo presenta un número impar de electrones en su órbita más periférica, se vuelve extremadamente inestable y reactivo. A este átomo se le conoce como radical libre[3]. Se denominan reactivos porque roban electrones a los átomos vecinos para conseguir su estabilidad. Se vuelven drogadictos de electrones y hasta que no consiguen su dosis de carga eléctrica negativa no descansan. El gran problema reside en que el átomo al que se le sustrae el electrón se vuelve inestable igualmente, lo que genera una verdadera cascada de inestabilidad atómica que provoca daño estructural y funcional en los tejidos conformados por estos átomos.

FORMACIÓN DE RADICALES LIBRES

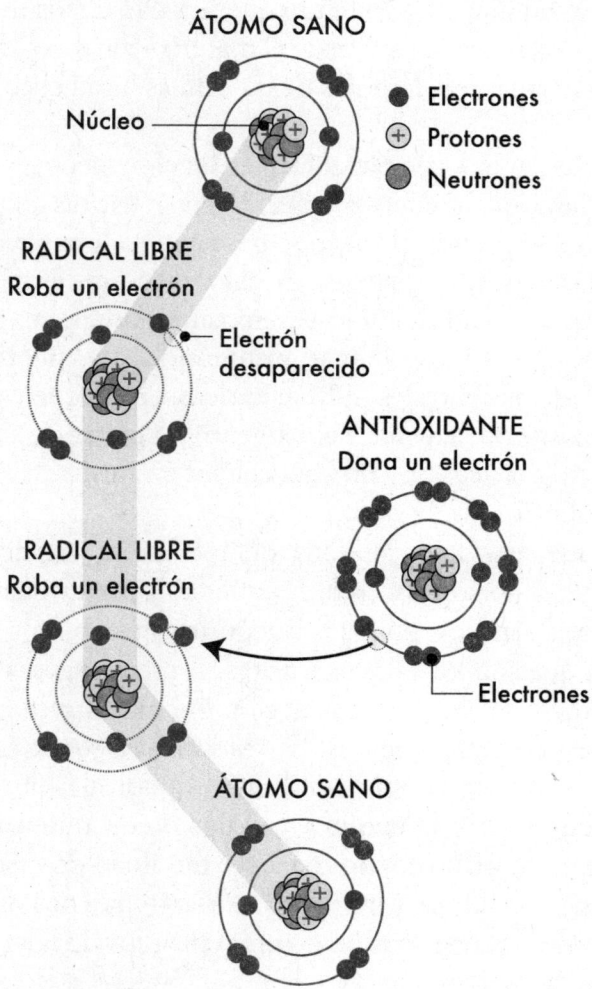

Al hecho delictivo de robar un electrón a otro átomo se le conoce con el nombre de oxidación, y a la incorporación de ese electrón sustraído con el objetivo de recobrar su estabilidad se le denomina reducción, es por esto por lo que a estos procesos se les llaman comúnmente reacciones redox —reducción-oxidación—.

¿Has hecho alguna vez un castillo de naipes y has quitado una carta de la base? Toda la estructura se termina cayendo, ¿verdad? Pues algo similar ocurre cuando un radical libre roba un electrón a un átomo vecino, toda la estructura de la que forma parte ese átomo se ve resentida y genera un efecto dominó de deterioro. Y no hay un solo tejido que se salve de los daños colaterales de estas reacciones. Desde el material genético, las propias organelas y estructuras internas de las células hasta el colágeno de la piel.

Y te preguntarás qué papel juega aquí el oxígeno, ¿verdad? Si has encendido una hoguera o una chimenea, habrás comprobado que para que se prenda el fuego se necesita madera y oxígeno. Es decir, para que puedas disfrutar de calor y energía es necesario el oxígeno. En las células, como veremos más adelante, poseemos unas estructuras que se llaman mitocondrias y que funcionan como verdaderas centrales hidroeléctricas, en las que combustionamos glucosa con la ayuda del oxígeno, y a partir de ahí obtenemos —entre otras cosas— energía celular en forma de ATP (adenosín trifosfato).

Igual que cuando encendemos una hoguera y se desprenden pavesas, que si no son controladas pueden generar daños colaterales como incendios, en las mitocondrias también se generan «pavesas», que son los radicales libres. A estas «pavesas» producidas como consecuencia de la acción del oxígeno se las conoce por sus siglas en inglés como ROS (*reactive oxygen species*). Cuanto más oxígeno usan las mitocondrias más radicales libres producen. Evidentemente la evolución, Dios o con quien te sientas conectado e identificado, no iba a ser tan iluso de diseñar unas estructuras —las células y las mitocondrias— que nos dan la vida, y permitir que los residuos de desecho propios de la vida celular nos matasen y destruyesen. No, hombre, no, eso solo se nos ocurre a los humanos, que primero inventamos los motores de explosión, los plásticos, los carburantes fósiles y casi todo lo que nos da «falso confort» a nuestra vida y después de más de doscientos años generando basura y provocando millones de muertes por la contaminación, comenzamos ahora en algunos países a reciclar la mierda —perdón por la expresión—. Pero, claro, como dice

Nicolás Olea, uno de los doctores más reconocidos en el mundo en temas de toxicidad, al cual yo admiro profundamente como profesional y como persona, «si reciclas mierda, obtienes mierda reciclada».

Y aunque acabamos de darnos cuenta de que si no reducimos y gestionamos bien los residuos generados por nuestra actividad acabaremos mal, el ritmo al que se le está poniendo solución al tema es tan sumamente bajo que, a mí personalmente, por mucho que estudio el tema, no me salen las cuentas; o los países imprimen velocidad al asunto o en pocos años habrá más cementerios y hospitales que viviendas. Ojalá algún día los gobiernos y mandatarios se percaten de que la vida de la especie humana se basa en el equilibrio y el respeto con el medio natural.

Querido lector, hasta que la economía no sostenible no deje de ser el eje de giro principal de los intereses políticos de los gobiernos, te ruego, por favor, que recicles todo lo que sea reciclable, ya que, aunque se obtenga mierda reciclada, quizás la producción de mierda sea más baja y como dice una de mis frases preferidas, «el menor de los cambios puede generar la mayor de las respuestas».

Volvamos a los radicales libres. Como era de esperar, Dios, la evolución o como quieras llamarlo no ha generado sistemas chapuceros de reciclaje de estos radicales libres. Su inteligencia va mucho más allá de lo que nunca podríamos imaginar, él ha creado mecanismos de inhibición de estos átomos inestables y dañinos. Ha creado unas sustancias que de manera casi altruista son capaces de donar electrones a estos átomos asesinos para emparejar a los electrones de sus órbitas periféricas. A estas sustancias se les conoce como antioxidantes.

Supongo que este término te resulta muy familiar, ya que la industria de la cosmética o la alimentación lo utiliza como reclamo publicitario. Y, realmente, aunque sea un reclamo, he de darle la razón en este caso a la industria, porque debido al escenario de vida que hemos construido y el maltrato interno que le damos a nuestro cuerpo, si no nos aseguramos de tener una ingesta continua y diaria de antioxidantes, el envejecimiento y el caminito al tanatorio lo tendremos cada día más cerca.

Cuando existe un déficit de antioxidantes o un exceso de radicales libres, hablamos de estrés oxidativo. Por favor, no se te ocurra subestimarlo, porque está detrás de la etiopatogenia, es decir, que es la causa de infinidad de enfermedades[4, 5, 6], por ejemplo:

— Neurodegenerativas: enfermedad de Alzheimer, enfermedad de Parkinson, esclerosis lateral amiotrófica (ELA), enfermedad de Huntington…
— Cardiovasculares: ateroesclerosis, hipertensión arterial, insuficiencia cardíaca, miocardiopatías…
— Metabólicas: diabetes mellitus, obesidad…
— Renales: insuficiencia renal aguda, insuficiencia renal crónica…
— Hepáticas: cirrosis, insuficiencia hepática, hepatopatía alcohólica…
— Oculares: cataratas seniles…
— Inflamatorias y autoinmunes: artritis reumatoide, lupus eritematoso sistémico, esclerodermia, cáncer (el estrés oxidativo está implicado en diversos tipos de cáncer y en la aparición de metástasis).
— Otras: envejecimiento prematuro, enfisema pulmonar, trastornos del espectro autista, epilepsia, dermatitis de contacto…

Como puedes comprobar el estrés oxidativo no es un juego de niños y siega la vida de muchas personas cada día.

Voy a complicarte un poco la tarea y te pido que prestes atención a esto que te voy a contar. Hasta ahora te había contado que los radicales libres los producían las mitocondrias de las células y el oxígeno siempre estaba presente en esas reacciones, pero la cosa es algo más complicada y quiero explicártelo bien para que tomes cartas en el asunto.

Además de las mitocondrias, los radicales se generan en el citoplasma de la célula, es decir, en el espacio que hay entre el núcleo y la membrana.

ESTRÉS OXIDATIVO

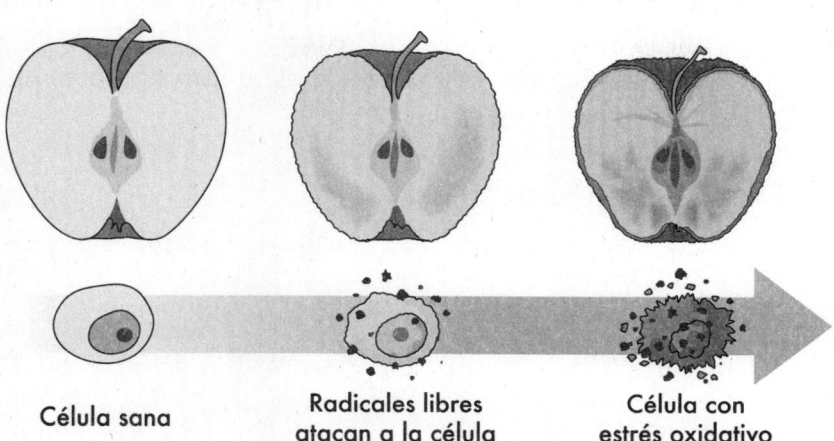

Célula sana | Radicales libres atacan a la célula | Célula con estrés oxidativo

Los que aquí se producen son incluso más dañinos y uno de los principales factores de riesgo para su producción es, como no, el sedentarismo. Vaya mala noticia te acabo de dar, ¿eh? Esas eternas tardes de sofá, las partidas interminables de videojuegos o las ocho horas de trabajo de oficina sin apenas levantarte de la silla nos envejecen a marchas forzadas. También has de saber que el árbol genealógico de los radicales libres es extenso y no solo proceden del oxígeno. También los hay derivados del nitrógeno, del azufre, etc.

Como considero este tema muy importante, quiero «presentártelos personalmente» porque siempre he pensado que cuando conocemos a nuestros enemigos, es más fácil derrotarlos. Podemos clasificarlos en siete grupos:

1. LOS RADICALES LIBRES DE OXÍGENO

— Anión superóxido.
— Peróxido de hidrógeno. Aunque técnicamente no es un radical libre, es una especie reactiva de oxígeno fundamental.
— Radical hidroxilo. Es el radical libre más reactivo y dañino en los sistemas biológicos.
— Oxígeno singlete. Es una forma excitada del oxígeno molecular.

— Radical peroxilo. Se forma durante la peroxidación lipídica.
— Radical hidroperoxilo. Es la forma protonada del anión superóxido.
— Ácido hipocloroso. No es un radical libre, pero es una especie oxidante potente.

2. ESPECIES REACTIVAS DE NITRÓGENO

— Óxido nítrico.
— Dióxido de nitrógeno.
— Peroxinitrito.

3. ESPECIES REACTIVAS DEL AZUFRE

— Tilo radical.
— Peroxisulfurilo radical.

4. ESPECIES REACTIVAS DEL CLORO

— Ácido hipocloroso.
— Radical cloro.

5. RADICALES LIBRES ORGÁNICOS

— Radicales alquilo.
— Radicales alcoxi.
— Radicales peróxidos.

6. RADICALES LIBRES DE METALES DE TRANSICIÓN

— Hierro (Fe^2+/Fe^3+).
— Cobre ($Cu +/Cu^2+$)

7. OTROS

— Radical hidroperoxilo.
— Ozono (O_3).

FACTORES EXTERNOS QUE MÁS NOS OXIDAN

Lo sé, sé que posiblemente no hayas terminado de leer el listado, pero no me importa, al menos te habrá quedado claro que son muchos y variados los radicales libres a los que estamos expuestos. Sí, sí, he dicho bien, estamos expuestos porque, aunque gran parte de ellos están generados por las propias células con motivo de nuestra actividad metabólica, muchos otros están generados o inducidos por factores externos.

Te enumero algunos de los factores que más nos envejecen y enferman por su producción de radicales libres. Quita el sonido al móvil y apaga la tele para que te puedas centrar en esto que te voy a detallar.

CONTAMINACIÓN AMBIENTAL

La exposición a los gases procedentes de los tubos de escape de los vehículos, el humo industrial y otros contaminantes atmosféricos son fuente de envejecimiento y enfermedad por los radicales libres que producen —además de los tóxicos que llevan en suspensión—. Así que, si es posible o tienes pensado en breve cambiar de domicilio, elige un código postal lo más limpio y verde posible.

TABAQUISMO

El humo del tabaco contiene numerosos compuestos que generan radicales libres promoviendo la oxidación y el envejecimiento del organismo. Te recuerdo que el tabaco es el único factor de riesgo que está presente en todas las enfermedades conocidas y descritas.

INGERIR CIERTOS ALIMENTOS

Tomar procesados, fritos, alimentos ricos en grasas trans y azúcares refinados producen cantidades ingentes de radicales libres.

ESTRÉS FÍSICO O PSICOEMOCIONAL

Como dice mi querido y entrañable amigo Flo, «*cuidaoooo, cuidaoooo* con esto» porque es uno de los principales factores de riesgo en cuanto al envejecimiento y el deterioro de la salud. Incorpóralo en lo más profundo de tu cabeza y grábatelo a fuego: vivir en estado de alerta y en estrés permanente es acelerar todos los procesos físicos y químicos del organismo, por lo que la producción de «pavesas» y demás radicales libres se dispara exponencialmente.

Recuerda que el cerebro no discrimina entre una situación estresante real o virtual, así que ojito con los fantasmas y las películas que nos montamos porque las preocupaciones y los pensamientos rumiantes negativos nos pueden transformar en un viejecito en un abrir y cerrar de ojos. ¿Entiendes ahora por qué siempre recomiendo la meditación, el *mindfulness* o rezar cada día un rato para ayudar a revertir, prevenir, o enlentecer el envejecimiento y las enfermedades?

**La calma mental es absolutamente necesaria
si quieres llegar a ser centenario con calidad de vida.**

EL CONSUMO DE ALCOHOL

Evidentemente, la cantidad y capacidad de metabolizar el alcohol juega aquí un papel primordial en el daño potencial que nos puede generar. Recuerda que la dosis hace al veneno. Si te ocurre como a mí que te tomas una copa de vino y te aparece dolor de cabeza, lo mejor es que ni lo pruebes, pero si en cambio, lo toleras bien, pues una copa de tinto al día te puede aportar algunos antioxidantes interesantes. Pero, ojo, una copita, y si no es por la noche, mejor aún.

LA EXPOSICIÓN A PRODUCTOS QUÍMICOS

Los pesticidas, solventes industriales, productos de limpieza y de cosmética y peluquería no ecológicos y que contienen sustancias como parabenos, sulfatos o fragancias sintéticas pueden generar un estrés oxidativo en la piel y el cabello al ser descompuestos en radicales libres cuando entran en contacto con el aire, la luz o el calor[7].

EJERCICIO INTENSO

Los futbolistas profesionales, así como los jugadores de baloncesto, se suelen retirar entre los treinta-treinta y cinco años y los atletas de algunas disciplinas y nadadores de élite deciden hacerlo incluso antes de los treinta. Esto no es fruto del azar; sin duda, el estrés oxidativo juega un papel fundamental en su retirada casi obligatoria. De nuevo hay que recordar que la dosis lo es todo. El deporte moderado es antioxidante y prolonga la vida, y el exceso la acorta[8, 9]. Esto es algo de sentido común: si el oxígeno es uno de los ingredientes fundamentales para la formación de ROS —especies reactivas de oxígeno—, cuanto más volumen de oxígeno movamos, mayor producción de estas moléculas dañinas. Como puedes imaginar, los ciclistas, jugadores de futbol o los maratonianos movilizan y combustionan cantidades ingentes de oxígeno en cada competición.

Tras esta reflexión, observa y compara tu respiración cuando estás estresado y cuando estás tranquilo y en calma. Hay diferencia, ¿verdad? Pues creo que sobran las palabras.

No estoy diciendo con esto que no haya que practicar deporte ni mucho menos, todo lo contrario. Pero en su justa medida, como veremos más adelante.

EL SISTEMA INMUNE

Después de más de dos millones y medio de años de evolución, nuestro sistema de defensa, con suma inteligencia, ha aprovechado el poder destructivo de estos radicales libres y los ha incorporado a su inventario de armas de destrucción para matar bichitos o células infectadas con virus. Con esto te estoy diciendo que cuando se activa el sistema inmune genera radicales libres como parte de su protocolo de acción. Él los dispara a discreción cuando se pone en funcionamiento por cualquier motivo —por ejemplo, una infección, en situaciones de estrés, emociones aberrantes o procesos inflamatorios—, circunstancia que produce daño en los tejidos y sus correspondientes estructuras.

El sistema inmunológico, si todo funciona correctamente, está diseñado para activarse, matar patógenos con todas las estrategias militares de las que disponga; NETosis, producción de radicales libres, formación de interferones, respuestas inflamatorias, fagocitosis, liberación de citoquinas, etc.—, y posteriormente desactivarse para poder así comenzar a reparar todos los daños colaterales de la batalla. Es como si en tu dormitorio entrara un buen puñado de avispas con intención de picarte y te liaras a zapatazos y a tirarles objetos sin control. Posiblemente acabaras con ellas, pero después te tocaría arreglar el cristal de la ventana, el portafotos, el cuadro y la lamparita de noche que has roto. Por tanto, podemos decir que los problemas acontecen cuando el sistema inmune no consigue desconectarse por completo y permanece en estado de activación parcial.

Al estallar una guerra en cualquier país, hay un gasto económico brutal destinado a recursos militares; esto equivaldría, metafóricamente hablando, a una infección aguda. Cuando no hay guerra, pero existe una alarma de terrorismo, los gobiernos intensifican la vigilancia en aeropuertos, estaciones de tren o las propias calles, lo que equivaldría a una infección o inflamación suave pero crónica, como una cistitis de repetición o, como explico en *Tu cuerpo, tu hogar,* una hiperpermeabilidad intestinal provocada por agredir con malos hábitos alimenticios al intestino. Esta situación, que es muy frecuente, genera igualmente un estado de alerta permanente del sistema inmune con la consecuente inflamación crónica de bajo grado. Sea como fuere, en ambos casos la liberación de radicales libres está asegurada.

Es obvio que es preferible sufrir un proceso agudo en el que el sistema de defensa salga airoso y vencedor a padecer un proceso suave, silente y crónico, ya que en el primero de los casos hay una activación, resolución y vuelta a la calma total del sistema mientras que en el segundo hay un escape continúo de radicales libres y sustancias inflamatorias porque nunca se llega a desconectar por completo dicho sistema.

UN ORGANISMO SABIO QUE SE DEFIENDE

Después de sufrir el azote de estos dañinos radicales libres durante tantas generaciones, el cuerpo ha desarrollado su propia fábrica de antioxidantes para luchar contra estas «pavesas» tan perversas. Disponemos, por tanto, de varios genes encargados de la síntesis de antioxidantes endógenos como son, por ejemplo, CAT —catalasa—, SOD —superóxido dismutasa— o GPX —glutatión peroxidada—, y coloquialmente hablando, podemos decir que hay un gen maestro que regula la expresión de la respuesta antioxidante y es el rey de reyes de los genes antioxidantes, el Nrf2[10]. Este gen está involucrado en procesos de inflamación, trastornos neurológicos, cáncer, etc. Una mutación genética en cualquiera de estos genes —pero principalmente en Nrf2— genera una predisposición a enfermar bastante elevada.

Igual te estás preguntando si es posible analizar estos genes para poder evidenciar la presencia de polimorfismos —mutaciones— genéticos en dichos genes que nos predispongan a enfermar. La respuesta, afortunadamente, es sí. Ya existen multitud de laboratorios que se dedican a la secuenciación genética y pueden analizártelos. Sin duda, esta es una valiosa información para poder actuar de manera preventiva en la aparición de multitud de patologías e incluso signos de envejecimiento. Hace pocos años que me hice un estudio genético de este tipo y me encontré con la desagradable sorpresa de presentar una mutación en el gen SOD, y otra en el gen CAT, por lo que inmediatamente me fui a una parafarmacia y me compré un envase de SOD (superóxido dismutasa) y otro de CAT (catalasa) en cápsulas. Desde entonces, cada mañana tomo una cápsula de cada, con lo que estoy mitigando, en gran medida, mi posibilidad de sufrir, por ejemplo, alzhéimer y cáncer gástrico o prostático[11]. Esto no significa que no pueda desarrollar estas enfermedades, simplemente estoy quitándome de un golpe uno de los factores de riesgo más importantes que hay para estas patologías. Si me hubiese hecho este estudio de joven (desafortunadamente no existían), y hubiese empezado a tomar estas cápsulas de catalasa, quizás me hubiese ahorrado las canas que invaden casi todo mi pelo (el poco que me queda), ya que el déficit de catalasa las genera a una velocidad de vértigo.

Uno de los radicales libres que más daña a las enzimas involucradas en la producción de melanina (que es la encargada de dar color al pelo) y que producimos en cantidades considerables en el folículo piloso del cabello, es el peróxido de hidrógeno, conocido comúnmente como agua oxigenada. Cuando esta se va acumulando en el bulbo piloso y no contamos con la cantidad necesaria de catalasa para descomponerla, el pelo se va volviendo cada vez más blanco por la falta de melanina. Mi mutación por parte de padre y madre (homocigótica) hace que mi producción de catalasa sea muy baja, lo que me provocó un pelo casi blanco desde los veintiocho años aproximadamente. Esto es uno de los motivos por los que aparento más edad de la que tengo desde muy joven. Si eres de mi quinta, entenderás ahora por qué muchas chicas para aclararse el pelo usaban agua oxigenada como si fuese un tinte. El déficit de glutatión peroxidasa también contribuye a la aparición de las canas, aunque en menor medida.

A raíz de esto incorporé estos estudios genéticos en nuestra clínica para el beneficio de los pacientes.

Pero, ojo, no caigas en el error de pensar que como el cuerpo fabrica antioxidantes estamos libres de tener que ingerirlos con nuestra alimentación. La diversidad de radicales libres es tan amplia y estamos tan expuestos que con los que genera el organismo no tenemos suficiente.

La ingesta diaria, continua y variada de antioxidantes es algo de primera necesidad si quieres enlentecer tu envejecimiento y prevenir enfermedades.

Te expongo aquí un listado de alimentos muy ricos en antioxidantes para que los incorpores en tus platos con frecuencia:

Carne roja de pasto, aceite de oliva virgen extra de primera prensión en frío, arándanos —y otras bayas como moras, frambuesas, fresas o açai—, granada, brócoli, coles de Bruselas, moringa, zanahorias, tomates, kiwi, acerolas, pitaya, uvas negras, té verde, cacao —chocolate negro con más del 85 % de cacao—, pimiento rojo, espinacas, aguacate, cítricos —naranjas, limones, lima—, ajos, cebollas —especialmente las moradas—, col rizada, kale, nueces, almendras y otros frutos secos crudos, calabaza, remolacha, zanahorias, alcachofas, mango, sandía, tinta de calamar o sepia.

Evidentemente, si estos alimentos son ecológicos, su perfil antioxidante será mayor. Si además de conseguir que tus platos estén coloreados con alimentos ricos en antioxidantes, te acostumbras a tomar con cierta asiduidad alimentos que activen a Nrf2 —que te recuerdo que es el guardián y el director de orquesta de los antioxidantes celulares—, te asegurarás de que el estrés oxidativo no esté presente en tu vida y de esta manera envejecerás más despacio y evitarás la aparición de arrugas y diversas enfermedades.

Te señalo algunos de los alimentos, y sus principios activos con más poder estimulante sobre Nrf2:

— Brócoli y otros vegetales crucíferos: estos son ricos en sulforafano.
— Té verde: contiene catequinas.
— Uvas negras: el resveratrol presente en estas uvas es un conocido activador de Nrf2.
— Bayas (fresas, moras, arándanos): ricas en antioxidantes.
— Cúrcuma: rica en curcumina.
— Ajo: contiene compuestos de azufre.
— Aceite de oliva: rico en compuestos fenólicos como el hidroxitirosol.
— Coles de Bruselas: al igual que el brócoli son ricas en sulforafano.

— Cebolla: contiene quercetina, una maravilla de la naturaleza.
— Cacao: rico en flavonoides.
— Espinacas: contienen varios compuestos como flavonoides, carotenoides, ácidos fenólicos o compuestos organosulfurados.

Y si te comes o bebes cualquiera de estos alimentos que te he mencionado en el campo, recibiendo un poquito de sol y con los pies desnudos sobre la tierra, tu cuerpo te lo agradecerá enormemente. El *grounding* o caminar descalzo sobre una superficie que no esté aislada de nuestra Madre Tierra, es una manera fácil y económica de recibir un continuo flujo de electrones con capacidad antioxidante. Parece ciencia ficción, pero hacer esta «toma a tierra» tiene un notable poder antiinflamatorio, mejora la calidad del sueño, el dolor crónico, la fluidez de la sangre, regula la tensión arterial, la frecuencia cardiaca, combate la osteoporosis, los cuadros de ansiedad, el ácido úrico y, por supuesto, el estrés oxidativo, entre otros[12, 13].

Sé que quizás estás ya cansado de leer sobre este tema de la oxidación celular, pero dame unos reglones más para terminar esta breve historia de la oxidación.

Aún no te he hablado del antioxidante más impresionante que puedes incorporar en tus platos y que te protegerá del envejecimiento y las enfermedades de todo tipo. Es tan potente que quería tratar de él en un párrafo independiente para que nunca lo olvides.

Se llama astaxantina y es de los antioxidantes más potentes que hay en la naturaleza y que podemos incorporar a nuestra alimentación. La astaxantina es un caroteinoide de color rojo anaranjado y se encuentra en las plumas de algunas aves como los flamencos o alimentos como el salmón, la trucha, las gambas, los camarones, los cangrejos, la langosta, el krill o algunas algas. A diferencia de muchos otros carotenoides no se convierte en vitamina A en el cuerpo, sino que permanece en su forma intacta. Tiene la capacidad de atravesar la barrera hematoencefálica y la ocular, protegiéndonos así de enfermedades neurodegenerativas como el alzhéimer, la degeneración macular o las cataratas. Si eres de los que como yo pasan muchas horas trabajando con pantallas, te aconsejo que comas camarones y gambas porque la astaxantina evitará que la luz azul de estos dispositivos dañe tu vista.

Siempre he defendido el marisco como uno de los alimentos más saludables que hay, y desde que estudié a la astaxantina ya no lo volví a dudar. No la subestimes nunca, y para que me hagas caso y me creas, te daré algunos datos que quizás te convenzan[14, 15].

— Es hasta seis mil veces más potente que la vitamina C.
— Ochocientas veces más potente que la coenzima Q10.
— Quinientas cincuenta veces más potente que la vitamina E.
— Quinientas cincuenta veces más potente que las catequinas del té verde.
— Cuarenta veces más potente que el betacaroteno.
— Diecisiete veces más potente que el extracto de semilla de uva.
— Tiene el nivel más elevado de ORAC (capacidad de absorción de los radicales de oxígeno).
— Es un antioxidante puro, sin actividades prooxidantes incluso bajo estrés ambiental intenso.
— Protege eficazmente la mitocondria, siendo mil veces más eficaz contra la peroxidación lipídica que la vitamina E.

Dadas sus propiedades, los laboratorios han encapsulado este mágico pigmento de la naturaleza y lo venden como suplemento alimenticio. He de decirte que es uno de los antioxidantes más prescritos por los oftalmólogos y su potencial terapéutico en otras disciplinas creo que no ha hecho más que empezar a descubrirse. Está considerado uno de los suplementos estrella en medicina antienvejecimiento, es protector del aparato digestivo, con especial atención en afecciones como el *Helicobacter pylori,* en deporte ha demostrado mejorar fuerza y resistencia y, además, tiene un alto poder antiinflamatorio[16]. Sin duda, el gamba no es el tonto de la charpa.

Después de leer esto te estarás preguntando cuántas dosis puedes tomar al día y si es peligroso ingerir cápsulas de astaxantina, ¿verdad? Tomar una dosis de entre cuatro y ocho miligramos sería lo ideal, aunque esta puede variar atendiendo a si tienes una enfermedad o no, pero lo que si debes saber es que es de las sustancias más seguras, pero si quieres quedarte absolutamente tranquilo, consíguela procedente del alga *Haemotococcus pluvialis,* así te asegurarás de que no presenta toxicidad, no genera interacciones negativas con fármacos, suplementos dietéticos o alimentos, además de no producir alergias.

Como puedes comprobar, una buena rodaja de salmón salvaje acompañado de unas gambas es uno de los platos más saludables, pero si quieres hacerlo del todo bien, cómetelo después de hacer deporte, y si es en ayunas y al aire libre mucho, mejor, ya que hacer ejercicio físico es uno de los estímulos horméticos más potentes para activar a esos genes que hemos mencionado antes —CAT, GPX y SOD— y la exposición a la luz solar nos proporciona melanina y nos favorece la producción de melatonina, otros dos antioxidantes sumamente potentes que nos cuidan desde el interior. Pero, recuerda, para producir melatonina central debes dormir por la noche no menos de siete horas. Rebobinemos y resumamos, querido lector:

El estrés oxidativo se produce cuando hay un exceso de radicales libres o un déficit de antioxidantes y es uno de los factores de riesgo más importante para envejecer y enfermar.

La exposición a radicales libres a la que estamos sometidos de manera endógena y exógena es realmente preocupante, pero por fortuna la naturaleza nos ofrece y nos ha dotado con soluciones para solventar esto. Como casi siempre, la vida es más fácil de lo que creemos, basta con ser respetuoso y amable con el organismo.

Dormir, consumir alimentos llenos de colorido, pero no procesados, exponerse a la luz solar, evitar tóxicos o hacer deporte de forma moderada y habitual constituyen algunas de las herramientas más fáciles, económicas y seguras que podemos usar para mantener a raya a la oxidación celular.

Bien, una vez llegados a este punto, debemos reflexionar y utilizar el sentido común. ¿Crees que después de miles de años produciendo radicales libres el cuerpo no hubiese generado estrategias de exterminio absoluto de estas «pavesas» si no nos aportasen algo positivo? Por favor... Pues claro que lo hubiese hecho. Los radicales libres en niveles bajos, como los que produce el ejercicio físico regular y moderado nos aportan multitud de beneficios, como, por ejemplo, intervenir en los procesos de contracción muscular, vasodilatación, ovulación, señalización celular o la formación de proteínas o hidratos de carbono entre otros[17]. Una vez más es nuestra pasada de frenada en los hábitos de vida lo que produce ese desequilibrio patológico entre los radicales libres y los antioxidantes. Si siguiéramos una vida saludable en un contexto saludable, no habría que tener en consideración tantas premisas para salvaguardar nuestra salud.

¡Aviso!

¡Toca levantarse! ¡Arriba!
Te espero de vuelta en dos minutos ;).

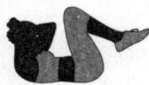

BIBLIOGRAFÍA

1. ALDECOA BEDOYA, F. (2023). «Factor inducible por hipoxia en cáncer». *Horizonte Médico,* 23(4). e2584. https://doi.org/10.24265/horizmed.2023.v23n4.11

2. «Hipoxia cerebral». *MedlinePlus.* https://medlineplus.gov/spanish/ency/article/001435.htm

3. CHAUDHARY, P. *et al.* (2023). «Oxidative, free radicals and antioxidants: potential crosstalk in the pathophysiology of human diseases». *Frontiers in Chemistry,* 11, 1158198. https://doi.org/10.3389/fchem.2023.1158198

4. REDDY, V. P. (2023). «Oxidative in health and disease». *Biomedicines,* 11(11), 2925. https://doi.org/10.3390/biomedicines11112925

5. HOULDSWORTH, A. (2024). «Role of oxidative in neurodegenerative disorders: a review of reactive oxygen species and prevention by antioxidants». *Brain Communications,* 6(1). https://doi.org/10.1093/braincomms/fcad356

6. Ver nota 3.

7. MUJTABA, S. F. *et al.* (2021). «Oxidative--induced cellular toxicity and glycoxidation of biomolecules by cosmetic products under sunlight exposure». *Antioxidants,* 10(7), 1008. https://doi.org/10.3390/antiox10071008

8. CLEMENTE-SUÁREZ, V. J. *et al.* (2023). «Antioxidants and sports performance». *Nutrients,* 15(10), 2371. https://doi.org/10.3390/NU15102371

9. FERNÁNDEZ, J. M. *et al.* (2009). «Estrés oxidativo inducido por el ejercicio». *Revista Andaluza de Medicina del Deporte,* 2(1), 19-34. https://www.elsevier.es/es-revista-revista-andaluza-medicina-del-deporte-284-articulo-estres-oxidativo-inducido-por-el-13134195?t&utm_source=perplexity

10. NAKHAEE, A. *et al.* (2016). «Lack of association between superoxide dismutase gene polymorphism and malignant lymphoproliferative disorders». *Gene, Cell and Tissue,* 3(3), e37768. https://doi.org/10.17795/gct-37768

11. Ver nota 10.

12. KONIVER, L. (2022). «Practical applications of grounding to support health». *Biomedical Journal*, 46(1), 41. https://doi.org/10.1016/J.BJ.2022.12.001

13. SINATRA, S. T. *et al.* (2023). «Grounding. The universal anti-inflammatory remedy». *Biomedical Journal*, 46(1), 11. https://doi.org/10.1016/J.BJ.2022.12.002

14. MIKI, W. (1991). «Biological functions and activities of animal carotenoids». *Pure and Applied Chemistry*, 63(1), 141-146. https://doi.org/10.1351/pac199163010141

15. KAMATH, B. S. *et al.* (2008). «Ulcer preventive and antioxidative properties of astaxanthin from *Haematococcus pluvialis*». *European Journal of Pharmacology*, 590(1-3), 387-395. https://doi.org/10.1016/j.ejphar.2008.06.042

16. ROLDÁN, P. L. y MACH, N. (2012). «Efecto del consumo de astaxantina en la salud». *Revista Española de Nutrición Comunitaria*, 18(3), 164-177. https://www.renc.es/imagenes/auxiliar/files/RENC%20 2012-3_art%206.pdf

17. VALKO, M. *et al.* (2007). «Free radicals and antioxidants in normal physiological functions and human disease». *The International Journal of Biochemistry & Cell Biology*, 39(1), 44-84. https://doi.org/10.1016/j.biocel.2006.07.001

11

EL ACORTAMIENTO DE LOS GENES NOS ACORTA LA VIDA

Los telómeros enanos traen a la muerte de la mano.

RAFAEL GUZMÁN GARCÍA

LOS TELÓMEROS

¿Te has parado a pensar alguna vez de qué estás constituido, biológicamente hablando? Pues si eres adulto y no te lo has planteado, creo, es hora de que lo hagas, ya que para evitar enfermedades y enlentecer el envejecimiento, lo primero que debes hacer es conocer todos los entresijos posibles de tu verdadero hogar, que es tu cuerpo.

Estoy seguro de que si te has comprado o mudado a una casa nueva alguna vez, lo primero a lo que has prestado atención es a cómo funciona la calefacción, el aire acondicionado, dónde están las llaves de paso del agua, el portero automático o los diferenciales de la luz. Sin duda, estrenar una casa conlleva un periodo de adaptación y un aprendizaje. Y no hablemos si te has comprado un coche más o menos moderno, se necesitan tres vidas y estudiar dos carreras para aprenderse el manual de instrucciones que acompaña al vehículo. Pero estoy convencido que tanto si has estrenado casa como coche, en un breve espacio de tiempo has aprendido lo básico para funcionar correctamente.

Sin embargo, a veces cumplimos sesenta años y salvo que seas sanitario o tengas cierta inquietud por estos temas, no se te ha ocurrido indagar acerca de qué estamos hechos los seres humanos y cómo funcionamos, ¿verdad? ¡¡Qué incongruencia!!

Pues te contaré que tú, tu ser, tu consciencia, no habita en lo que consideras tu casa, esa por la que quizás te has hipotecado durante veinte o veinticinco años y por la que inviertes muchas horas de trabajo cada día para poder pagar y mantener. Tu verdadero yo habita en tu cuerpo, en ese al que apenas echas cuentas y del que no conoces casi nada. Ese que te mantiene con vida. Lo otro es solo un refugio del frío, del calor, un lugar donde tener una cama para descansar y espacio para guardar tus cosas. Una vez que hayas incorporado este concepto, es hora de comenzar a conocer la sala de máquinas, el cuarto donde se encuentran los diferenciales de la luz, las llaves del agua y las instrucciones para que funcionemos correctamente. Me refiero a las células y su núcleo. Es hora de que leas tu manual de instrucciones.

Células

Si eres un hombre de unos setenta kilos de peso, has de saber que son unas treinta y seis billones de células las que constituyen tu verdadero hogar y unos veintiocho billones si eres una mujer de unos sesenta kilos[1]. Ahora mismo estás leyendo este libro, pensando en tus hijos, en tu trabajo o tomando una decisión sobre algo gracias a la acción conjunta de tus ochenta y seis mil millones de neuronas que hay en tu cerebro aproximadamente. ¿No te parece alucinante que tantos millones de neuronas independientes, estructuralmente hablando, se pongan de acuerdo en un milisegundo para tomar una decisión conjunta? Por ejemplo, hace unos días ibas paseando por los pasillos de una librería, y al mirar la portada de este libro, las ochenta y seis mil millones consensuaron en unos segundos comprar este libro por algún motivo. No sé a ti lo que te parece, pero para mí es algo mágico.

Cuando pienso en esto, no puedo dejar de darle la razón a los neurocientíficos Christian Matthias Kerskens y David López Pérez, quienes afirman en su estudio «Experimental indications of non-classical brain functions»[2], que algunas funciones cerebrales, y posiblemente la consciencia misma, actúan de manera no clásica —es decir, siguiendo principios de la física cuántica en vez de la física clásica—.

No es fácil integrar este concepto de ser una entidad ultramulticelular que da vida a un ser de una única identidad. Miles de millones de células trabajando en equipo, cada una especializada en una tarea, pero coordinadas con las demás para dar lugar a un solo individuo con capacidad de reconocerse a sí mismo, con capacidad de reflexionar sobre ello y que opera con un interés único. Parece sacado de una película de ficción. Conceptos como este son los que no me hacen dudar de la existencia de una inteligencia superior, algo que está por encima de todo lo conocido por nosotros y que es el creador de esta vida tan maravillosa de la que estamos disfrutando.

Bueno, volvamos a nuestras células. Como podrás imaginar, mantener en perfecto estado y en equilibrio a billones de células no es tarea fácil. Si vives en un país como España, quizás llegues a vivir unos ochenta y tres-ochenta y cinco años, pero debes saber que estos son los años que vivirás como ser único, como persona, que nada tiene que ver con la vida de las células que te componen. Ellas no tienen una vida tan larga, van muriendo y siendo reemplazadas por células nuevas para mantener tu integridad como ser único. A este proceso continuo de muerte y reemplazo celular se le conoce con el nombre de *turnover*. En ocasiones este reemplazo no se produce únicamente porque la célula sea vieja, sino que un daño o defecto en la estructura o funcionalidad de dicha célula puede generar también su reemplazo.

No todas las células tienen el mismo *turnover;* así, por ejemplo, las del intestino son las que tienen la tasa de renovación más alta, ya que son renovadas cada tres-cinco días, las de la piel cada veinte-treinta, las del esófago cada siete-diez días, el remodelado óseo puede conllevar unos cuatro-ocho meses, el hígado lo renovamos cada año o año y medio, las de las encías en aproximadamente dos semanas, la de los alvéolos pulmonares cada cuatro-cinco semanas, las beta pancreáticas encargadas de producir insulina cada veinte-cincuenta días, los glóbulos rojos de la sangre cada ciento veinte días son renovados, las células del epitelio de la vejiga cada tres-seis meses, las del sistema músculo esquelético son de renovación muy baja, ya que necesitamos casi quince años para renovarlas y las del cristalino del ojo prácticamente no se renuevan en toda la vida[3].

Valorando este concepto de *turnover* celular, es lógico pensar que, si estamos renovando continuamente las células dañadas o envejecidas por otras nuevas, no habría cabida para el envejecimiento y la muerte, ¿verdad? Pues presta atención a lo que te voy a contar ahora porque es una de las piedras angulares de la vida o más bien del camino hacia la muerte y el envejecimiento.

Vuelve a activar el microscopio mental para poder introducirte dentro de la célula, ya que para comprender esto tenemos que llegar a lo más profundo de ella, que es el núcleo.

NÚCLEO

En él nos encontramos nuestro manual de instrucciones, es decir, nuestros genes. Estas enciclopedias de información están clasificadas, comprimidas y organizadas en cuarenta y seis estanterías que se denominan cromosomas. Por tanto, heredamos veintitrés estanterías cargadas de información por parte de nuestra madre y otras veintitrés que proceden de nuestro padre. Estas estanterías son muy altas en relación al tamaño de la célula. Imagina que estas estanterías tienen forma helicoidal, como una doble escalera de caracol, pero con la particularidad de que son plegables para que ocupen menos espacio. Si consiguiéramos desplegar por completo estos cromosomas, medirían entre metro y medio y dos metros, por lo que atendiendo al tamaño de las células ya te puedes hacer una idea del nivel de enrollamiento y compactación que tienen los genes en estas estanterías llamadas cromosomas.

ESTRUCTURA DEL ADN

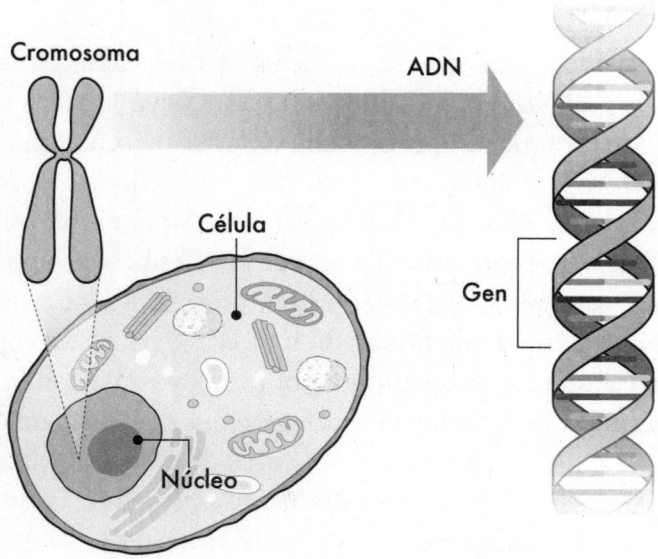

Si miras con tu microscopio mental, te darás cuenta de que estas estanterías tienen una forma similar a la letra «X», y si incrementas el número de aumentos, te darás cuenta de que cada enciclopedia —gen— está constituido por muchos fascículos —llamados bases nitrogenadas—. Cuando te digo muchos fascículos es que son muchos. Para que te hagas una idea, el gen —enciclopedia— más corto, está formado por unos tres mil pares de bases —fascículos— y el más largo puede llegar a tener casi 2,4 millones de pares de bases. ¿Te imaginas una enciclopedia de 2,4 millones de fascículos perfectamente ordenados? Eso es un gen. Y si un solo fascículo está cambiado de orden, hablamos de mutación genética.

Sé que las mutaciones genéticas están asociadas a enfermedades, pero realmente no es así, hay mutaciones que se denominan silenciosas porque no generan problema alguno y otras que son beneficiosas, por tanto, no todas son dañinas. Es más, sin estas mutaciones no hubiese sido posible la evolución y adaptación del ser humano a los cambios de su entorno.

Espero que después de haber mirado con el microscopio mental el interior del núcleo de la célula te hayas hecho una idea de la morfología de los cromosomas y de cómo está dispuesta la información.

Como hemos visto unos reglones más arriba, cada célula tiene una vida media más o menos bien definida. Salvo algunas excepciones, como en aquellas que poseen un índice de renovación muy alto —*turnover*— como por ejemplo, las células que comprenden el epitelio intestinal —cada tres-cinco días—, el número medio de divisiones o de renovación de las células de nuestro organismo es de cuarenta-sesenta. Esto quiere decir que cuando una célula se hace viejecita o es dañada por algún motivo, se hace una copia de su material genético y es sustituida por otra jovencita con la información genética de la anterior. Pero tenemos un límite de copias por cada célula. El problema de esta copia de material genético es que no es del todo perfecta. Es como si a la página de un libro, le haces una fotocopia, y a esta fotocopia le haces otra, y a ésta última otra y así sucesivamente. Con cada fotocopia vamos perdiendo nitidez de imagen. Algo similar ocurre en nuestras células. Cada vez que hacemos una copia del material genético perdemos un poco de información. Perdemos algunos fascículos que están en la base y en lo más alto de las estanterías. A estas zonas de los cromosomas que constituyen sus extremos se les conoce con el nombre de telómeros.

Cuando hemos hecho muchas copias de una misma célula y hemos perdido tantos fascículos de las estanterías que la información contenida en ellas ya no es la adecuada como para dar lugar a una nueva, la célula estima que ya ha llegado el fin de su vida activa. Entran en un estado de senescencia, es decir, ya no se vuelven a dividir y pierden su funcionalidad. Literalmente se jubilan —o incluso mueren—. Esta jubilación nos envejece y enferma.

Al número máximo de divisiones celulares que puede realizar una célula antes de que se acorten tanto sus telómeros como para entrar en senescencia se le conoce con el nombre de límite de Hayflick —en honor a su descubridor el biólogo Leonard Hayflick en la década de los sesenta—.

Estos telómeros o puntas de los cromosomas son zonas muy críticas que se utilizan para calcular la edad biológica de una persona. Hoy día es posible medir su longitud en un laboratorio y es una prueba cada día más común.

Si nunca has leído nada respecto a este tema, voy a utilizar el mítico ejemplo comparativo para que visualices lo que son los telómeros.

Imagina los cordones de tus zapatillas deportivas. Fíjate que sus puntas están reforzadas por unos plásticos duros que impiden que se deshilachen. Cuando las zapatillas van acumulando kilómetros y horas de uso, estos plásticos se van deteriorando y al final los cordones se deshilachan y se vuelven inservibles. Esos plastiquitos serían los telómeros, zonas de protección y refuerzo de los cromosomas.

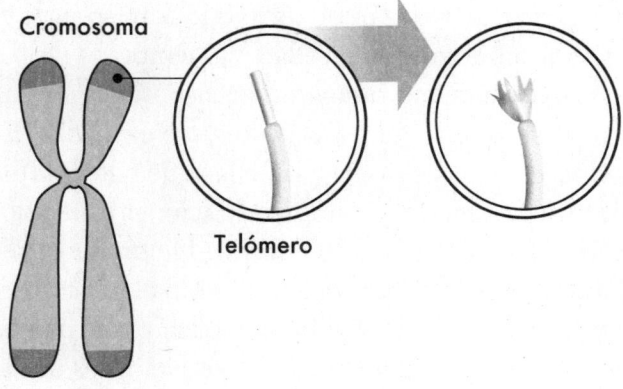

Después de millones de años de evolución, las células han desarrollado sistemas para reponer los fascículos perdidos con cada copia, o lo que es lo mismo, de reparar esos telómeros después de cada división. Esto lo realiza gracias a una encima que se llama telomerasa. Podríamos decir que es una reponedora de información de las estanterías que conforman los cromosomas.

Si recuerdas, al inicio del libro te conté que nuestro cronómetro comienza marcha atrás con el llanto del parto, y es que esta telomerasa está activa y funcional en la etapa embrionaria y fetal, pero luego ya se apaga para dar lugar a este enigmático proceso de envejecimiento. Tan solo las células germinales, las células madre

y las células cancerígenas tienen capacidad para activar la telomerasa. Cosa que les alarga la vida enormemente.

Sé que igual estás pensando que cómo es posible que no se le
haya ocurrido a alguien investigar algún sistema o sustancia para
activarnos la telomerasa y prolongar nuestra vida, ¿verdad? Pues
llegas tarde. Son muchos los estudios realizados en este sentido,
pero a día de hoy aún no hay nada concluyente y que inspire seguridad, ya que si inyectamos algo que active la telomerasa, igual
beneficiamos a posibles células cancerígenas que podamos tener.

Existen campañas de publicidad de algunos suplementos que
aseguran este elixir de juventud, pero hasta donde yo sé, no hay
nada aprobado que ofrezca seguridad.

Volvamos al límite de Hayflick.

Como puedes imaginar, si nuestros tejidos son agredidos por
radicales libres, tóxicos, etc., las divisiones celulares se acelerarán, los
telómeros se acortarán más rápido de lo que corresponde y el límite
de Hayflick lo alcanzaremos a una edad más temprana de lo esperado
y con ello el envejecimiento prematuro y las posibles enfermedades.

Este proceso que te he descrito ocurre en todas las células
somáticas diferenciadas, es decir, aquellas que han completado su
proceso de especialización y cumplen funciones específicas en los
diferentes tejidos y órganos del cuerpo. Dicho de otra manera,
ocurre en aquellas células que ya han pasado el proceso de maduración y han aprendido bien su oficio. Es decir, que han pasado ya
de ser aprendices a ser capataces. Algunos ejemplos de estas células somáticas diferenciadas son:

— las células epiteliales que forman la piel y las mucosas,
— las neuronas,
— las células musculares,
— los glóbulos rojos,
— los leucocitos del sistema inmunológico,
— las células del tejido óseo (osteoblastos, osteoclastos y
  osteocitos),
— las células hepáticas,
— las células intestinales,
— etc.

Lo que nos conviene y salvaguarda nuestra juventud es retrasar lo máximo posible nuestro límite de Hayflick como has podido comprobar, ya que una vez que los telómeros se acortan por renovaciones reiterativas, las células llegan a su senescencia y no hay marcha atrás.

Te pongo un ejemplo. En el pulmón tenemos varias células que se encargan de efectuar el intercambio gaseoso y que podamos captar oxígeno y «respirar». Una de las más importantes es el neumocito —ya sabes de dónde viene la palabra neumonía—, pues bien, estas células ya no son aprendices y están muy bien especializadas en realizar su trabajo que es el intercambio gaseoso, por lo que están sujetas al límite de Hayflick. Si eres fumador o vapeas, como comprenderás todas las sustancias tóxicas agreden continuamente a estos neumocitos y su vida media es más baja, por lo que tienen que ir renovándose más rápido para mantenerte con vida; el problema es que alcanzan su Hayflick mucho antes y se jubilan antes o incluso mueren antes de lo que le correspondería.

Pero la mayor contrariedad no radica en que tu capacidad respiratoria se pueda ver comprometida y te falte oxígeno al subir unas escaleras o que el resto del organismo no reciba el oxígeno adecuado cuando esto ocurra, ese es el menor de los problemas. La mayor complicación ocurre cuando se empiezan a acumular células senescentes —viejas y jubiladas— y estas empiezan a segregar una serie de moléculas que inducen al cáncer y las metástasis de pulmón y otras enfermedades incapacitantes[4, 5]. A estas sustancias que segregan las células viejas se les conoce como SASP —fenotipo secretor asociado a la senescencia—. Estas sustancias están compuestas por citoquinas inflamatorias, factores de crecimiento y proteasas entre otros. Este cóctel molotov, aparte de constituir un factor de riesgo para enfermar, puede suprimir la respuesta de nuestro sistema inmune en la lucha contra el cáncer, circunstancia que dificulta aún más la cuestión.

Paradójicamente, algunos tratamientos contra el cáncer, como la quimioterapia pueden inducir senescencia en células no tumorales, lo que a su vez podría promover la recurrencia del cáncer e incluso la formación de metástasis[6, 7]. Procuremos no tener que llegar a esta situación.

La velocidad a la que se acortan los telómeros depende de nuestros hábitos de vida y algunas otras circunstancias sobre las que podemos incidir directamente.

Por tanto, nosotros, en el día a día, nos convertimos en los directores de orquesta de nuestro envejecimiento y salud.

Te detallo aquí algunos factores que catalizan el acortamiento de los telómeros.

FALTA DE HORAS DE SUEÑO

Si eres una persona adulta, has de saber que dormir por debajo de siete horas hará que tus telómeros se acorten a la velocidad del rayo[8].

SEDENTARISMO

No practicar ejercicio físico de manera regular es uno de los factores de riesgo que más impactan sobre la edad biológica[9]. En la actualidad el sedentarismo acaba con la vida de más personas que el tabaco. Cuanto menos te muevas más rápido se acortarán tus telómeros, pero, ojo, el exceso de deporte también es contraproducente. Así que, si eres de los que corren maratones, triatlones, etc., te aconsejo que tengas en consideración esto porque estas disciplinas deportivas te pueden hacer más daño que beneficio si no gestionas bien el tema y tomas medidas serias para contrarrestar el daño que genera el estrés oxidativo.

LA INFLAMACIÓN CRÓNICA

No olvides que las sustancias inflamatorias son segregadas por el sistema inmune, por lo que una activación permanente de este, aunque sea suave pero duradera en el tiempo, acorta la vida. Hay muchas circunstancias que pueden generar una activación permanente, como te comenté en capítulos anteriores. Entre los más significativos están una alimentación abundante en productos procesados, azucarados y ricos en grasas trans, un desequilibrio en la ingesta de grasas omega 3 y omega 6. Han de prevalecer los omegas 3 sobre los 6, por lo que alimentos procedentes del mar y la carne de pasto —si es posible— deben ganar por goleada a la pasta, el arroz blanco, las harinas refinadas y los alimentos procesados, entre otros[10]. Y no olvides las infecciones recurrentes o no resueltas y los conflictos psicoemocionales crónicos; ambos también son motivo de inflamación crónica.

La deficiencia de vitamina D

La falta de exposición a la luz solar es uno de los factores que más nos envejecen por varios motivos. Una de las maravillosas sustancias que el cuerpo fabrica cuando es bañado por la radiación ultravioleta B del espectro de luz solar es la vitamina D. Los estudios sobre el impacto que tiene el déficit de esta vitamina sobre la salud y el envejecimiento son muy concluyentes; la vitamina D juega un papel sumamente importante en la función mitocondrial y la longitud de los telómeros. Algunos estudios han demostrado que niveles elevados de vitamina D se asocian con telómeros más largos[11].

Sé de sobra que la cuestión de la exposición al sol es sumamente polémica, pero si aplicamos la evidencia científica, clínica y el sentido común llegarás a la conclusión de que huir del sol —con todo su espectro electromagnético— es huir de la vida en sí misma. Evidentemente, si eres de las personas que pasan la mayor parte del tiempo del día en el interior bajo luz artificial, tu piel es muy blanca por carencia de melanina —por no exponerte precisamente al sol con asiduidad—, si no te nutres de manera adecuada con alimentos ricos en grasas omega 3, betacarotenos y otros antioxidantes que mitiguen el daño que hace el radical libre oxígeno singlete asociado a la radiación ultravioleta B, si no respetas los ciclos de luz y oscuridad y alargas mucho el día con luces artificiales, pues está claro que si te das un atracón de sol, te hará daño. Pero si por el contrario haces una buena higiene de sol y vas modificando tu alimentación, este te alargará la vida, te protegerá de todas las enfermedades[12] y conseguirá, entre otros beneficios, que seas más feliz.

Creo que no merece la pena gastar más tiempo, energía y letras en intentar convencer a los que defienden —con una visión reduccionista sobre el tema— que el sol es dañino. Una crítica que procede de alguien que no se documenta y que no aplica el sentido común y el pensamiento evolutivo en lo relacionado con la especie humana es una crítica que no merece mi atención. El sol, con todo su espectro electromagnético —visible y no visible— y recibido por alguien con buenos hábitos, solo aporta beneficios, de lo contrario hubiésemos desaparecido de la faz de la tierra. Nosotros y multitud de animales, al menos mamíferos. Quizás la clave está en tener la información correcta de cuáles son los hábitos respetuosos.

Tabaco, alcohol, obesidad

Huelga decir a estas alturas que el tabaco, el alcohol o la obesidad son factores que acortan los telómeros[13].

El estrés crónico psicoemocional

Quizás sea uno de los factores que más impacto negativo tiene sobre la salud y que más difícil es de corregir[14]. Lo más problemático de este asunto es el hecho de que el cerebro haya evolucionado habiendo desarrollado un neocórtex con capacidad de abstracción y de generar pensamientos y conceptos basados en conjeturas. Esto nos ha convertido en auténticos especialistas de la rumiación.

Nos pasamos más de la mitad del día rumiando sobre pensamientos negativos que guardan relación con un futuro o un pasado inexistente. Nos montamos hipotéticas situaciones y dramáticos escenarios que en más del 95 % de los casos nunca se materializan, pero que nos condicionan la vida y la salud. Sin duda, Dios, la evolución o con quien te sientas conectado debería plantearse una actualización urgente de nuestro sistema operativo y mejorar la capacidad de discernir lo real de lo virtual.

Cuando tu cerebro piensa que el sábado por la noche tu hijo adolescente va a beber alcohol y tendrá un accidente con la moto volviendo de madrugada a casa, tu corazón, tu sistema nervioso y todas y cada una de tus células sufren los azotes del cortisol, la adrenalina, la aldosterona y todas sustancias que se liberarían en un escenario real de esta índole. Sin embargo, cuando tu hijo vuelve a casa, te das cuenta que ni ha bebido alcohol y ni siquiera había cogido la moto porque lo recogió a última hora un amigo en el coche. Tu hijo está sano y salvo, pero eso sí, tus telómeros están algo más cortos.

Emociones y sentimientos como el miedo, la ira, la culpa o la soledad son factores psicoemocionales muy graves cuando se enquistan y nuestras vidas giran en torno a ellos[15].

En contraposición al estrés, el yoga, el *mindfulness* o la meditación son prácticas que retrasan notablemente el acortamiento de los telómeros[16].

LA LONGITUD DE LOS TELÓMEROS EN RECIÉN NACIDOS

Es un indicador de la injusticia relacionada con el reparto de la riqueza y la garantía de la salud. Como señalan Blackburn y Elissa Epel, esto significa que las desventajas sociales pueden transmitirse de una generación a otra: si los telómeros de los padres se acortaron debido al estrés crónico, la pobreza, los barrios inseguros o la exposición a sustancias químicas, pueden transmitir estos telómeros acortados directamente a sus hijos. A medida que estos niños crecen es probable que estén expuestos a la pobreza y al estrés, lo que erosionará aún más sus telómeros. Estos los transmitirán a sus propios hijos, de modo que cada nueva generación de bebés tiene telómeros más cortos que la anterior. Así, estos autores afirman: «Desde los primeros momentos del nacimiento, los telómeros pueden ser una medida de las desigualdades sociales y de salud»[17].

EL ESTRÉS OXIDATIVO

Si quieres que tu piel no se arrugue como una uva pasa y tener que recurrir al bastón antes de lo que te corresponda, pon en práctica todo lo que te he recomendado en el capítulo del estrés oxidativo porque el exceso de radicales libres o el déficit de antioxidantes funcionan como gasolina en un fuego llamado envejecimiento.

LOS TÓXICOS

¿Has leído la composición química de tu desodorante o la del champú? Quizás cuando la leas, te dé por llamar a los artificieros. Si vives en un país occidentalizado has de saber que cada día te puedes ver expuesto a unos setenta y cinco mil tóxicos químicos que nos invaden por aire, agua, alimentación, cosméticos, medicamentos, etc. Nadie está a salvo hoy de esta nube tóxica.

Los estudios dejan bien claro que cuanto más alta es nuestra exposición a los venenos, más cortos son los telómeros[18, 19]. Por tanto, si tienes oportunidad de irte a vivir a una zona rural o al menos donde exista vegetación o esté alejada de los núcleos urbanos, no lo dudes y hazlo.

Igualmente, debes de ser coherente, aplicar el sentido común y pensar que ya que no nos libramos de la sopa tóxica que nos envuelve, al menos minimiza un poco el asunto y no lo agraves ingiriendo o usando tóxicos de manera voluntaria como el tabaco, el alcohol, los aditivos alimentarios o cosméticos sintéticos.

Recapacita sobre tus hábitos y disminuye factores de riesgo, querido lector. No subestimes el peligro de ese cigarrillo, de ese vapeo, de no hacer deporte, de comer precocinados o alimentos ricos en azúcares o de dormir menos de lo que te corresponde porque, si te portas mal, tendrás la sensación de que Eduardo Manostijeras está podando tus telómeros y el crono correrá que se las pela. ¿Y sabes qué? Que luego las lamentaciones no sirven para nada.

Bibliografía

1. HATTON, I. A. *et al.* (2023). «The human cell count and size distribution». *Proceedings of the National Academy of Sciences of the United States of America,* 120(39), e2303077120. https://doi.org/10.1073/PNAS.2303077120

2. KERSKENS, C. M. y LÓPEZ PÉREZ, D. (2022). «Experimental indications of non-classical brain functions». *Journal of Physics Communications,* 6, 105001. https://doi.org/10.1088/2399-6528/ac94be

3. SENDER, R. y MILO, R. (2021). «The distribution of cellular turnover in the human body». *Nature Medicine,* 27(1), 45-48. https://doi.org/10.1038/s41591-020-01182-9

4. COPPÉ, J.-P. *et al.* (2010). «The senescence-associated secretory phenotype: the dark side of tumor suppression». *Annual Review of Pathology,* 5, 99-118. https://doi.org/10.1146/annurev-pathol-121808-102144

5. DONG, Z. *et al.* (2024). «Cellular senescence and SASP in tumor progression and therapeutic opportunities». *Molecular Cancer,* 23(1), 181. https://doi.org/10.1186/s12943-024-02096-7

6. GONZÁLEZ-GUALDA, E. *et al.* (2020). «Galacto-conjugation of Navitoclax as an efficient strategy to increase senolytic specificity and reduce platelet toxicity». *Aging Cell,* 19(4), e13142. https://doi.org/10.1111/acel.13142

7. «Prueban un nuevo fármaco que elimina las células senescentes y reduce la toxicidad en el tratamiento del cáncer». *Ciber.* 5 de mayo de 2020. https://www.ciberisciii.es/noticias/prueban-un-nuevo-farmaco-que-elimina-las-celulas-senescentes-y-reduce-la-toxicidad-en-el-tratamiento-del-cancer

8. SABOT, D. *et al.* (2023). «The association between sleep quality and telomere length: A systematic literature review». *Brain, Behavior, & Immunity* - Health, 28, 100577. https://doi.org/10.1016/j.bbih.2022.100577

9. ESPINOSA-OTALORA, R. E. *et al.* (2021). «Lifestyle effects on telomeric shortening as a factor associated with biological aging: A systematic review». *Nutrition and Healthy Aging,* 6(2), 95-103. https://doi.org/10.3233/nha-200096

10. PATTERSON, E. *et al.* (2012). «Health implications of high dietary omega-6 polyunsaturated fatty acids». *Journal of Nutrition and Metabolism,* 539426. https://doi.org/10.1155/2012/539426

11. D'AMELIO, P. (2021). «Vitamin D deficiency and risk of metabolic syndrome in aging men». *The World Journal of Men's Health,* 39(2), 291-301. https://doi.org/10.5534/wjmh.200189

12. WINDRED, D. P. *et al.* (2024). «Brighter nights and darker days predict higher mortality risk: a prospective analysis of personal light exposure in >88,000 individuals». *Proceedings of the National Academy of Sciences of the United States of America,* 121(43), e2405924121 https://doi.org/10.1073/pnas.2405924121

13. «Los telómeros, el posible secreto de la eterna juventud». *National Geographic.* 5 de octubre de 2022. https://www.nationalgeographic.com.es/ciencia/telomeros-posible-secreto-eterna-juventud_18848

14. LIN, J. y EPEL, E. (2022). «Stress and telomere shortening: insights from cellular mechanisms». *Ageing Research Reviews,* 73, 101507. https://doi.org/10.1016/j.arr.2021.101507

15. RENTSCHER, K. E. *et al.* (2020). «Psychosocial ors and telomere length: a current review of the science». *Annual Review of Public Health,* 41, 223-245. https://doi.org/10.1146/annurev-publhealth-040119-094239

16. AGHAJANYAN, V. *et al.* (2023). «A narrative review of telomere length modulation through diverse yoga and meditation styles: current insights and prospective avenues». *Cureus,* 15(9), e46130. https://doi.org/10.7759/cureus.46130

17. «Elizabeth Blackburn: "La pobreza acorta los telómeros"». *Ciencia. El País.* 25 de noviembre de 2018. https://elpais.com/elpais/2018/11/22/ciencia/1542907913_220107.html

18. ZHANG, X. *et al.* (2013). «Environmental and occupational exposure to chemicals and telomere length in human studies». *Occupational and Environmental Medicine,* 70(10), 743-749. https://doi.org/10.1136/oemed-2012-101350

19. «¿Vivimos expuestos a un cóctel tóxico?». *IntraMed.* 10 de septiembre de 2007. Recuperado el 3 de noviembre de 2024 de https://www.intramed.net/content/48892

12

La limpieza celular

*Si las proteínas no puedes plegar, tu
tumba pronto empezarás a cavar.*

Rafael Guzmán García

Pérdida de la proteostasis como factor
de envejecimiento

Como te he contado en capítulos anteriores, en cada una de
las células poseemos un manual de instrucciones con la información necesaria para fabricar una réplica exacta de nuestro organismo. Esto significa que en cualquier célula de las que hay en tu
lengua o en la pared de tu estómago tienes toda la información
necesaria para fabricar un nuevo tú. Es como si te compraras un
mueble muy grande de IKEA y en cada pieza de las que componen ese mueble hubiese un manual de instrucciones de cómo
montar todo el mueble, pero en el manual de cada pieza estuviese
la información tachada, salvo la que guarda relación con la pieza
que estás montando en ese momento.

Si analizamos la información contenida en esas estanterías
—que te he nombrado en el anterior capítulo y que conforman los

cromosomas—, podemos observar que solo una pequeña parte de este ADN es codificante, o sea, que su función es sintetizar o fabricar una proteína concreta, y el resto —el 98-99 %— es no codificante, el cual realiza otras funciones distintas a la fabricación de las proteínas, pero que son imprescindibles y muy complejas. Entre ellas contener elementos reguladores como promotores, potenciadores, silenciadores y aisladores que controlan cuándo y dónde se activan o desactivan los genes. Es decir, funcionar como un panel con millones de interruptores que encienden o apagan los genes, indicando así cuándo y dónde producir las proteínas necesarias para la célula y un larguísimo listado de funciones que se encargan de gestionar, modular y garantizar que toda la maquinaria genética funcione a la perfección.

En mayo de 2024, la cantante Taylor Swift actuó en Madrid. Su despliegue logístico conllevó un avión privado, a su llegada necesitó tres coches protegidos por la policía nacional, un séquito de unas cien personas, equipo médico propio, ambulancia privada y cien tráileres para el transporte de material. El día del concierto se movilizaron doscientos policías nacionales y cien municipales, entre otras necesidades. Sin duda, Taylor Swift fue la protagonista de toda esta comitiva y logística, pero su representación en todo este engranaje quizás fuera de un 1-2 % y el resto de integrantes, aunque prácticamente desconocidos, fueron absolutamente imprescindibles para que todo el espectáculo se desarrollara a la perfección. Pues así es el ADN. Un 1-2 % es Taylor Swift —la proteína— y el 98-99 % restante es todo su equipo —ADN no codificante—.

Solo hemos hecho más que empezar a desentrañar los misterios de esta doble escalera de caracol. Hay que pensar que hasta hace poco tiempo a este ADN no codificante se le denominaba ADN basura —creo que es una de las meteduras de pata más grandes que ha cometido la ciencia en estos últimos años—. Aún se desconocen muchas de sus funciones.

No puede ser casualidad que en el material genético haya comandos para que las células fabriquen proteínas y no fabriquen ningún otro principio inmediato como las grasas o los azúcares. Esto nos debe hacer pensar que la proteína es la reina de los principios inmediatos y, por tanto, su papel en nuestra biología es crucial. Quizás el motivo de este protagonismo radique en el descubrimiento del fisiólogo húngaro Albert Szent-Györgyi, galardonado con el Premio Nobel de Medicina en 1937, quien descubrió el poder semiconductor de las proteínas. Más adelante fue el doctor el doctor Bintian Zhang y su equipo los que terminarían de confirmar la capacidad conductora de electricidad de las proteínas[1]. Esta capacidad las convierte en una pieza clave en la comunicación inter e intracelular. No podemos olvidar que somos seres eléctricos y que la salud depende absolutamente de nuestra capacidad y actividad eléctrica, jugando, por tanto, las proteínas un papel crítico en ello.

Recuerda que un electrocardiograma, un electroencefalograma, una polisomnografía, etc., son pruebas médicas que se dedican a estudiar las ondas electromagnéticas del organismo.

Los seres humanos somos continuos emisores y receptores de ondas electromagnéticas. Ojalá no lo olvides nunca porque, bajo mi humilde opinión, aquí radica la clave de casi todo lo referente a nuestra salud.

Esta capacidad conductora no la poseen ni las grasas ni los azúcares. Curioso, ¿verdad?, solo tenemos información en el ADN para fabricar lo que emite, conduce y recibe ondas electromagnéticas. ¿Casualidad?

LAS PROTEÍNAS Y SUS FUNCIONES

Antes de seguir adentrándonos en el maravilloso mundo de las proteínas, quiero explicarte de qué y cómo están formadas. Para que podamos imaginarnos su morfología, lo mejor es pensar en un collar de perlas o un rosario. Realmente prefiero equipararlo con un rosario porque este sistema parece ser divino y estar tocado por la mano de Dios. Cada cuenta del rosario constituiría la unidad básica de la proteína que se denomina aminoácido. Por tanto, una proteína está formada por una hilera de aminoácidos unidos entre sí. Has de saber que en los seres humanos no existen muchos aminoácidos diferentes que conforman estas proteínas. En total contamos con veinte de ellos para poder combinarlos y dar lugar a todas las proteínas que necesitamos para vivir. De estos veinte, once los podemos fabricar con las instrucciones que tenemos en los genes, por lo que se denominan no esenciales, ya que aunque no los incorporemos de la alimentación, los fabricamos por nosotros mismos. Los nueve restantes se denominan esenciales porque no tenemos manera de generarlos y necesitamos ingerirlos de los alimentos.

Cuando pienso en las funciones que cumplen las proteínas, me vuelvo a maravillar una vez más de la inteligencia suprema de quién nos creó. Atendiendo al número de cuentas que posea este rosario, el tipo de cuenta, el orden que ocupe cada una y cómo esté enrollado o plegado el rosario, las proteínas ejercen una función u otra. Te describo algunas para que te percates de la magnitud de lo que te estoy contando:

— Estructural. Podemos decir que son ladrillos de construcción de los componentes celulares. Aportan elasticidad y resistencia a órganos y tejidos. Un claro ejemplo de ello es el colágeno de la piel o los tendones.
— Enzimática. Actúan como aceleradores (catalizadores) biológicos, acelerando las reacciones químicas del metabolismo. Las enzimas son las proteínas más numerosas y especializadas, tanto es así que aproximadamente un tercio de todo el ADN codificante está destinado a la fabricación de enzimas.
— Hormonal. Algunas hormonas son de naturaleza proteica, como la insulina, el glucagón o la hormona de crecimiento.
— Reguladora. Las proteínas tienen la capacidad de regular la expresión de genes e incluso la división celular.
— Homeostática. Controlan el pH de nuestro medio interno y mantienen el equilibrio de la presión osmótica.

— Defensiva. Forman anticuerpos para proteger al organismo contra agentes externos y participan en la coagulación sanguínea.
— Transporte. Pueden trasladar sustancias por el organismo. Un ejemplo es la hemoglobina que transporta oxígeno a cada una de las células.
— Contráctil. Gracias a las proteínas podemos caminar, coger la jarra de cerveza de la mesa o que el corazón lata sin descanso, ya que hay proteínas como la miosina y la actina que están especializadas en la contracción muscular.
— Receptora. Las superficies de las membranas celulares están repletas de proteínas que actúan como receptores de señales de todo tipo.
— Energética. Aunque esta función solo se realiza en casos de extrema necesidad, las células pueden utilizar las proteínas como fuente energética.

Como has podido comprobar, la importancia de las proteínas en casi todos los procesos biológicos del organismo es crucial.

UNA COMPLEJA RED DE EQUILIBRO

Para que esta maquinaria funcione correctamente necesitamos un absoluto control y equilibrio de los mecanismos que gobiernan la producción, plegamiento, transporte y degradación de las proteínas. A esto se le conoce con el nombre de proteostasis.

La homeostasis es un término que hace alusión al mantenimiento de nuestro equilibrio interno, pues como ya habrás deducido, proteostasis define el proceso de equilibrio de proteínas. Quédate con este nombre y memorízalo bien porque tu salud y envejecimiento dependen de él.

Las proteínas, cuando son fabricadas por las células, no son funcionales, es decir, tienen que ser sometidas a un plegamiento, que es lo que las hace activas y disponibles para ejercer su función. En otras palabras, ese rosario no puede estar estirado, debe de estar enrollado o plegado, formando una especie de ovillo con una estructura tridimensional determinada. Este plegamiento es fundamental para que actúe correctamente y cumpla con su cometido. Por tanto, la proteostasis comprende principalmente cuatro procesos:

— La fabricación de las proteínas.
— Su plegamiento.
— El transporte.
— La degradación y eliminación de las que están ya dañadas o no son funcionales.

Existen diversos factores que nos hacen perder la capacidad de mantener este equilibrio de los cuatro procesos —proteostasis—, lo que puede llevar a la acumulación de proteínas mal plegadas o dañadas, cosa que se asocia con diversas enfermedades relacionadas con la edad, como por ejemplo, el alzhéimer, el párkinson, la enfermedad de Huntington, enfermedades cardiovasculares, cáncer o diabetes.

Estarás intrigado por saber cuáles son estos factores, ¿verdad? Pues algunos de ellos ya los conoces.

ESTRÉS OXIDATIVO

Como podrás imaginar, el exceso de radicales libres o el déficit de antioxidantes genera el caldo de cultivo perfecto para que las proteínas se oxiden, alterando así su estructura y función[2]. Espero que después de leer esto no te queden dudas en incluir en tu dieta platos coloridos ricos en antioxidantes —frutas y verduras variadas, carnes de pasto, etc.— y huir de todo aquello que te comenté que aumentaba la producción de radicales libres como el tabaco, dormir poco o el estrés crónico.

EXPOSICIÓN A TOXINAS AMBIENTALES

Como las partículas finas $PM_{2.5}$[3]. Estas partículas con este nombre tan técnico no son otra cosa que un polvo muy muy fino —por debajo de 2,5 micras, de ahí su nombre— que flota en el aire que respiramos. Son tan pequeñas que no podemos verlas a simple vista, necesitaríamos un microscopio muy potente para observarlas. Para que te hagas una idea de lo diminutas que son, imagina un cabello humano, pues bien, son unas treinta veces más delgadas que un pelo. Son tan chiquitas que pueden colarse fácilmente en los pulmones cuando respiramos. Suelen producirse por la contaminación, sobre todo por los gases que expulsan los vehículos, las fábricas o cuando se quema cualquier cosa. Lo peligroso de las $PM_{2.5}$ es que, al ser tan pequeñas, no solo llegan a lo más profundo de los pulmones, sino que incluso pueden pasar a la sangre. Esto causa problemas de salud, especialmente en el corazón y los pulmones. Son como unos invasores diminutos que se cuelan en el cuerpo sin que nos demos cuenta y pueden hacernos daño a largo plazo si las respiramos con frecuencia. ¿Entiendes ahora por qué insisto tanto en elegir el código postal de tu lugar de residencia?

Existen más tóxicos ambientales que hacen un daño increíble en la proteostasis, me refiero a otros que también nos invaden sin darnos ni cuenta y que muchas veces los producimos nosotros mismos sin ser conscientes de ello. Su nombre son los HAPs —hidrocarburos policíclicos aromatizados— y son un grupo de alrededor de cien sustancias que se producen durante la combustión incompleta de carbón, gasolina, basura, madera, tabaco, etc.

No sé si decírtelo, ya que quiero conservar tu amistad. Bueno, correré el riesgo, porque si no lo hago, no dormiré tranquilo esta noche. Los HAPs están en los alimentos ahumados y los producimos también cuando cocinamos carne a la parrilla o a la barbacoa[4]. La composición del alimento determina el grado de HAPs que producimos e ingerimos[5], de tal manera que cuanto más grasa y más proteína, más HAP se producen, y has de saber que cuando caen las gotas de grasa al fuego o las brasas mientras lo estás preparando, se provoca un incremento en la producción de HAPs por el humo que se desprende y que impregna el chorizo o la panceta que luego te zampas. Así que ya sabes: si vas a organizar una barbacoa con tus amigos para celebrar tu cuarenta cumpleaños, más vale que te decantes por comprar pollo, pavo, conejo o cualquier carne baja en grasa, y si haces una parrillada de verdura, mejor aún, porque ese día vas a soplar cuarenta velas, pero biológicamente quizás debieras soplar cuarenta y cinco.

Como se suele decir, de perdidos… al río. Y como ya casi seguro me habrás negado el saludo, te contaré también que cuando fríes y te comes esas patatas fritas que tanto te gustan, de igual modo estás ingiriendo HAPs. Si eres de los que abusan de los fritos, al menos utiliza grasas o aceites que sean estables al calor, como por ejemplo, el de oliva, el de coco o la mantequilla (no margarina). No subas mucho la temperatura y procura usar una sartén para no freír profundamente, evita que el alimento que vayas a freír no esté mucho tiempo en el foco de calor y cambia el aceite con frecuencia[6], no frías una y otra vez con el mismo porque, de lo contrario, lo que estarás friendo son tus pobres células.

No pienses que he invertido tantas letras en contarte lo de los HAPs por amargarte el día, créeme que lo he hecho porque estas sustancias del demonio son realmente dañinas para la salud y alteran toda la maquinaria de la proteostasis, ya que son una brutal fuente de radicales libres, pueden modificar la expresión de genes relacionados con la síntesis y degradación de proteínas, también causar mutaciones en el ADN, lo que llevará a la producción de proteínas anormales y generar interferencia con las vías de señalización celular, cosa que afectará a los procesos de control de calidad de las proteínas. La consecuencia de todo esto —entre otras— es que los HAPs sobrecargarán los sistemas de degradación y destrucción de las proteínas celulares que están dañadas y afectarán al plegamiento correcto de las proteínas, generando así un mal funcionamiento de ellas. Por tanto, si eres de los que abusan de este tipo de alimentos, fumas o estás expuesto a contaminación de manera recurrente, no te extrañe que la insulina deje de funcionarte correctamente y te suba el azúcar en sangre, que el periodo menstrual no venga cuando tiene que venir y sea doloroso, que tengas estreñimiento o diarrea, que empieces a perder concentración o memoria, que te diagnostiquen alzhéimer o cualquier tipo de cáncer.

Como siempre, depende de la cantidad que ingieras. Porque comas algo frito o a la parrilla de vez en cuando no pasa absolutamente nada, pero cuidado con el efecto cóctel. Hoy peco un poco con fritos, mañana me como un flan con caramelo por encima y pasado me invitan a una barbacoa y yo preparo el churrasco a la brasa mientras me fumo un cigarrito y me bebo una copita de vino, y aunque no haya abusado de nada, he acumulado varios factores de riesgo en poco tiempo y sería difícil que no tributara con salud por este acúmulo de pequeños excesos.

Estos HAPs nos hacen tanto daño que el organismo ha desarrollado receptores en las células para intentar captar estas moléculas y procurar degradarlas y eliminarlas. Se llaman receptores de hidrocarburos de arilo (AhR), pero no olvides que también son proteínas; por tanto, mantener en perfecto estado esta maquinaria del equilibrio proteico es fundamental para que el sistema trabaje de forma correcta.

El receptor, para que funcione correctamente y pueda eliminar de manera efectiva los HAPs, necesita un aporte continuo de un aminoácido, que es el triptófano, ya que los metabolitos que se producen cuando lo metabolizamos ayudan a activarlo[7], y este es uno de esos que te comenté al comienzo del capítulo, que si no lo incorporas con la alimentación, no hay manera de obtenerlo, por lo que te aconsejo que si fumas, vives en una ciudad donde hay contaminación, comes fritos, ahumados o alimentos a la parrilla o barbacoa, no dejes de comer con frecuencia alimentos ricos en triptófano, como por ejemplo:

> Pollo, pavo, salmón, sardinas, anchoas, huevos, plátano, piña, aguacate, ciruela, fresas, mango, espinacas, brócoli, berros, remolacha, zanahoria, apio, almendras, nueces, pistachos, anacardos, semillas de calabaza, arroz integral, chocolate negro —con alto contenido de cacao—.

Te daré también un pequeño truco que te ayudará a eliminar estos HAPs. Como no podía ser de otra manera, la exposición a la luz solar activa estos mecanismos de eliminación de tóxicos. Y es que este receptor AhR que te he comentado se puede fotoactivar, es decir, que cuando es estimulado por las ondas electromagnéticas del sol, se pone en funcionamiento toda una maquinaria para intentar eliminar estas y otras sustancias tan dañinas[8]. Pero, ojo, te recomiendo que sigas las instrucciones que te expongo en mi libro *Tu cuerpo, tu hogar* en relación con la exposición a los rayos solares. Si eres una persona que no tiene buenos hábitos y no está acostumbrada a tomar el sol frecuentemente, te aconsejo que te expongas muy poco a poco, cinco minutos cada día y no más hasta que vayas modificando la expresión de todos los genes que hacen que el sol sea tu mejor aliado.

No dejes de exponerte al sol. Hazlo con cautela y de manera progresiva y sin protección durante estos pocos minutos, ya que es la radiación ultravioleta la que activa el receptor y las cremas protectoras la bloquean.

Eso sí, no olvides cuando te pongas la crema protectora pasados esos minutos, que esta sea ecológica. Así que procura hacer esa barbacoa al aire libre y que cuando te comas el churrasco a la brasa, después te dé al menos un poco de sol en la tripa sin ropa. Y créeme que no estoy de broma con esto último.

Rebobinemos, querido lector, céntrate de nuevo. Estamos viendo los factores que afectan a este magnífico equilibrio de las proteínas. Sigamos pues.

Metales pesados

La acumulación celular de metales pesados como el cadmio, el plomo o el mercurio interfiere en el plegamiento y en los sistemas de degradación y destrucción de las proteínas dañadas, por lo que rompe por completo la proteostasis. El daño que genera el aluminio, aunque no es considerado un metal pesado, es tal que debe considerarse como si lo fuese. La contaminación por aluminio ocupa los primeros puestos del *ranking* de contaminación. Esta toxicidad es algo que por desgracia ocurre con demasiada frecuencia, ya que la exposición que tenemos es brutal.

Los pescados azules que tienen gran tamaño contienen cantidades considerables de mercurio, los residuos electrónicos, el uso de fertilizantes y pesticidas, amalgamas dentales, el aire de ciudades con mucho tráfico, tuberías y conducciones de agua antiguas, aditivos de cosméticos, fármacos... son algunos de los factores de riesgo más comunes en la contaminación por metales pesados.

Puedes hacerte pruebas para cuantificar el grado de toxicidad que presentas. Las pruebas que comúnmente se hacen son la medición en sangre y en cabello —mineralograma— siendo esta última mi preferida. Te aconsejo que mantengas a raya estos factores de riesgo y que introduzcas en tu día a día alimentos con propiedades quelantes como las setas, el cilantro, las algas en general y en especial la chlorella y espirulina, el vinagre de manzana sin filtrar, ajo, cebolla, cúrcuma, manzana, pipas de calabaza, jengibre y verduras crucíferas como el brócoli, la col rizada o las coles de Bruselas.

Existen suplementos que se pueden adquirir en las parafarmacias o herbolarios especializados con alta capacidad quelante —reacción que ayuda a eliminar los metales—, como es la zeolita, el glutatión, la pectina modificada, el ácido alfa lipoico, etc. No te aconsejo que tomes estos suplementos sin supervisión y prescripción sanitaria, ya que pueden interaccionar con algunos fármacos.

El ejercicio físico practicado de manera regular y la sauna son dos buenas estrategias para la eliminación de metales pesados.

ESTRÉS TÉRMICO

Cuando revisamos las muertes por golpe de calor de los últimos años, observamos que ha habido un incremento exponencial. En España se calcula que en la última década ha aumentado un 183 % el número de fallecidos por este motivo durante los meses de verano[9]. Solo en 2023 fallecieron más de ocho mil trescientas personas por esta causa.

Y es que el calor provoca una desnaturalización de las proteínas, que no es otra cosa que las altas temperaturas las desenrolla y las despliega, por tanto, pierden su morfología tridimensional y dejan de ejercer su función.

ESTRÉS TÉRMICO

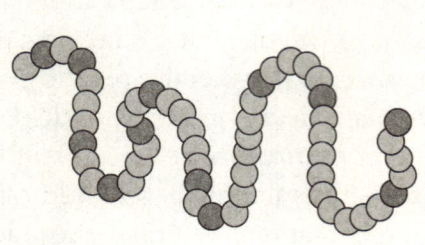
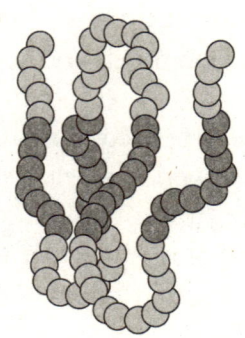

Proteína desnaturalizada   Proteína plegada

Imagino que te estarás preguntando que qué relación puede tener esto con la muerte de tantas personas, ¿verdad? Te pondré unos ejemplos para que lo entiendas.

Las células del corazón producen energía gracias a una reacción en cadena de varias proteínas —llamadas enzimas— y estas proteínas mantienen su estructura en temperaturas de aproximadamente treinta y siete-treinta y ocho grados. Cuando el organismo no tiene la capacidad de disminuir la temperatura corporal y hacemos deporte o estamos bajo una temperatura ambiental extrema, esas proteínas cardiacas empiezan a desplegarse —se desenrollan— y dejan de producir energía, por lo que el corazón se queda sin suministro y literalmente se colapsa. Esto ocurre también en todos los músculos, aparatos y sistemas del cuerpo, incluido el cerebro. Como era de esperar, los tejidos más relevantes para salvaguardar la vida son los que soportan mejor las altas temperatura, como son corazón y cerebro, que tienen capacidad de aguantar los casi treinta y nueve grados centígrados. Ahora puedes entender por qué aquellos sujetos que llegan a padecer fiebre muy alta pueden tener alucinaciones e incluso convulsiones.

Pero como comprenderás después de casi siete millones de años de evolución, el cuerpo ha desarrollado sistemas, no solo para disminuir la temperatura corporal, sino para volver a plegar esas proteínas, ese rosario, que se despliega y se desenrolla con el calor. No pienses que la sudoración es el único sistema que tenemos. La vasodilatación cutánea, difusión de calor mediante ondas electromagnéticas, convección, evaporación insensible —también conocida como perspiración—, que consiste en la pérdida constante de agua a través de los poros de la piel y las vías respiratorias, incluso cuando no estamos sudando visiblemente, y, por supuesto, la respiración, son algunos de nuestros sistemas de refrigeración.

Cuando las células detectan que la temperatura está subiendo más de lo debido, dan orden a sus genes de fabricar unas enzimas —proteínas— que se llaman de choque térmico, conocidas científicamente como chaperonas. Estas chaperonas, como si fuesen personal de mantenimiento, detectan las proteínas que se han desplegado y las vuelven a plegar para darle la configuración tridimensional precisa para que vuelvan a funcionar correctamente y restablecer así el suministro energético. Sin duda, otra obra maestra de nuestro creador. Pero claro… siempre hay un pero, ¿verdad?, para que este proceso ocurra de manera correcta, y sobre todo a la velocidad que corresponde, los genes y la maquinaria de producción de chaperonas debe estar entrenada, engrasada y lista para funcionar en cada momento, cosa que no sucede si evidentemente no nos exponemos al calor nunca y siempre permanecemos en temperatura más o menos constante —normotermia—. No olvides nunca que en el cuerpo lo que no se usa se pierde. Por tanto, ya puedes imaginar que comportamientos que no le obliguen a mantener los mecanismos de control de temperatura en activo y bien entrenados nos dejan sin protección alguna ante estas circunstancias. Gestos como sentir solo un poquito de calor y encender el aire acondicionado, tener calor y beber una cerveza fría, meterse en la ducha cuando el agua está ya bien calentita, tener la calefacción todo el día puesta, la bufanda enrollada al cuello antes de salir a la calle y, el colmo de los colmos, que los asientos de los coches sean hasta calefactables —pero, ¿dónde vamos a llegar?—, no ayuda nada. Todo esto que hemos normalizado ha ido apagando nuestros sistemas de defensa contra los choques térmicos. Nuevamente, el confort nos mata. Pues ¿qué esperamos?, en el momento que un día de agosto la temperatura se eleva a cuarenta y tres grados y tenemos que trabajar o hacer deporte en el exterior, nuestras chaperonas, que las tenemos de vacaciones todo el año o casi jubiladas, no tienen efectividad para plegar las proteínas desnaturalizadas. Recapacita, querido lector, quizás el incremento de fallecidos por golpes de calor no venga del cambio climático, sino porque hemos llegado a un punto de confort que el organismo no tiene capacidad de adaptación y reacción.

En mi tierra, Córdoba, desde que yo soy pequeño llevo viendo cuarenta y cuatro en los termómetros en verano y nunca ha habido tantos muertos como ahora. Es cierto que en aquella época no había aire acondicionado en todos los hogares ni todos los vehículos tenían sistemas de refrigeración y se pasaba más horas en el exterior. Eran otros tiempos, no digo que mejores ni peores, pero desde luego más amables con nuestro cuerpo.

Como has podido comprobar, el calor desnaturaliza las proteínas y el frío en exceso también, por lo que no exponernos a intervalos cortos de frío y estar siempre calentitos, igualmente desactiva los sistemas de termorregulación. No hay nada más saludable que recibir baños o duchas de corta duración con agua por debajo de veinte grados. Cuando hablo de corta duración me refiero a unos dos minutos. Lo terapéutico es el agua, no el aire frío. Este último nos enferma, pero la exposición al agua fría en intervalos cortos de tiempo nos da salud y alarga la vida.

No subestimes el poder terapéutico al frío, mejora desde la eficacia del sistema inmune, las enfermedades metabólicas y hasta el estado de ánimo.[10]

Sedentarismo

El sedentarismo es uno de los factores más dañinos para la proteostasis, y por desgracia uno de los más arraigados en las sociedades modernas. Es tan potente el efecto dominó que genera sobre el equilibrio proteico que podría escribir medio libro solo acerca de este tema. Por ponerte unos ejemplos te puedo comentar que el sedentarismo perjudica a las proteínas transportadoras de glucosa en el músculo, circunstancia que afecta a la proteostasis[11].

No hacer deporte de manera regular pone en compromiso los sistemas de destrucción y eliminación de las proteínas que están dañadas o mal plegadas. Este sistema se conoce con el nombre de ubiquitina-proteosoma y autofagia mediada por lisosomas[12]. Lo podríamos comparar al servicio de limpieza de nuestros ayuntamientos, ya que se encargan de recoger las proteínas dañadas o mal plegadas y destruirlas, e incluso someterlas a un proceso de reciclado. Te recuerdo que hay multitud de enfermedades asociadas a la acumulación de proteínas mal plegadas, como por ejemplo, el alzhéimer o el párkinson. Para que lo visualices en tu mente, estas proteínas se comportan en las neuronas y células como el pegajoso chapapote que vimos en las costas de Galicia en noviembre de 2002. Literalmente asfixian a nuestras pobres células. Si a esto le añadimos la inflamación crónica de bajo grado y el estrés oxidativo que se producen como consecuencia del sedentarismo, tendríamos que considerar al sofá como la cama de Satanás.

Sueño

Pero si hay algo que repercuta negativamente sobre el equilibrio de las proteínas es la falta de horas de sueño. Esto es realmente demoledor. No llegar a las siete horas de sueño genera una disminución de aproximadamente un 18-19 % en la síntesis —fabricación— de proteínas[13] y altera los niveles de diversas hormonas. Puede disminuir los niveles de la testosterona en un 24 %, elevar el cortisol más de un 21 %, afectar la producción de la hormona de crecimiento y la prolactina o la melatonina entre otras. Y si hay algo que perturbe la falta de almohada, es la retirada y eliminación de las proteínas dañadas o mal plegadas. Te recuerdo que el equipo de limpieza encargado de retirar el chapapote del cerebro y sistema nervioso solo trabaja mientras dormimos de noche. Ojo con esto.

> Mentalízate de que cuantas menos horas de sueño tengas, más probabilidad tendrás de sufrir una enfermedad neurodegenerativa. Si no te haces colega del señor Morfeo, te harás colega inseparable del señor Alzheimer.[14]

Todo esto por no hablar del estrés oxidativo y la inflamación asociadas a la falta de horas de sueño. Así que, querido lector, son las 20:57 horas de la tarde y es hora de que apague el ordenador por hoy y me vaya preparando para irme a la cama en breve. Mañana seguiré con la repercusión que tiene la falta de ingesta de proteínas en la proteostasis. Buenas noches.

INGESTA DE PROTEÍNAS

Aquí estoy de nuevo después de haber dormido ocho horas y haber equilibrado entre otras cosas mi sistema proteico. Sigamos con este apasionante asunto. La ingesta suficiente de proteínas, principalmente proteínas completas —que son aquellas que contienen todos los aminoácidos esenciales— es algo fundamental para que esta maquinaria funcione correctamente. Podemos decir que esto es lo básico. Es como si quieres construir una casa con ladrillos y cemento y careces de ambos materiales. Es por esto por lo que te aconsejo que te asegures una ingesta diaria bien balanceada en proteínas completas.

Has de saber que los únicos alimentos que presentan todos los aminoácidos completos son los que proceden del reino animal. Si eres vegetariano o vegano, será complicado llegar a los requerimientos mínimos de estos aminoácidos a no ser que abuses de la combinación de cereales, legumbres y frutos secos, circunstancia esta que puede generar problemas en el tránsito y microbiota a largo plazo, por lo que te aconsejo que si ese es tu caso, acudas a algún compañero especializado en estos temas para que te oriente.

El aporte proteico adecuado en un adulto debe rondar un mínimo de un gramo o gramo y medio de proteína por kilo de masa corporal al día. Evidentemente, esto habría que adaptarlo a las circunstancias de cada uno, ya que no requieren el mismo aporte un deportista que una persona sedentaria o una mujer lactante. Considera que aproximadamente un kilogramo de pollo contiene unos doscientos gramos de proteína.

Las algas también son buena fuente de proteínas, pero todavía no está muy arraigado su uso en ciertos países, aun así, necesitaríamos comer demasiada cantidad para llegar a los requerimientos mínimos. La espirulina es muy rica en aminoácidos.

Personalmente, prefiero sin duda las proteínas que proceden del pescado que las de la carne, ya que su biodisponibilidad es mayor. Por tanto, si quieres que el engranaje de la proteostasis funcione correctamente, no dudes en incorporar en tu día a día pescado, huevo, marisco, carne, etc.

Otros factores: el triángulo de la vida

Existen otros tres factores claves para evitar el deterioro de este riguroso equilibrio de las proteínas, y son el mantenimiento del pH celular, los niveles de oxigenación de los tejidos y el daño en unas maravillosas y mágicas estructuras que hay en nuestras células, que son las mitocondrias. Yo le llamo el triángulo de la vida. Estos tres puntos por sí solos son tan sumamente importantes que darían tema para escribir dos libros sobre ellos. Aunque son tres temas complejos, te quiero dar unos consejos muy muy sencillos para mantener este triángulo en perfecto estado.

Lo primero que quiero advertirte es que no caigas en el error de confundir el pH sanguíneo con el de los tejidos o las células, al igual que los niveles de oxigenación de la sangre con los de los tejidos periféricos. Estos dos valores son invariables en la sangre. El cerebro y cuerpo en general invierten y sacrifican los recursos que haya que invertir y sacrificar para mantener constantes los niveles de pH y oxígeno en sangre, ya que ligerísimas variaciones de estos valores en el plasma comprometen seriamente nuestra salud.

Hay varios puntos que debes de considerar para mantener estos tres factores en perfecto estado. Hay quien gasta cantidades ingentes de dinero en suplementación y tratamientos antienvejecimiento, pero descuidan lo fundamental. Sin unos buenos cimientos no conseguiremos nada, al menos nada que perdure en el tiempo.

Dormir un mínimo de siete horas nocturnas, hacer ejercicio de forma regular, huir del estrés todo lo posible, y si no fuese posible, implementar estrategias que mitiguen su daño como el *mindfulness* o el yoga, realizar baños de frío como he comentado párrafos atrás, llevar una nutrición adecuada acompañándola de ayunos intermitentes —esto siempre debe estar supervisado por un sanitario especializado en estos temas— y evitar exponerse a sustancias que directamente dañan las mitocondrias. Son las premisas básicas para mantener estas tres piedras angulares en magnífico equilibrio.

ENVEJECIMIENTO DE LAS MITOCONDRIAS

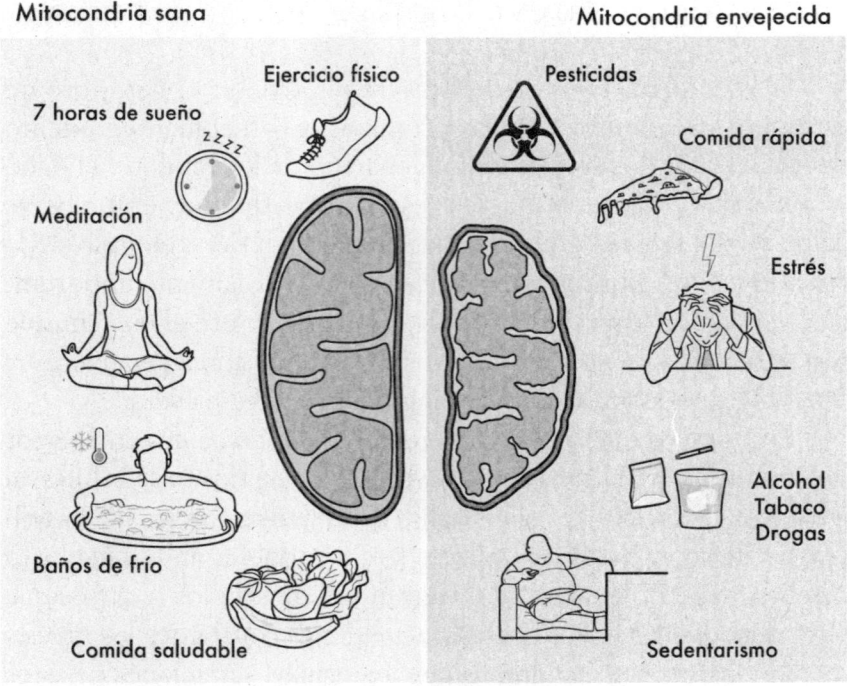

Mitocondria sana

Mitocondria envejecida

7 horas de sueño

Ejercicio físico

Meditación

Baños de frío

Comida saludable

Pesticidas

Comida rápida

Estrés

Alcohol
Tabaco
Drogas

Sedentarismo

Te detallo algunas de las sustancias que más dañan nuestras mágicas mitocondrias. Ojo con ellas e intenta evitarlas cada vez que te sea posible. Tu salud y tu envejecimiento —además de las de tus hijos— dependen de ello.

— Ciertos antibióticos. Las mitocondrias evolutivamente proceden de las bacterias y su morfología y estructura actual aún siguen guardando gran similitud, por lo que algunos antibióticos las dañan. Entre ellos destacan los aminoglucósidos, las tetraciclinas, el cloranfenicol y la linezolida[15].

— Algunos retrovirales usados en el tratamiento del VIH, como por ejemplo, zidovudina, estavudina y didanosina[16].

— El exceso de alcohol, tabaco y drogas, en general.

— La acumulación de metales pesados como el cadmio o el mercurio.

— Los pesticidas y herbicidas que se utilizan en el cultivo de verduras y frutas no ecológicas y con mención especial a los que contengan glifosato[17, 18]. Este herbicida, el más utilizado en el mundo, ha sido estudiado en profundidad y existe una vasta literatura que correlaciona su uso e ingesta con el incremento de casos de celiaquía, autismo, problemas cardiovasculares, patologías autoinmunes, músculo-esqueléticas e incluso cáncer. Sin duda, la doctora Stephanie Seneff, investigadora científica del MIT, publicó en julio de 2021 el mejor libro escrito sobre los efectos nocivos del glifosato titulado *Toxic legacy: how the weedkiller glyphosate is destroying our health and the environment —Legado tóxico. Cómo el herbicida glifosato está destruyendo nuestra salud y el medioambiente—*. Pero no solo Seneff ha dedicado gran parte de su vida a investigar sobre este demoniaco herbicida, el doctor Don Huber, el toxicólogo francés Séralini, el científico Anthony Samsel o Zen Honeycutt, fundador y director de la organización Moms Across America, tras años de investigación, corroboran los hallazgos de la doctora Seneff.

Imagino que al igual que me ocurrió a mí hace años, cuando profundicé sobre este tema, te estarás preguntando que cómo es posible que aún esté permitido el uso de este y otros productos similares, ¿verdad? Pues la respuesta a esto radica en que a día de hoy parecen importar más los dólares que las vidas humanas. Estimado lector, quédate tranquilo, en noviembre de 2023, la Comisión Europea renovó la autorización del uso del glifosato por un periodo de diez años, más en concreto hasta el 15 de diciembre de 2033[19], así que, con un poco de suerte, en apenas nueve años nos comeremos las doce uvas más tranquilos. Eso sí, durante este tiempo procura comerte pocos bocatas de pan elaborado con harina de trigo convencional y no tomar muchas frutas y verduras no ecológicas porque de lo contrario tendrás que visitar el hospital más de lo deseado.

Hay más factores que alteran la proteostasis, pero he considerado oportuno cortar aquí para que no entres en pánico. Como has podido comprobar, mantener el equilibrio del ciclo de la vida de las proteínas es una ardua tarea cuando no eres amable y respetuoso con el cuerpo. Cuidado con esto porque tu vida y tu salud es proteíno-dependiente, pero no malinterpretes este término, no estoy diciéndote con esto que te tengas que atiborrar a proteínas, sino que necesitas generar el ambiente idóneo con tus hábitos para que puedas fabricar, plegar, transportar, degradar y eliminarlas correctamente para conservar tu salud y alcanzar tu esperanza de longevidad, que te recuerdo nada tiene que ver con la esperanza de vida.

Espero que en la celebración de tu próximo cumpleaños soples las velas correspondientes a tu edad cronológica, pero ojalá puedas soplar unas cuantas menos biológicas. En tu mano está.

¡Aviso!

¡Toca levantarse! ¡Arriba!
Te espero de vuelta en dos minutos ;).

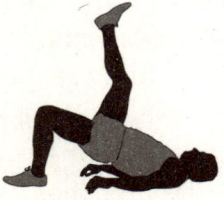

Bibliografía

1. ZHANG, B. *et al.* (2022). «Electronic transport in molecular wires of precisely controlled length built from modular proteins». *ACS Nano,* 16(1), 1671-1680. https://doi.org/10.1021/acsnano.1c10830

2. HÖHN, A. *et al.* (2020). «Proteostasis failure in neurodegenerative diseases: focus on oxidative ». *Oxidative Medicine and Cellular Longevity,* 2020(1), 5497046. https://doi.org/10.1155/2020/5497046

3. «PM$_{2.5}$». *Wikipedia. La enciclopedia libre.* https://es.wikipedia.org/wiki/PM2.5

4. TAKAM, P. *et al.* (2024). «Toxic effect of polycyclic aromatic hydrocarbons (PAHs) on co-culture model of human alveolar epithelial cells (A549) and macrophages (THP-1)». *Environmental Sciences Europe,* 36(1). https://doi.org/10.1186/s12302-024-01003-7

5. (2021). «Hidrocarburos aromáticos policíclicos (HAP)». *Agencia Catalana de Seguridad Alimentaria.* (n.d.). https://acsa.gencat.cat/es/detall/article/Hidrocarburos-aromaticos-policiclicos-HAP

6. «Hidrocarburos aromáticos policíclicos (HAPs)». *Agencia Española de Seguridad Alimentaria y Nutrición.* 25 de mayo de 2023. https://www.aesan.gob.es/aecosan/web/seguridad_alimentaria/subdetalle/haps.htm

7. SEO, S.-K. y KWON, B. (2023). «Immune regulation through tryptophan metabolismo». *Experimental & Molecular Medicine,* 55(7), 1371-1379. https://doi.org/10.1038/s12276-023-01028-7

8. MEMARI, B. *et al.* (2019). «Endocrine aryl hydrocarbon receptor signaling is induced by moderate cutaneous exposure to ultraviolet light». *Scientific Reports,* 9(1), 8486. https://doi.org/10.1038/S41598-019-44862-4

9. «44 muertos por calor al día: España registra el tercer peor agosto de la década con 1386 fallecidos». 2 de septiembre. *El Español.* https://www.elespanol.com/ciencia/salud/20240902/muertos-calor-dia-espana-registra-tercer-peor-agosto-decada-fallecidos/882161908_0.html

10. «Andrew D. Huberman: la exposición deliberada al frío para la salud y el rendimiento». *IceWalls.* 12 de enero de 2023. https://www.icewalls.cl/blogs/icebath/andrew-d-huberman-la-exposicion-deliberada-al-frio-para-la-salud-y-el-rendimiento

11. PARK, J. H. *et al.* (2020). «Sedentary lifestyle: overview of updated evidence of potential health risks». *Korean Journal of Family Medicine,* 41(6), 365-373. https://doi.org/10.4082/kjfm.20.0165

12. «El mantenimiento de la proteostasis puede retrasar el envejecimiento y las enfermedades asociadas». *CORDIS. Comisión Europea.* 17 de diciembre de 2021 https://cordis.europa.eu/article/id/435462-maintaining-proteostasis-may-slow-ageing-and-related-diseases/es

13. Saner, N. J. *et al.* (2020). «The effect of sleep restriction, with or without high-intensity interval exercise, on myofibrillar protein synthesis in healthy young men». *The Journal of Physiology,* 598(8), 1523-1536. https://doi.org/10.1113/JP278828

14. Shokri-Kojori, E. *et al.* (2018). «β-Amyloid accumulation in the human brain after one night of sleep deprivation». *Proceedings of the National Academy of Sciences of the United States of America,* 115(17), 4483-4488. https://doi.org/10.1073/PNAS.1721694115/-/dcsupplemental

15. Herrera-González, S. *et al.* (2016). «Efectos adversos de los antibióticos sobre la mitocondria y su asociación con variantes genéticas del ADN mitocondrial en población mexicana». *Revista Mexicana de Ciencias Farmacéuticas,* 46(4), 15-24. https://pure.udem.edu.mx/es/publications/efectos-adversos-de-los-antibi%C3%B3ticos-sobre-la-mitocondria-y-su-as

16. Sun, R. *et al.* (2014). «Zidovudine induces downregulation of mitochondrial deoxynucleoside kinases: implications for mitochondrial toxicity of antiviral nucleoside analogs». *Antimicrobial Agents and Chemotherapy,* 58(11), 6758-6766. https://doi.org/10.1128/aac.03613-14

17. Lim, S. *et al.* (2009). «Chronic exposure to the herbicide, atrazine, causes mitochondrial dysfunction and insulin resistance». *PloS One,* 4(4), e5186. https://doi.org/10.1371/journal.pone.0005186

18. Strilbyska, O. M. *et al.* (2022). «The effects of low-toxic herbicide Roundup and glyphosate on mitochondria». *EXCLI Journal,* 21, 183-196. https://doi.org/10.17179/excli2021-4478

19. «Renovación del uso del glifosato como producto fitosanitario en la Unión Europea». *Agencia Catalana de Seguridad Alimentaria.* 1 de enero de 2023. https://acsa.gencat.cat/es/detall/noticia/renovacious-glifosat

13

ALTERACIÓN EN LOS SISTEMAS DE DETECCIÓN DE NUTRIENTES

Sé inteligente y vive de manera intermitente.

RAFAEL GUZMÁN GARCÍA

Hace un par de semanas iba conduciendo desde mi ciudad, Córdoba, hacia Madrid. El navegador me indicaba que la hora prevista de llegada serían las 22:33. Sobre las 20:30 se me encendió la luz del salpicadero que me indicaba que acababa de entrar en reserva el depósito de gasolina. Estaba en ese momento atravesando los aparentes paisajes despoblados de Castilla-La Mancha. Era absolutamente de noche y no vislumbraba a lo lejos ninguna luz que me diese esperanza de encontrar una estación de servicio cerca. Pasaban los kilómetros y a medida que mi nerviosismo aumentaba al observar cómo la aguja de la gasolina bajaba, iba disminuyendo progresivamente la velocidad. Cuando quise darme cuenta pasé de ciento veinte a setenta kilómetros hora. Al fin, después de un buen rato, allá a lo lejos, creí ver un luminoso que parecía ser el de una gasolinera. Volví a mirar la aguja y estaba ya rozando el cero absoluto, por lo que volví a disminuir sin pensarlo la velocidad y recé para poder llegar a la maravillosa y lejana luz. Parece ser que mis plegarias surtieron efecto y pude finalmente llegar a repostar. La calma de nuevo volvió a mí.

Cuando salí de la gasolinera y miré la hora prevista de llegada a Madrid se había modificado a las 23:05 h. Me puse a pensar sobre el tema y llegué a la fácil conclusión de que cuanto más lento era mi viaje, más se alargaba en el tiempo, menos combustible consumía y, por tanto, menos gases contaminantes producía. Por defecto profesional, mi mente lo trasladó al terreno que más me apasiona, el mundo celular, y me percaté de que era absolutamente lo mismo. La gasolina es la energía del coche y los nutrientes, la energía celular.

Si tengo el depósito de gasolina a tope, me puedo permitir el lujo de circular al límite máximo de velocidad que marca la ley, e incluso si voy con prisa, puedo asumir el riesgo de una multa o de un accidente y sobrepasarlo con creces, generando, eso sí, muchos más gases contaminantes y desgaste de las piezas. A las células les ocurre algo similar: si disponen de demasiada energía, tienen permiso y posibilidad de acelerar todas sus reacciones, generando más residuos y un envejecimiento prematuro. Evidentemente, el cuerpo es mucho más complejo y cuenta con diversos sistemas para detectar la gasolina, la energía.

La alteración en los sistemas de detección de energía por parte de las células es un proceso que juega un papel sumamente importante en el envejecimiento y la salud. Si lo piensas con calma, casi todo lo que ocurre en esta vida gira en torno a la energía. Desde el objetivo final de tus actividades diarias, la economía, los conflictos bélicos a los intereses políticos. Todo es energía.

No creas que celular y orgánicamente es diferente, te diría que aquí, en este mundo molecular y microscópico, la energía cobra más fuerza y lo es absolutamente todo o casi todo.

Como podrás imaginar, para que la luz del salpicadero del coche se encienda indicando que el nivel de gasolina está bajo y podamos tomar así la decisión de repostar, de disminuir la velocidad o incluso de no llegar ni a ponerlo en marcha, el depósito cuenta con unos sensores que detectan los niveles de carburante que hacen saltar las alarmas si estos son bajos. Pues de nuevo, y siguiendo con la analogía automovilística, en las células existen también unos ultrasensores que percatan de manera exquisita y rápida los niveles de energía para poder regular el funcionamiento, división, envejecimiento y muerte celular.

Por favor, si estás cansado, si estás leyendo y de reojo viendo tu serie preferida o simplemente estás un poco espeso y no estás en tu mejor momento de concentración, te ruego que cierres el libro y descanses, ya que lo que te voy a contar ahora es de tal importancia que quiero que tengas los cinco sentidos puestos en ello.

Quiero que sepas que nuestro excepcional, maravilloso y celestial organismo cuenta con multitud y complejos sistemas para detectar nutrientes y energía. Estos sofisticados métodos conviven con nosotros desde el inicio de los tiempos y han hecho posible que nuestra especie haya colonizado los cinco continentes y nos ha permitido soportar hambrunas, glaciaciones y todas las adversidades a las que hemos estado expuestos desde que aparecimos en la Tierra. Sin duda, son mecanismos ancestrales, pero cuando los estudiamos en profundidad parecen ser sacados de una película futurista. Creo que nunca seremos conscientes de la complejidad y el grado de perfección que encierra el cuerpo y cada una de nuestras células. Cada una de ellas es una obra maestra de bioingeniería, con vida independiente, capacidad de decisión y autonomía propia, pero a su vez, completamente interconectada con las demás —y esto es clave—, con consciencia de que vive en comunidad, que está gobernada por unas reglas superiores y que por sí sola y sincronizada con todas las demás de su estirpe y del resto de órganos y sistemas tienen un objetivo común, que, como ya te he contado en el capítulo de los telómeros, es mantener con vida y equilibrio la existencia de un todo. Un todo que eres tú.

Para realizar semejante hazaña necesitamos de unos intrincados mecanismos de detección de energía y nutrientes para poder tener a cada segundo una precisa y adecuada cuantificación, almacenaje y distribución energética para que cada célula, órgano y sistema reciba en cada momento el suministro adecuado para desarrollar a la perfección cada una de sus funciones. Haz de saber que cuando una célula no se rige por estas normas y deja de comunicarse con sus vecinas, incumpliendo con las leyes de regulación, crecimiento y muerte estipulada, da lugar al cáncer. No pienses que esto ocurre por decisión propia de la célula, esto sucede por un fallo en los sistemas de control. No hablemos pues de «malditas células cancerígenas», porque ellas no deciden por sí solas comenzar a vivir aisladas de su comunidad, robar energía, etc., en la gran mayoría de los casos son errores que se producen, entre otras cosas, en estos sistemas, producto de rutinas no adecuadas. Hábitos poco saludables, de los cuales, en muchas ocasiones no somos conscientes de ellos.

Si me lo permites, quiero enseñarte algunos de estos sistemas para que puedas ser precavido y tener criterios a la hora de tomar tus propias decisiones. Adentrémonos en las entrañas de estos complicados sistemas de detección de energía. Vayamos a las tripas de las células. A la clave de la vida. A lo que regula la energía: nuestra economía biológica.

EL MINISTERIO DE HACIENDA CELULAR

Imagina por unos instantes que tuvieses la oportunidad de vivir en primera persona cómo el Ministerio de Hacienda del Gobierno decide, gestiona y distribuye los presupuestos generales del Estado, cómo se deciden las partidas para cada comunidad autónoma, para cada ministerio, para cada ayuntamiento y cada departamento municipal.

Créeme que es irrisoria y ridícula la complejidad del proceso de distribución de los presupuestos generales del Estado de un país como España comparado con el mismo proceso celular y biológico. Soy consciente de que se necesita un plan magníficamente estructurado y reglamentado que asegure la asignación de recursos estatales hasta los ayuntamientos y, dentro de estos, a sus diferentes departamentos, pero esto es una mota de polvo en un desierto comparado con lo que gestionan tus células cada segundo de tu vida.

Existen casi infinitos mecanismos de control celular para detectar nutrientes y energía[1], por ejemplo:

— Receptores acoplados a proteínas G (GPCR).
— Sensores de aminoácidos. Y dentro de estos se pueden diferenciar:
  • GCN2. Detecta la deficiencia de aminoácidos.
  • Sestrina2. Actúa como sensor de leucina.
  • CASTOR1. Sensor específico para arginina.
— Sensores de carbohidratos. Y entre los de carbohidratos podríamos nombrar:
  • ChREBP. Responde a los niveles de glucosa y regula el metabolismo de los lípidos.
  • Receptor del sabor dulce T1R2/T1R3. No pienses que solo se encuentra en la lengua, también en células intestinales y pancreáticas.
— Sensores de lípidos:
  • PPAR. Receptores nucleares que responden a ácidos grasos y regulan el metabolismo lipídico.
  • LXR. Detectan el colesterol y regulan su homeostasis
— Sensores de micronutrientes:
  • Receptor de vitamina D (VDR). Detecta la vitamina D y regula la expresión génica.
  • Receptor de ácido retinoico (RAR). Responde a la vitamina A.

Estos son una ridícula muestra de estos sistemas. No quiero cansarte con estos nombrajos, pero, por favor, déjame que ahora te explique los cuatro más estudiados e importantes. A estos, préstales toda la atención que puedas, ya que echan por tierra tus esfuerzos por mantenerte joven y sano y los cientos o miles de euros que te hayas gastado en tratamientos de belleza y/o *antiaging*.

Te presento aquí a nuestra guardia real, a los cuatro mosqueteros:

1. mTOR.
2. AMPK.
3. NAD (+/H).
4. Vía de señalización de insulina (IIS) y factor de crecimiento similar a la insulina (IGF-1).

Lo sé, cuatro palabrotas más, pero, te pido que intentes retenerlas. Has memorizado siglas como la OTAN, el GPS, el IRPF o el IVA, que no tienen una repercusión tan directa y vital en tu salud o incluso si me apuras, hasta las dos últimas quizás te están amargando la vida, y ¿me estás poniendo cara de malos amigos porque te pongo el nombre de lo que realmente determina tu vida y felicidad?[2, 3, 4]

Vamos a dedicar unas letras a cada una de ellas.

1. mTOR

Siempre me atrajo la isla de Pascua y sus más de novecientas esculturas colosales de piedra llamadas moáis, esculpidas por sus habitantes, los rapanuís. Cuando veo algún documental sobre este lugar me invade una sensación de misterio, intriga y magia que me desborda. Procuraré no morir sin visitar este enigmático sitio. Pensarás que fumo marihuana o me he tomado tres cervezas de más hablando de esto aquí y ahora, ¿verdad?, pues no puedo estar más centrado y cuerdo.

mTOR son las siglas en inglés de *mammalian target of rapamycin,* es decir, la diana de la rapamicina para mamíferos. Te voy a contar la historia de esta molécula. Todo comenzó en 1970 en este exótico y misterioso lugar, la isla de Pascua. Un grupo de científicos aventureros llegó a esta remota isla buscando tesoros, pero no de oro y joyas, sino de nuevos compuestos químicos. Entre las maravillas que encontraron había una molécula muy especial que tenía superpoderes contra los hongos. Como la isla se llama Rapa Nui en el idioma local, los investigadores decidieron bautizar a esta molécula como rapamicina. Suena como el nombre de un superhéroe y es que realmente tiene poderes casi mágicos. Esta rapamicina resultó tener efectos sorprendentes en los mamíferos. Era como una llave mágica que abría puertas secretas en nuestro cuerpo. Los científicos se rascaban la cabeza preguntándose cómo funcionaba esta cosa.

Pasaron los años y en los noventa dos científicos, Michael Hall y David Sabatini, se pusieron la capa de superhéroes y decidieron resolver el misterio. Hall empezó a jugar con levaduras

—sí, esas mismas que usas para hacer pan— y Sabatini, con células de mamíferos. Y entonces... ¡Eureka! Descubrieron que la rapamicina afectaba a una molécula muy importante en nuestras células. Era como si hubieran encontrado el centro de control de una nave espacial. A esta molécula la llamaron TOR, que significa 'objetivo de la rapamicina' —*target of rapamycin*—. Resulta que mTOR es como el jefe de obras del cuerpo. Decide cuándo construir nuevas partes —como músculos, piel o huesos— y cuándo hacer limpieza de ellas.

mTOR científicamente se le conoce como una proteína quinasa y actúa como un sensor de energía —como el del depósito de gasolina del coche— y cuando percata que hay suficiente ATP —energía celular—, nutrientes e insulina, este capataz y jefe de obras celular da las órdenes y los permisos pertinentes para la división y el crecimiento de las células. Quizás lo más importante de todo es que, atendiendo a la cantidad de energía y nutrientes que haya detectado, ajusta el reparto a los distintos sistemas dependiendo de la necesidad y las circunstancias de cada uno de ellos. Por tanto, mTOR está especializado en detectar cuándo el depósito de gasolina está lleno y hay reservas suficientes.

Este jefe es un poco derrochón, ya que cuando hay energía y nutrientes de sobra prohíbe el reciclaje. Un poco sibarita este mTOR. Te estoy diciendo con esto que cuando mTOR se activa, se inhibe la autofagia, que es un mecanismo celular que se activa, como veremos más adelante, cuando hay escasez de energía, y lo que promueve es el reciclado. Destruye las estructuras y células viejas, las utiliza como combustible y de ellas obtiene energía para fabricar unas nuevas y sanas. Como comprenderás, la autofagia es una de las vías naturales más potentes, seguras y económicas para mantenernos jóvenes y sanos.

El hígado, el tejido graso, el páncreas, las células del sistema inmune, el cerebro, los riñones y todos los tejidos están bajo la batuta del jefe de obras. Por tanto, querido lector, mTOR, cuando está activo, promueve, entre otras, la fabricación de proteínas, de lípidos —grasa— y el crecimiento celular[5]. Por todos es conocido que los amantes del mundo del culturismo o los que quieren desarrollar masa muscular consumen con mucha frecuencia batidos de proteínas, claras de huevo o carne de pollo con el propósito de acelerar el proceso de crecimiento del músculo. Quizás lo que ellos no saben es que con esto lo que consiguen es tener a mTOR permanentemente activo. La pregunta: ¿es saludable? ¿Es saludable igualmente comer cinco veces al día o estar picoteando patatas fritas, esa fruta de media mañana, golosinas, chicles, bebidas energéticas, chocolatinas…?

Lee un poco más arriba, mTOR se activa cuando detecta energía e insulina y todos estos *snacks* que te he nombrado liberan insulina y contienen nutrientes.

Estimado lector, si te sientes identificado con estos hábitos y, para rizar el rizo, no haces mucho deporte o aunque hagas algo, pasas muchas horas sentado, quiero informarte que estás comprando día tras día todos los boletos para que te toque en la tómbola de Belcebú cualquiera de las enfermedades que están asociadas a la sobreactivación de mTOR[6]:

— Cáncer. La activación excesiva de mTOR está relacionada con diversos tipos de cáncer, incluyendo el de mama, próstata, pulmón, vejiga, el melanoma, los tumores cerebrales y el carcinoma de riñón.
— Trastornos metabólicos. Resistencia a la insulina, diabetes tipo 2, obesidad…
— Enfermedades neurodegenerativas. Enfermedad de Alzheimer, enfermedad de Parkinson, epilepsia, autismo.
— Enfermedades cardiovasculares.
— Enfermedad renal crónica.
— Ovario poliquístico, miomas e infertilidad.
— Lupus eritematoso sistémico.
— Psoriasis.
— Vitíligo.
— Fibromialgia.
— Enfermedad inflamatoria intestinal. Colitis ulcerosa, enfermedad de Crohn.
— Diabetes mellitus tipo 1
— Neuropatías autoinmunes
— Etc.

Repito e insisto, no todo el que tiene estos malos hábitos alimenticios y es sedentario o sedentario activo —el que hace algo de deporte, pero pasa muchas horas en sedestación— necesariamente desarrolla alguna de estas enfermedades, pero si tienes predisposición genética y este estilo de vida, invierte medio sueldo en comprar todas las velas que puedas y enciéndeselas a todos los santos que conozcas y reza, reza mucho porque sería difícil que te escapases de visitar el hospital.

Todos en menor o mayor medida heredamos genes que nos predisponen a enfermar.

No quiero complicarte el día, aunque me temo que ya lo he hecho, pero este sistema de mTOR no solo se altera por la alimentación y el sedentarismo. De nuevo el estrés oxidativo y la exposición a tóxicos, entre otros factores, pueden también desajustar a este jefe de obras. Por tanto, creo que a estas alturas y más aún si te leíste mi anterior libro, para que este sensor de energía esté en perfecto equilibrio y todo funcione correctamente tendrás que disminuir el número de ingestas, dejar todos los picoteos —hay otra vida más allá del bocata de media mañana—, disminuir la carga calórica de tu alimentación, hacer deporte de manera regular e intentar no estar grandes periodos de tiempo sentado. Si es posible, levántate cada cuarenta-cincuenta minutos y muévete un poco. Y, sin duda, busca asesoramiento y comienza con ayunos intermitentes. Sinceramente, me resulta jocoso este término de ayuno intermitente. Ya que para mí no existe otra posibilidad de comer de manera saludable que no sea de esta —salvo contadas excepciones donde ya hay una patología de fondo como la gota o la diabetes tipo 1—. Tener que acuñar el término de ayuno intermitente es una señal inequívoca que me indica que hemos llegado al colmo de la abundancia, al colmo del confort, de la pérdida absoluta del sentido común, de la normalización de lo absurdo y de tener una visión proximal en el tiempo y nada evolutiva de la salud. Si cualquier hombre primitivo, y no tan primitivo, incluso de hace menos de trescientos años, ese que comparte nuestros mismos genes, resucitase y leyese que el ayuno intermitente se ha puesto de moda, pensaría que se ha despertado en un manicomio.

Ojo, es una opinión personal a la que he llegado después de estudiar muy muy en profundidad estos temas con y sin visión evolutiva durante más de veinte años. Si nos ceñimos a la medicina evolutiva, no hay resquicio para la duda de lo que estoy afirmando. Pero como persona que soy puedo estar equivocado. Yo y todos los científicos que han publicado artículos relacionados con ello —perdón por ponerme a mí primero—[7, 8, 9].

Espero que esto que te he contado hasta aquí no te haya resultado complicado de entender. Como podrás imaginar este concepto es bioquímicamente muy complejo, pero he intentado simplificarlo todo lo que mi corto entendimiento me ha permitido y como buenamente he podido. Lo que sí te puedo garantizar es que lo básico en cuanto a las funciones de la vía mTOR te lo he explicado y resumido en estos párrafos.

Ojalá que ahora entiendas y compartas conmigo la frustración, rabia, impotencia, indignación y asombro cuando me entero de que a un paciente diagnosticado de cáncer, en el día uno del diagnóstico no es sometido a un tercer grado sobre absolutamente todos sus hábitos de vida. Ya que si la alimentación, el ejercicio que se practica, las horas de sueño, la exposición a tóxicos o el número de ingestas que se realizan al día tienen un impacto directo sobre la expresión de mTOR y considerando que en aproximadamente el 70 % de todos los tumores hay una alteración al alza de esta vía[10, 11] y que algunos fármacos de quimioterapia tienen como objetivo disminuir la actividad de mTOR, como por ejemplo el temsirolimus o el everolimus, ¿a qué espera el Ministerio de Sanidad para obligar a implantar estas anamnesis en este tipo de consultas y trabajar de manera multidisciplinar con especialistas en medicina de estilo de vida para conseguir optimizar los resultados, minimizar los efectos secundarios y dar calidad de vida a estos pacientes?

Si la insulina promueve la activación de mTOR, ¿cómo es posible que haya visto con mis propios ojos en las salas de quimioterapia ofrecer pastelitos, bombones y bocadillos de pan blanco a los pacientes mientras reciben la quimioterapia o al terminar de recibirla? El problema quizás no sea que ese día el paciente coma algo de este tipo, el problema es que si el paciente no tiene información sobre todo esto, cuando llegue a casa va a consumir estos productos sin reparo alguno, ya que en su mente lo que prevalece es: «si en el hospital me lo han ofrecido mientras me administran la quimioterapia, no debe de ser muy dañino».

¿Cómo es posible que a un paciente oncológico se le pueda decir, literalmente, come con normalidad, sin saber cuál es su normalidad? Quizás su normalidad es tener una alimentación hipercalórica y rica en hidratos de carbono que estimulan la liberación de insulina y por tanto la activación de mTOR[12, 13, 14]. Por favor, recuerda siempre que mTOR es sinónimo de división y crecimiento celular, justo lo que la célula cancerígena quiere.

Si eres paciente oncológico tal vez te sea familiar una prueba diagnóstica que se denomina PET. Déjame que te cuente algo. El PET —tomografía por emisión de positrones— no mide directamente la activación de mTOR, pero sí está relacionado indirectamente con los procesos metabólicos que mTOR regula[15]. Veamos cómo se relacionan.

El PET en oncología utiliza principalmente el radiofármaco 18-FDG —fluorodesoxiglucosa—, que se inyecta en sangre y es un análogo de la glucosa. Este compuesto se acumula en células con alto metabolismo, como las células cancerosas, debido a que:

— poseen una mayor expresión de transportadores de glucosa (GLUT1, GLUT3, GLUT5);
— aumentan la actividad de la hexoquinasa, especialmente el tipo 2.

mTOR es un regulador clave del metabolismo celular y como te he contado, está frecuentemente hiperactivado en cáncer. Su activación promueve:

— Aumento de la captación de glucosa.
— Incremento de la glucólisis
— Mayor síntesis de proteínas y lípidos.

Estos efectos metabólicos de mTOR contribuyen al aumento de la captación de 18-FDG que se observa en el PET, lo que agrava el diagnóstico y el pronóstico del paciente.

La captación de FDG en el PET puede reflejar indirectamente la actividad de vías metabólicas reguladas por mTOR.

Es cierto que hay otras condiciones que también pueden generar un incremento de la actividad metabólica de la célula cancerígena y positivizar, por tanto, el PET, pero estoy seguro de que, si es tu hijo, tu madre, tu padre, tu hermano o tú el que está pasando por un proceso oncológico, no querrás correr ningún riesgo ni dejar una puerta abierta a que estas células tengan facilidad para su división y crecimiento, ¿verdad? Siempre he pensado que los pacientes que sufren alguna de estas patologías asociadas a la activación de mTOR, las siglas de esta molécula cambian y se cuela una H y pasan de ser mTOR a mTHOR. De *mammalian target of rapamycin,* es decir, la diana de la rapamicina para mamíferos a mTHOR, el «martillo de THOR», el cual te golpea y te aplasta sin contemplaciones.

Como siempre, yo no culpo a nadie, ni al médico ni al oncólogo, ellos actúan de buena fe y quieren lo mejor para sus pacientes, culpo al sistema. Y como siempre puedo estar equivocado, pero si aplico lo que los estudios científicos nos aportan, la experiencia clínica y lo que el sentido común me dicta, creo que es hora de cambiar algunas formas de abordaje a este y otros tipos de pacientes con patología crónica.

Bueno, imagino que ya habrás deducido que si eres una persona sin ciertas patologías, lo ideal es que consigas un penduleo y actives y desactives a mTOR cada día para que haya un exquisito equilibrio en todas las funciones y rutas metabólicas que regula este jefe de obras. Salvo raras excepciones —como por ejemplo, en los genes TSC1/TSC2 que pueden llevar a una activación constitutiva de mTOR—, el dominio de esta vía está casi en tus manos o, mejor dicho, en tus hábitos.

Una sobreactivación de mTOR, además de predisponerte a enfermar, te hará envejecer muy muy rápido.

Déjame que te presente al resto de mosqueteros.

2. AMPK

Podemos decir que AMPK es todo lo contrario a mTOR.

AMPK está especializado en detectar que el depósito de gasolina está ya temblando y tenemos pocas reservas energéticas en las células. Él pone freno a mTOR. Sus siglas proceden del inglés: *adenosine monophosphate-activated protein kinase,* en español proteína quinasa activada por adenosín monofosfato. Para que entiendas bien cómo se activa este mecanismo en cada una de tus células, quiero recordarte una vez más que la energía que utilizan estas para poder vivir procede de una molécula que se llama ATP —adenosín trifosfato—. Lo que hace el aparato digestivo y luego las células a nivel más microscópico es transformar el pollo, la ensalada y los torreznos que te comes en partículas cada vez más pequeñas hasta llegar al ATP. Es algo similar al proceso de obtención de la gasolina. Desde que se extrae el petróleo en las profundidades de la tierra hasta conseguir el carburante que tú le pones al depósito de tu vehículo para que puedas viajar, ese petróleo ha sido sometido a todo un proceso químico de refinamiento. Pues bien, una vez que las células han consumido la energía, es decir, el ATP, generan un residuo que es el adenosín monofosfato (AMP), y el acúmulo de este AMP es lo que hace activarse a AMPK.

¿Te has ido alguna vez de pinchos por el País Vasco? Si no lo has hecho te lo aconsejo porque es una delicia. Si recuerdas, cada vez que te comes un pincho, el palillito se queda en el plato y luego el camarero cuenta los palillitos y te pasa la factura, ¿verdad? El palillito es el testigo de lo que has consumido. Pues AMP son los palillitos de los pinchos que te has zampado.

Cuando se activa AMPK, las células se ponen en modo ahorro. Apaga los procesos que gastan y despilfarran energía y activa todos aquellos que la producen. Ahora puedes entender por qué las chicas con anorexia pierden la menstruación. Un embarazo y la crianza de un hijo consume mucha energía, por tanto, en el momento que AMPK detecta que los niveles de nutrientes y energía son bajos, paraliza la reproducción para ahorrar. Te pongo este ejemplo para que veas hasta dónde llega el alcance del tema. Como comprenderás este es un caso un poco extremo en el que AMPK antepone la vida de esa mujer a la descendencia.

Cuando se enciende el interruptor de AMPK comenzamos, por ejemplo, a «quemar» grasa para obtener energía, activamos la autofagia que te he comentado un poco antes —ese mecanismo de reciclado celular que nos mantiene sanos y jóvenes—, hace que los receptores de la insulina se vuelvan muy muy sensibles, es decir, justo lo contrario a lo que ocurre cuando hay obesidad, ovario poliquístico, patologías cardiacas, colesterol alto, algunas apneas del sueño o la diabetes tipo 2, en la que los receptores de la insulina se han vuelto insensibles. Por tanto, activar AMPK es una de las estrategias más maravillosas para tratar estas patologías y está siendo profundamente estudiado en el tratamiento del cáncer[16].

Por supuesto, cuando AMPK se activa, frena y paraliza a mTOR y algo muy muy importante, quizás lo más importante, induce la mitogénesis, es decir, la formación de mitocondrias, esas estructuras que se encargan de producir energía celular y que nos dan vitalidad, nos protegen contra enfermedades y nos permiten resolver gran parte de las enfermedades modernas y tener calidad de vida. Si tienes como yo más de cincuenta años y observas a los jóvenes que juegan al pádel, salen en manga corta en invierno, se acuestan a las cinco de la mañana y al día siguiente están como si nada, no vuelvas a decir la típica frase de «bendita juventud», cámbiala por «benditas mitocondrias» porque, sin duda, es mucho más acertada. Las mitocondrias nos mantienen jóvenes, sanos y llenos de vitalidad, y ahí detrás, en gran medida, está AMPK.

¿Recuerdas el capítulo del estrés oxidativo? Si tienes buena memoria, te acordarás de que cuando hay un exceso de radicales libres o déficit de antioxidantes, envejecemos a la velocidad del rayo y estamos predispuestos a enfermar. Pues bien, AMPK reduce mucho, muchísimo, el estrés oxidativo, ya que activa los genes que daban lugar a esos antioxidantes que producimos para combatir los radicales libres. No olvides que había un director de orquesta que regulaba esto que era Nrf2; pues bien, AMPK lo activa y lo pone a trabajar a tiempo completo. Por si esto fuese poco, AMPK reduce todos los procesos inflamatorios, es decir, si sufres de cualquier inflamación en las articulaciones, el intestino, la piel…, lo mejor que puedes hacer es llevar a cabo las recomendaciones que te voy a dar para activar a tope a AMPK, porque te disminuirá la inflamación y posiblemente el dolor. Pero con toda seguridad lo que conseguirás es frenar tu envejecimiento[17].

Ya, ya sé que estás pensando: «Venga, Rafa, déjate de rollos y de tecnicismos y dime de una puñetera vez cómo activo AMPK, que quiero empezar a rejuvenecer desde ahora mismo». Sé de sobra también que si no estás acostumbrado a estos términos, este capítulo igual te está resultando un poco tedioso, pero pienso que cuando entendemos el porqué de las cosas luego es más fácil llevarlas a la práctica.

Venga, saca punta al lápiz y apunta, que te voy a dar unos *tips* para encender a AMPK.

— Realiza ayunos de al menos trece-dieciséis horas frecuentemente. Siempre supervisados por personal cualificado que los adapte a tu contexto de vida. No todos somos iguales ni tenemos los mismos requerimientos. Pero, sin duda, el ayuno es una de las maneras más rápidas para activar AMPK[18].

— Practica ejercicio físico de manera regular y si queremos ser precisos, he de decirte que los ejercicios de resistencia y alta intensidad son los que más activan a AMPK, por ejemplo:

  • *Burpees.* Un ejercicio de cuerpo completo que combina una flexión, una sentadilla y un salto.
  • Alpinistas. En posición de plancha, alternar llevando las rodillas hacia el pecho rápidamente.
  • *Jumping jacks.* Saltos, abriendo y cerrando piernas y brazos simultáneamente.
  • *Skipping.* Correr en el sitio, elevando las rodillas lo más alto posible.
  • Saltos con rodillas altas. Saltar intentando llevar las rodillas al pecho.
  • Escaladores. Similar a los alpinistas, pero con un ritmo más rápido y explosivo.

- Sentadillas con salto. Realizar una sentadilla y al subir, dar un salto explosivo.
- Zancadas con salto. Alternar zancadas, saltando para cambiar de pierna.
- *Sprints*. Carreras cortas a máxima velocidad, ya sea en el sitio o con desplazamiento.
- Saltos a la comba. Saltar la cuerda a un ritmo rápido y constante.

— Baños de frío[19]. Esto es algo que seguro nada más leerlo has arrugado el entrecejo y has pensado, puaj, paso, ¡¡qué desagradable!! Pues quiero que sepas que si te introduces poco a poco en adoptar el sano hábito de bañarte (o al menos ducharte) frecuentemente con agua fría durante pocos minutos, irás notando vitalidad, mejor estado de ánimo[20], enlentecimiento del envejecimiento y mejor salud, en general. Es un hábito al que te harás adicto en breve.

— Baja la carga calórica de la alimentación. Las kilocalorías son energía, por tanto, cuantas menos calorías consumas, más fácil te resultará activar a AMPK. Pero no malinterpretes este concepto. No se trata de que tengas una dieta baja en calorías, ni que pases hambre ni nada por el estilo. Se trata de que si estás sufriendo alguna patología de la que hemos nombrado, que durante quizás unas semanas o meses (según valore el profesional sanitario que te asesore) des preferencia a aquellos hábitos que activan AMPK en relación con mTOR. Una vez recuperado de la patología, lo ideal es ir alternando e ir equilibrando ambas vías de señalización, dando quizás un poco más de protagonismo a las de AMPK, ya que la vida moderna en la que estamos sumergidos nos empuja y arrastra hacia una activación constante de mTOR. Así que más calabacín y menos panceta.

— Evita el estado de alerta o estrés permanente. De nuevo vuelvo a recordarte que todas aquellas actividades que calmen la mente, alargan la vida. El yoga, el contacto con la naturaleza, el *mindfulness,* la contemplación, la oración (si eres creyente) y enriquecer tu mundo espiritual es, sin duda, un buen aliado para potenciar a AMPK.

— Creo que decirte que dormir lo suficiente y huir de los tóxicos ya sobra. Estos dos pilares son fundamentales para la adecuada activación y regulación de AMPK.

— Existe la posibilidad de dar una pequeña ayuda al organismo para que encienda AMPK, y es mediante la ingesta de algunos suplementos naturales[21]. Pero, ojo, esto nunca lo hagas sin asesoramiento profesional. Sustancias como la berberina, el resveratrol, la quercetina, la cúrcuma, el ácido alfa lipoico o la epigalocatequina del té verde pueden dar un empujoncito a AMPK. Pero vuelvo a repetir que te aconsejo que no tomes estas sustancias alegremente, ya que pueden interaccionar con ciertos fármacos o incluso estar desaconsejadas en algunos casos.

3. NAD (+/H)

Esta molécula es una de mis preferidas en cuanto a función y capacidad de protegernos. Es tan compleja y maravillosa que podríamos dedicar otro libro completo a ella. Solo quiero mostrarte una pincelada para despertar tu curiosidad y que la tengas presente en tu vida. Científicamente se le conoce como nicotinamida adenina dinucleótido y puede estar en forma oxidada (+), o reducida (H). Pero si no eres un friki de estas cosas, quédate con NAD (+/H), que será mejor. Tan solo debes saber que nicotinamida es vitamina B3, por lo que no debe faltarte un aporte continuo de ella. Más adelante te daré un pequeño listado de alimentos ricos en esta vitamina.

Para simplificarte qué es NAD y qué hace, te la podría describir como una batería recargable que tenemos en las células. Pero no solo es una batería, es que, además, se encarga de transportar la energía de un lado a otro de la célula. Es decir, cuando te comes un bocata de jamón, la energía del bocata recarga la batería de NAD+ y una vez cargada se convierte en NADH y transporta esa energía a las mitocondrias para la producción de energía celular (ATP), y esta es la que nos posibilita la vida. Además de esta función, NADH es un magnífico protector contra los radicales libres, es decir, contra el estrés oxidativo y, por tanto, un gran protector contra el envejecimiento y la enfermedad[22].

Hasta ahora te he contado que cuando el depósito de gasolina está lleno, se activa mTOR y cuando empieza a estar vacío, AMPK; pues bien, la mayor o menor concentración de NADH es una de las referencias más fiables que tiene la célula tanto para activar a mTOR como a AMPK.

Para no calentarte más la cabeza con esta molécula y que cierres el libro de un golpe acompañado de un resoplido, terminaré por contarte que NAD+ es también una jefa de obras, una directora de un grupo de proteínas que se llaman sirtuinas. Los mamíferos contamos con siete tipos distintos de sirtuinas —las puedes ver escritas como SIRT1, SIRT2...—, y estas son también sensores de energía y desempeñan un papel crucial en la regulación del metabolismo celular y la longevidad[23]. Entre sus principales funciones se encuentran:

— Regulación del metabolismo energético.
— Control de la expresión de genes.
— Reparación del ADN.
— Modulación de la inflamación.
— Promoción de la supervivencia celular.
— Regulación del envejecimiento celular.

¿Has leído bien esto? Vuélvelo a leer. Esto es lo que literalmente hace que dures ochenta o ciento diez años y con buena o mala calidad de vida. Y fíjate bien, he escrito que es NAD+ el que activa a las SIRTUINAS; es decir, cuando las baterías están descargadas de energía. En el último capítulo te volveré a hablar de estas moléculas.

Nunca me cansaré de repetirlo: cuanto más comas, antes morirás. Las personas más longevas son las que menos comen.

Recuerda que estamos diseñados para soportar brutalmente bien la escasez de alimentos, no la abundancia. ¿Te has fijado que cuando nos ponemos enfermos inmediatamente perdemos el apetito? Pues ahora puedes entender un poco mejor el motivo, el ayuno activan estos sensores y, por tanto, toda la maquinaria para modular inflamación, reparar tejidos y resolver los problemas.

Como estrategias para activar NAD (+/H) debes respetar los mismos hábitos que para activar AMPK.

Estos alimentos que te especifico aquí son ricos en vitamina B3, que es imprescindible para la fabricación de NAD:

> Hígado de ternera, cordero o pollo —si es posible ecológico—, pollo y pavo, salmón, bacalao, anchoas, cordero, piñones, arroz integral, centeno, tomates secos, aguacate, huevos, remolacha, levadura nutricional o de cerveza.

Si acudes a un compañero especializado en este tema, es fácil que te aconseje que tomes NAD (+/H) o incluso te lo inyecte subcutáneamente si es que sufres de fatiga crónica, fibromialgia o patologías que precisen de un NAD con buena biodisponibilidad para acelerar tu proceso de recuperación o porque quieras enlentecer tu envejecimiento. De nuevo, te repito que esto debe estar supervisado por personal sanitario cualificado.

4. VÍA DE SEÑALIZACIÓN DE INSULINA (IIS) Y FACTOR DE CRECIMIENTO SIMILAR A LA INSULINA (IGF-1)

Como sé que estarás un poco cansado de tanto nombrecito y de tantas siglas, voy a intentar ser breve con el último de los mosqueteros.

Si no eres sanitario o no estás familiarizado con el tema de la fisiología humana, la palabra insulina quizás solo te sea familiar porque tu cuñado o tu vecino que es diabético y se la tiene que pinchar todos los días. Pues bien, la insulina es una hormona que realiza muchas funciones en el organismo, entre ellas la de introducir la glucosa —azúcar— dentro de las células musculares, del hígado y de los adipocitos, principalmente. Por tanto, cuando te comes esas patatas —fritas o cocidas—, ese zumo de piña aparentemente sano, los bombones que tanto te gustan, el bocadillo de pan blanco, la paella, la *pizza* y todos aquellos alimentos que sean ricos en hidratos de carbono de asimilación rápida como los que te he nombrado —aunque hay una lista interminable—, se incrementa la glucosa en sangre y el páncreas, ante esta situación, libera insulina y esta activa unos transportadores especializados en captar la glucosa de la sangre y meterla en estas células que te he mencionado. Una vez allí dentro, la glucosa es modificada químicamente y transformada en grasa. Es decir, la insulina es la hormona del ahorro energético y la desarrollamos hace muchos miles de años para soportar los grandes periodos de hambruna y poder almacenar reservas. Ojo, que hoy no vivimos en el mismo escenario, pero sí tenemos la misma insulina de entonces y funciona de la misma manera. Evidentemente, el cerebro y casi todas las células tienen receptores de insulina para que, entre otras cosas, sean informadas de que si hay insulina es que hay glucosa y energía y, por tanto, el depósito de gasolina está bien lleno. La interpretación celular de esto es que tenemos permiso para dividirnos y crecer.

En paralelo a esta secreción de insulina, el hígado, que es muy listo, cuando recibe la señal de la insulina, capta rápido el mensaje y dice: si me llega insulina, hay energía y toca que fabrique una hormona, que se llama factor de crecimiento insulínico (IGF-1), y si has leído algunos de los artículos científicos que te he señalado un poco más atrás verás que induce e incita a las células a dividirse y crecer. Ahora entiendes por qué te hablé de esto cuando estabas conociendo al primer mosquetero, mTOR, ya que la insulina refuerza la señal de mTOR para promover el derroche energético, paralizar el reciclado —autofagia—, etc.

Ojo, siempre que comes liberas insulina. Cuanto más hidrato de carbono, más liberas, pero siempre que estés moviendo el bigote estás liberando insulina y, por tanto, factor de crecimiento insulínico.

Como comprenderás, el cerebro tiene que estar informado de todo lo que ocurre y regular el apetito atendiendo a tus demandas energéticas, por tanto, en el cerebro —principalmente en el núcleo arcuato— existen multitud de receptores para la insulina y cuando esta se acopla a su receptor, interpreta que hay energía, que te has puesto bien de macarrones o que la tostada de mermelada con el Colacao que te has zampado te han llenado los depósitos de energía y es hora de inhibirte el hambre. Es decir, cuando todo funciona bien, la insulina, es anorexigénica, en otras palabras, te quita las ganas de comer porque informa al cerebro de que ya hay glucosa en sangre y está entrando en el almacén para convertirse en grasa. Pero, claro, ten siempre presente que cuando se libera insulina, se libera IGF-1 y esta hormona es una hormona de crecimiento, por lo que si estás todo el día comiendo y liberando IGF-1, las células no pararían de crecer y dividirse, por lo que ante esta situación, cuando hay un exceso de glucosa e insulina en sangre, las células empiezan a perder la sensibilidad en sus receptores para evitar crecer y crecer —entre otras cosas—. Es decir, te vuelves insensible a la insulina, o lo que fisiológicamente se conoce como resistente a la insulina. ¿Dónde radica el verdadero problema de volverse insensible o resistente a la insulina? Pues realmente esto genera una verdadera cascada de problemas que te predispondrá a engordar, sufrir un infarto o una diabetes, entre otros.

Piensa que el cerebro también se vuelve insensible a esta insulina, y, por tanto, como no recibe la señal, interpreta que no hay energía y que los almacenes están vacíos. Esto trae como consecuencia que empieza a generar comportamientos de ahorro energético y estrategias para obtener energía. La primera de esas tácticas es despertarte hambre y pocas ganas de hacer deporte y moverte, en general. Y después de comer te dará un sueño considerable porque quiere que no quemes lo que has ingerido para almacenarlo. Él cree que el depósito está vacío. Ojo, esto no activa a AMPK, activa a mTOR, es solo el cerebro el que tiene hackeada la sensación de hambre. Es por esto que conocerás personas que tienen sobrepeso o incluso obesidad y te comentan que no hacen deporte porque están cansadas y que tienen hambre cada dos o tres horas ¡¡Con la de energía que tienen almacenada y su cerebro cree que no hay casi nada!! Pero la persona sigue comiendo y la glucosa sigue estando alta y el páncreas sigue generando insulina para intentar paliar el problema, por lo que en paralelo se sigue generando IGF-1 —factor de crecimiento insulínico—. ¿Entiendes ahora por qué la resistencia a la insulina es un factor de riesgo, por ejemplo, en cáncer y puede agravarlo una vez diagnosticado? Pero como te he dicho antes, es factor de riesgo para casi todo y has de saber que el exceso de insulina predispone a la inflamación y el estrés oxidativo, entre otros.

¿Se te han quitado las ganas de estar todo el día picoteando? Espero que sí, porque esta vía de señalización, cuando se altera, nos predispone a envejecer muy muy rápido y a enfermar, y constituye un aliado para desregular y potenciar a mTOR.

Creo que ya sabes lo que hay que hacer para mantener a este mosquetero tranquilo y equilibrado, ¿verdad? Tan solo debes seguir las recomendaciones para activar AMPK y disminuir la ingesta de hidratos de carbono de asimilación rápida todo lo que te sea posible. Cuidado que el estrés crónico y dormir poco incrementa el azúcar en sangre igual o más que los macarrones y el bocata de media mañana.

Aunque los lácteos —salvo la mantequilla— no contienen carbohidratos de asimilación rápida, su concentración proteica es tan alta que dispara la liberación de IGF, algo lógico considerando que la leche está diseñada para que un ternero, borrego o cualquier mamífero crezca rápido. Quizás no lo sepas, pero un ternero puede llegar a engordar un kilo y medio cada día.

Vuelvo a repetirte que no se trata de mantener activo solo al segundo mosquetero —AMPK—, se trata de encender y apagar todas las vías de manera alterna. Realmente, nuestra vida debe ser intermitente para que todo funcione de manera correcta.

Comer, ayunar, dormir, vigilia, ejercicio, descanso, frío, calor, noche, día, bajamar, pleamar, luna creciente y menguante…. Todo en la vida es intermitente.
No lo rompas si no quieres enfermar.

Bibliografía

1. SUNG, Y. *et al.* (2023). «Nutrient sensors and their crosstalk». *Experimental & Molecular Medicine,* 55(6), 1076-1089. https://doi.org/10.1038/s12276-023-01006-z

2. PANWAR, V. *et al.* (2023). «Multifaceted role of mTOR (mammalian target of rapamycin) signaling pathway in human health and disease». *Signal Transduction and Targeted Therapy,* 8(1), 375. https://doi.org/10.1038/s41392-023-01608-z

3. KEERTHANA, C. K. *et al.* (2023). «The role of AMPK in cancer metabolism and its impact on the immunomodulation of the tumor microenvironment». *Frontiers in Immunology,* 14, 1114582. https://doi.org/10.3389/fimmu.2023.1114582

4. WERNER, H. (2023). «The IGF1 signaling pathway: from basic concepts to therapeutic opportunities». *International Journal of Molecular Sciences,* 24(19), 14882. https://doi.org/10.3390/ijms241914882

5. «Diana de rapamicina en células de mamífero». *Wikipedia. La enciclopedia libre.* https://es.wikipedia.org/wiki/diana_de_rapamicina_en_c%c3%a9lulas_de_mam%c3%adfero

6. Ver nota 2.

7. «Intermittent fasting: what is it, and how does it work?». *Johns Hopkins Medicine.* https://www.hopkinsmedicine.org/health/wellness-and-prevention/intermittent-fasting-what-is-it-and-how-does-it-work

8. SONG, D.-K. y KIM, Y.-W. (2022). «Beneficial effects of intermittent fasting: a narrative review». *Journal of Yeungnam Medical Science,* 40(1), 4-11. https://doi.org/10.12701/JYMS.2022.00010

9. DE CABO, R. y MATTSON, M. P. (2019). «Effects of intermittent fasting on health, aging, and disease». *The New England Journal of Medicine,* 381(26), 2541-2551. https://doi.org/10.1056/nejmra1905136

10. MARQUÉS-RAMOS, A. y CERVANTES, R. (2023). «Expression of mTOR in normal and pathological conditions». *Molecular Cancer,* 22(1), 1-13. https://doi.org/10.1186/s12943-023-01820-z

11. MAFI, S. *et al.* (2022). «mTOR-Mediated regulation of immune responses in cancer and tumor microenvironment». *Frontiers in Immunology,* 12. https://doi.org/10.3389/FIMMU.2021.774103

12. MUKAMA, T. *et al.* (2023). «IGF-1 and risk of morbidity and mortality from cancer, cardiovascular diseases, and all causes in epic-heidelberg». *The Journal of Clinical Endocrinology and Metabolism,* 108(10), e1092-e1105. https://doi.org/10.1210/clinem/dgad212

13. «Higher concentrations of IGF-1 are a probable cause of breast cancer». ESMO, 11 de marzo de 2020. https://www.esmo.org/newsroom/press-and-media-hub/esmo-media-releases/concentrations-igf-1-probable-cause-breast-cancer

14. WERNER, H. (2023). «New insights into the role of the insulin-like growth factors in breast cancer». *Medical Research Archives,* 11(4). https://doi.org/10.18103/mra.v11i4.3634

15. AN, J. *et al.* (2022). «PET-based radiogenomics supports mtor pathway targeting for hepatocellular carcinoma». *Clinical Cancer Research,* 28(9), 1821-1831. https://doi.org/10.1158/1078-0432.ccr-21-3208

16. LI, W. *et al.* (2015). «Targeting AMPK for cancer prevention and treatment». *Oncotarget,* 6(10), 7365-7378. https://doi.org/10.18632/oncotarget.3629

17. SALMINEN, A. y KAARNIRANTA, K. (2012). «AMP-activated protein kinase (AMPK) controls the aging process via an integrated signaling network». *Ageing Research Reviews,* 11(2), 230-241. https://doi.org/10.1016/j.arr.2011.12.005

18. KAZMIRCZAK, F. *et al.* (2023). «Intermittent fasting activates amp-kinase to restructure right ventricular lipid metabolism and microtubules». *JACC: Basic to Translational Science,* 8(3), 239-254. https://doi.org/10.1016/j.jacbts.2022.12.001

19. MULLIGAN, J. D. *et al.* (2007). «Upregulation of AMPK during cold exposure occurs via distinct mechanisms in brown and white adipose tissue of the mouse». *The Journal of Physiology,* 580(2), 677-684. https://doi.org/10.1113/jphysiol.2007.128652

20. SHEVCHUK, N. A. (2008). «Adapted cold shower as a potential treatment for depression». *Medical Hypotheses*, 70(5), 995-1001. https://doi.org/10.1016/j.mehy.2007.04.052

21. PRICE, N. L. *et al.* (2012). «SIRT1 is required for AMPK activation and the beneficial effects of resveratrol on mitochondrial function». *Cell Metabolism,* 15(5), 675-690. https://doi.org/10.1016/J.CMET.2012.04.003

22. WILSON, N. *et al.* (2023). «The autophagy-NAD axis in longevity and disease». *Trends in Cell Biology,* 33(9), 788-802. https://doi.org/10.1016/j.tcb.2023.02.004

23. BONKOWSKI, M. S. y SINCLAIR, D. A. (2016). «Slowing ageing by design: the rise of NAD+ and sirtuin-activating compounds». *Nature Reviews Molecular Cell Biology* 17(11), 679-690. https://doi.org/10.1038/nrm.2016.93

14

LA PRISA MATA. EL ESTRÉS

Cuanto más rápido vivas, más rápido morirás.

RAFAEL GUZMÁN GARCÍA

Una de las experiencias más enriquecedoras que he vivido ha sido trabajar durante casi cuatro años en una residencia de mayores. Corría el año 1995 cuando me contrataron como fisioterapeuta en la residencia de ancianos más grande de mi ciudad. Cada día, al terminar mi jornada laboral, tenía la sensación de haber aprendido más en ese día que en los veintitrés-veinticuatro años que llevaba en este mundo. ¡¡Cuánta sabiduría hay encerrada en cada abuelo!! No hay nada más hermoso que sentarte al lado de una persona mayor, abrazarla, mirarla a los ojos y pedirle que te cuente episodios de su vida. Sus relatos, templados por su sabiduría, sensatez y experiencia, son verdaderas lecciones. Aprendizaje cribado, como yo le llamo.

Cada lunes, sobre las nueve de la mañana, siempre me esperaba con sus andadores, bastones o sillas de ruedas un grupo de ocho-diez abuelitos para les que abriera la sala de rehabilitación. Siempre me recibían con entusiasmo, cariño y alegría. Era un rato en el que gracias a los ejercicios, abrazos, la charlas y en ocasiones la música que les ponía, los sacaba de su rutina y de su modo de espectador pasivo del paso del tiempo.

Recuerdo que uno de aquellos lunes, Vicente, con unos ochenta años, como cada lunes me preguntó:

—Y este finde semana qué, ¿has descansado, Rafa?

Y casualmente el día anterior, el domingo, yo había participado en una media maratón que se celebraba en un pueblo cercano a la ciudad, por lo que le dije que había estado corriendo y aún estaba recuperándome de la carrera. Se me quedó mirando durante unos segundos y sin rodeos me preguntó:

—¿Y eso para qué lo haces?

Yo, sin titubear le contesté,

—Hombre, Vicente… porque el deporte es salud.

Y el buen señor, titubeando menos que yo, me dijo:

—El deporte sí, pero esas palizas no.

Lo miré e iba a comenzar a responderle cuando me preguntó rotunda y lapidariamente lo siguiente:

—¿Aún no te has dado cuenta de que los animales que no se mueven o se mueven despacio son los que más años duran? Mira las tortugas, los elefantes, las almejas, los reptiles…. A ver si aprendes de ellos y dejas de estudiar tantos libros de esos que a veces traes.

El señor Vicente me dejó literalmente sin argumentos. Me dio un zasca a mano abierta.

Aquella pregunta ha estado rondando en mi cabeza durante muchos años. Hoy quiero dedicar este capítulo a Vicente, y a todos aquellos abuelos que tanto me enseñaron y me enseñan de la vida, aquellos que actualmente y como consecuencia del mundo moderno, de prisas y de inmediatez que hemos creado, se sienten fuera de contexto e incomprendidos.

La esponja de cristal, un animal que vive en el mar entre los doscientos y dos mil metros de profundidad, puede llegar a vivir un mínimo de seis mil años, sí, sí, has leído bien, seis mil años, lo que la convierte en la campeona de la longevidad animal. Aun así, no es el ser vivo más antiguo. Pando es considerado un organismo único ubicado en Utah, Estados Unidos, que consiste en un bosque de cuarenta y siete mil álamos genéticamente idénticos e interconectados por un sistema de raíces que supera con creces en edad a la esponja de cristal, ya que la edad mínima que se le calcula es de dieciséis mil años, pero hay referencias de que la estimación más antigua puede llegar a los ochenta y un mil años[1,2].

La almeja de Islandia tiene una vida media de cuatrocientos años, el tiburón de Groenlandia entre doscientos setenta y dos y quinientos dos años, la ballena de Groenlandia, las tortugas gigantes de las Galápagos y el pez reloj espinoso suelen llegar también a los doscientos años de vida casi sin pestañear. El elefante asiático tiene una esperanza de vida similar a los humanos de los países desarrollados, ya que suelen vivir unos ochenta años. ¿No resulta un poco increíble que estos animales, sin contar con hospitales, antibióticos, vacunas, fármacos y tecnología punta nos superen con creces en cuanto a esperanza de vida? ¿Dónde radica el secreto?

Evidentemente, nada tiene que ver la especie humana con una almeja, una tortuga o un tiburón, pero hay un denominador común en cuanto a los factores que determinan la velocidad de envejecimiento de todos estos seres tan longevos y nosotros los humanos. La gestión de la energía. El metabolismo.

Son numerosas, como estás pudiendo valorar a lo largo del libro, las variables que regentan nuestra salud y nuestra longevidad, pero en lo que parece haber consenso científico es que todos aquellos hábitos de vida que induzcan a un estado de calma, paz mental y disminución no patológica del metabolismo pueden alargar considerablemente la vida. Cuando hago referencia a una disminución no patológica del metabolismo, me estoy refiriendo a que no venga impuesto, por ejemplo, por una enfermedad como puede ser un hipotiroidismo o una alteración genética.

Acelerar o enlentecer el metabolismo no es otra cosa que imprimir más o menos velocidad a todas las reacciones fisicoquímicas que realizan las células.

A mayor velocidad, mayor consumo de energía, más producción de radicales libres y, por tanto, oxidación, alteración en la función mitocondrial, desequilibrio en la síntesis de proteínas, activación de vías inflamatorias, aumento de la temperatura celular, alteración en la formación de vasos sanguíneos, alteración del equilibrio hormonal, más generación de residuos tóxicos…

Recuerda el capítulo anterior: cuanto más rápido circulamos con el coche más combustible consumimos, más gases tóxicos generamos, mayor desgaste de piezas y más corta la vida útil del vehículo.

Pero no caigas en el error de pensar que siempre debemos estar con un metabolismo ralentizado; ya te he comentado varias veces que el cuerpo quiere una vida intermitente y que lo que nos enferma y envejece rápidamente es lo que permanece en meseta, lo crónico. Mantener cualquier sistema corporal permanentemente activo nos condena al hospital.

Me decidí a escribir este capítulo porque me considero una persona observadora. Cuando voy por la calle me dedico a estudiar a la gente, a mis pacientes los interrogo sobre sus hábitos y modos de vida, veo las noticias y con frecuencia consulto cómo crece la venta de fármacos ansiolíticos. Después de valorar esto y mucho más, he llegado a la fácil conclusión de que realmente no vamos muy bien en las sociedades modernas. Tenemos puesto el pie en el acelerador las veinticuatro horas del día. Hemos generado un modo de vida que nos empuja o casi obliga a estar en estado de alerta o activación permanente, lo que conlleva tener los sistemas de estrés en modo *on* de manera perpetua.

Si te soy sincero, creo que el demoniaco estrés crónico es el factor que más acelera nuestra senectud, ya que genera un efecto dominó en casi todos los factores que nos llevan a coger el bastón. Literalmente, cuando estamos sometidos a él, es como si a las células les pasase un verdadero tsunami por encima.

Te haré un minirresumen por si no estás al día. Siempre que tenemos un estrés físico o psíquico real o virtual —y aquí está la clave— liberamos una serie de hormonas como la adrenalina, la noradrenalina, el cortisol, la renina, la angiotensina, la aldosterona y un largo etcétera que imponen a cada una de las células, órganos y sistemas una velocidad de trabajo de vértigo. Es decir, aceleran todas las reacciones físicas y químicas del organismo para intentar sacarnos del atolladero que nos ha provocado esta situación.

Imagínate que estás en casa, hueles a quemado y ves salir humo de la cocina. Cuando te vas acercando a ella, compruebas que salen llamas del horno y los muebles están ardiendo. Evidentemente, al cuerpo le saltan las alarmas y se liberan todas las hormonas y sustancias necesarias para que en décimas de segundo puedas pensar con buen criterio qué hacer y tomar la mejor de las decisiones. Si esta es huir porque el fuego te envuelve, desviarás casi toda la energía a la musculatura para salir corriendo y poder saltar un muro o por la ventana, si fuese necesario, para escapar sano y salvo. Como comprenderás, en esta situación lo que realmente deseas es que tus centros de control aceleren todas las reacciones que tengan que acelerar para ganar la batalla al fuego. Quizás este susto y estado de alerta dure minutos o unas horas, por lo que, si todo va bien, el metabolismo volverá a la calma pasado este tiempo y más allá del contratiempo y los posibles daños materiales no habrá mayor problema.

Te pongo en otro contexto diferente pero habitual. Suena el despertador, o quizás ni ha llegado a sonar porque perteneces a ese tercio de la población que padece insomnio crónico y llevas con los ojos como platos desde las cinco de la mañana, te levantas cansado de dar vueltas en la cama sin querer mirar la hora porque te estresas más aún de ver que pasan los minutos y una noche más no consigues descansar. Piensas que, ya que estás levantado, puedes adelantar trabajo. Abres el ordenador y mandas cuatro *mails* pendientes que tenías que enviar con cierta urgencia, preparas un café bien cargado porque necesitas espabilarte para poder llevar a los niños al cole, no tener un accidente por el camino y hacer frente al duro día que te espera.

Despiertas a los pequeños, les preparas el desayuno, y si son adolescentes, igual empiezas el día con una bronca por la contestación rebelde que ha tenido. ¡¡Empezamos bien la mañana!! Cuando has conseguido que desayunen, preparen sus cosas y se cepillen los dientes, te pilla el atasco del siglo porque está lloviendo. ¡¡Déjalo ya!! No mires a cada instante el reloj en estos casos, por mucho que lo hagas la cola de coches no avanzará más rápido. Ya tienes en la cabeza que igual no llegas a tiempo a la primera reunión con tu «encantador» jefe y que encima quizás te mire mal porque es la cuarta vez que llegas tarde en estos últimos meses.

Después de una mañana encerrado en tu despacho donde entra poca luz natural y sin apenas levantarte de la silla, la cabeza embotada y los ojos cansados, vas a salir a almorzar y a descansar un poco y, de repente, la muñeca te vibra, miras el dichoso y moderno reloj que está conectado con el móvil que tienes en el bolso o en la chaqueta y ves que te llaman del colegio porque el más pequeño de tus dos hijos ha empezado con fiebre y a vomitar.

—¿Puede usted venir a recogerlo?

Pensarás que estoy exagerando, pero sabes tan bien como yo que esta es la cruda realidad de la vida. «Es que no sé cómo me las apaño, pero todos los días pasa algo», es la frase más común en nuestras ciudades modernas.

Es lógico que después de concatenar mañanas o tardes de este tipo, estés deseando que llegue la hora de que se acuesten los niños para quedarte tranquilo en el sofá viendo tu serie favorita, leyendo un libro, hablando con tu pareja o mirado las redes sociales, con lo que sueles atrasar así considerablemente la hora de apagar la luz e irte a dormir. La higiene del sueño, día tras día, la tiras a la basura. Como comprenderás, para mantener este ritmo de vida precisas de algo más que café. Necesitas de unos sistemas de alerta activos que aceleren todas las rutas metabólicas para obtener energía y poder hacer frente a los avatares de la vida tan poco sosegada que nos hemos montado.

Y esto no queda aquí. Hay otros escenarios iguales o peores que este último que te he contado. La fantasmagórica película virtual que nos montamos en la cabeza cada día, cada noche o cada día y noche.

Y es que Steven Spielberg es un mindundi al lado de nuestra cabeza montando películas de ciencia ficción, y lo peor de todo es que a ninguna le ponemos un final feliz. Es más, cuando estamos como el más imbécil de los imbéciles buscando posibles finales a nuestra peli de cada día, o lo que es peor, de cada madrugada, vivimos en el interior todos los terroríficos finales del largometraje. Porque si se dijese que sufrimos por el final que hemos elegido…, pero no, si se nos ocurren cuatro posibles pésimos finales, los repasamos todos, los recreamos, nos comemos las miserias de cada uno de ellos y luego escogemos el de nivel *premium*. Así que como somos unos fenómenos, cada noche o cada amanecer nos paseamos por la alfombra roja y somos galardonados con el Oscar al actor, director y guionista más tonto del certamen. Aquel que ha rodado cuatro películas en el mismo día o la misma noche y que no ha vendido ni una sola localidad en ningún cine porque la película nunca se llega a rodar, a materializar.

Recuerda:
tu cabeza no distingue la realidad de la ficción.

Si tú piensas que tu hijo, que mañana se va de viaje de fin de curso a París, va a tener un accidente en el avión, que si no se estrella, se va a separar del grupo de compañeros en los Campos Elíseos, se va a perder y se le va a echar la noche por ahí perdido, que aún es pequeño y lo van a raptar, que se va a poner malo porque lleva tosiendo una semana y tiene las anginas un poco hinchadas, te aseguro que tu cuerpo va a segregar todas las sustancias que segregaría en caso de un accidente de avión, de que te pierdas solo por París, que te secuestren o que te pongas malo fuera de casa. En unas horas has puesto patas arriba tu bioquímica y fisiología sin moverte del asiento del coche, del sillón de la oficina o de la cama. ¿Crees que acelerarás el metabolismo en estas hipotéticas situaciones? Lo que no sé es como el metabolismo nos aguanta y no nos manda a hacer puñetas, porque debe de estar hasta la coronilla de que le contemos el cuento del lobo.

Querido lector, lo peor de todo es que por desgracia estos escenarios no son lineales, es decir, que principalmente los dos últimos los estamos combinando cada día. Al ajetreo y activación que nos impone el día a día le sumamos nuestras hipotéticas historias mentales de triste final, por lo que ya podrás imaginar el grado de activación y alerta al que somos sometidos. Si a esto de vez en cuando —cuatro veces al menos a lo largo de nuestra existencia dicen las estadísticas—, la vida nos golpea con fuerza con un incendio, el accidente de un familiar o algún tipo de revés de estos que no sabemos ni cómo ni por donde nos ha venido, pues ya puedes imaginar cómo tenemos los sistemas que aceleran las reacciones fisicoquímicas para obtener energía y poder soportar estas situaciones. Comprenderás ahora por qué otra frase que se repite, creo que en todas las consultas, es: «Me iría una temporada a una isla sin móvil y sin nada. Necesito desconectar».

Como dice mi querido amigo Emilio Duró, en las escuelas nos enseñan a manejar el cerebro racional, pero no el emocional. Eso es un gran error, porque no aprendemos a gestionar las emociones que es realmente lo que más daño nos hace.

Si a este panorama le sumamos que los medios de comunicación no ayudan mucho a que tengamos paz mental y optimismo con sus tristes y dramáticas noticias, es fácil comprender por qué en 2022 —es el año donde hay más datos certeros— se vendieron solo en España unos ciento once millones de envases de pastillitas para la ansiedad. Y si nos regimos por los datos de años anteriores, la cifra se incrementa un mínimo de un 30 % cada década[3]. En 2023 se superaron los cien millones de euros solo de gasto en benzodiacepinas —la reina de los ansiolíticos—.

«Yo ya no pongo el telediario nunca, porque solo hay desgracias, la vida está fatal». Este comentario es una cantinela entre la población en estos últimos tiempos. ¡Qué mal está la vida Rafa!, me decía con los ojos llorosos el otro día una señora en la consulta.

Pero ¿realmente la vida está mal? Pues no, claro que no. La vida está como hace cientos y miles de años. La vida en sí misma está y estará siempre bien mientras brille el sol. Las mareas continúan bajando y subiendo, la lluvia mojando, las flores floreciendo, la nieve sigue cayendo, los ríos corriendo, las olas del mar rompiendo en la playa y el sol dándonos luz y calor.

Bajo mi criterio, a la vida en sí le trae y le traerá sin cuidado lo que los seres humanos hagamos en estos 100-500 próximos años. Esto es un granito de arena insignificante en la historia del planeta. Me rio yo cuando se habla de la resiliencia humana. Nosotros somos unos aprendices al lado de la Tierra. Ella ha salido ilesa y reforzada de cataclismos, meteoritos, mega incendios, glaciaciones y de todo aquello que podemos imaginar que va en contra de la vida. Y ahí, de lo más oscuro de la lava petrificada, en breve, florece una planta con más vida que nunca. La inercia de la vida es la vida. ¿Crees de verdad que lo que los humanos hagamos le importa mucho a la vida y al planeta? Solo le generará un poco de tos y poco más. No nos engañemos, los únicos que salen perdiendo en esta historia son los animales, las plantas y, por supuesto, nosotros. Pero la vida no se acabará.

Cuando nosotros vivíamos hace unos cinco años uno de los episodios más tristes de los últimos tiempos y muchos seres queridos enfermaban de la COVID-19 y la muerte parecía ser la protagonista del mundo, en Venecia, los canales se volvieron más cristalinos que nunca, se vieron cisnes, delfines y peces nadando en ellos. La vida resurgió o se hizo más visible cuando a nosotros la muerte nos aplastaba.

Otra cosa es nuestra vida humana, la que creemos erróneamente que es el centro del universo y la que marca la vida del planeta, esa, bajo mi criterio, no está ni mal ni bien, está como nosotros la queramos interpretar y valorar.

Si te dejas llevar por las noticias evidentemente parecerá que eres cualquiera de los personajes de *Mad Max* viviendo en un escenario infernal. Pero no caigas en ese error. Te pongo un ejemplo:

El 1 de septiembre de 2024 *El Mundo* publicaba la siguiente noticia: «Un adolescente mata a su padre, madre y hermano pequeño en su casa en el norte de Italia»[4].

Sin duda una terrible noticia que pone los pelos de punta. Volvemos a repetir: ¡Qué mal está el mundo! Y es cierto que es algo horrible, pero el cerebro y los medios de comunicación hacen de estas noticias una generalidad, y la realidad es otra distinta. En el mundo hay 1300 millones de adolescentes según la OMS[5], por tanto, que un adolescente mate a su familia no representa lo habitual y cotidiano. Si una noticia con una alta carga emocional nos la repiten muchas veces, el cerebro sobrevalora su importancia y probabilidad de que ocurra. Es lo que se llama sesgo de disponibilidad y la mente lo usa como un atajo para tomar decisiones de manera rápida. A nuestros ancestros les resultó muy rentable, pero hoy en día este sesgo nos produce grandes quebraderos de cabeza. Por ejemplo, nos da más miedo viajar en avión que en coche, siendo más seguro el primero, pero las imágenes de los accidentes aéreos son más emotivas y se repiten muchas veces también en las televisiones. Cuidado, porque este sesgo nos puede generar ansiedad y miedo crónico, y afectar a nuestra biología y bioquímica de forma negativa. No caigas en estas trampas, la vida es maravillosa y cada día el sol nos regala una oportunidad para ser felices y mejores personas. La clave está en saber cómo hacerlo.

Desde mi punto de vista, en vez de dejarnos arrastrar por tanta negatividad impuesta por los medios, deberíamos preocuparnos por hacer las cosas bien y mantener nuestro entorno cercano lo más saludable y feliz posible.

Pero volvamos al estrés, realmente, ¿tanto daño nos hace esta aceleración del metabolismo generado por un estado de alerta cronificado? Aunque es evidente que el metabolismo es solo un factor de la ecuación de la salud y la longevidad, podemos afirmar que es uno de los más sobresalientes. Otros factores también inciden de manera poderosa en el envejecimiento, como hemos ido viendo a lo largo del libro, como la capacidad de reparación del ADN, un sistema inmunológico bien modulado, los sistemas de mantenimiento del equilibrio proteico o los mecanismos de compensación del estrés oxidativo. Pero el metabolismo conlleva y regula gran parte de estos mecanismos, ya que impacta de forma directa en diversos procesos. Te pongo unos ejemplos para que valores la magnitud de lo que te estoy contando acerca del papel influyente del metabolismo. Regula o influye sobre

— la respiración celular,
— la circulación sanguínea,
— la regulación de la temperatura corporal,
— la contracción muscular,
— la transmisión de señales nerviosas,
— la función inmunológica,
— la síntesis de proteínas,
— la replicación del ADN,
— la producción de hormonas,
— la detoxificación o eliminación de sustancias tóxicas.

Esto es solo un pequeño botón de muestra. Si tuviese que resumir en qué influye de manera general sobre la salud, te lo podría sintetizar en

— el nivel de energía y vitalidad,
— la capacidad de recuperación y reparación,
— la respuesta al estrés,
— la calidad del sueño,
— el envejecimiento celular.

Casi nada, ¿eh? Esto es el sueño de alguien que esté comprometido con su salud. Por tanto, si eres de esas personas que llevas tiempo en estado de alerta por cualquier motivo, bien sea laboral, familiar, económico o de salud, y presentas algunos de estos síntomas o signos —no hace falta tenerlos todos—, antes de que te pongas a sufrir el típico peregrinaje por las consultas médicas, te sometan a todas las pruebas diagnósticas, te atiborren a fármacos y tengas una colección de treinta y cuatro carpetas perfectamente ordenadas por fechas, repletas de historiales médicos, analíticas, electros, radiografías, etc., que no han servido para mucho o tan solo para paliar un poco un puñado de síntomas, pero no para atajar definitivamente el problema, te aconsejo que recapacites sobre lo que te he contado y pongas en práctica algunas de las estrategias que te describo más abajo para intentar volver a recuperar los mandos del *on* y *off* de tu metabolismo y, por tanto, de tu vida.

No estoy diciendo con esto que si mañana te despiertas con un dolor en el pecho grande y con irradiación al brazo no vayas urgentemente al hospital a que te descarten un infarto. Me refiero a que, si llevas tiempo acumulando «achaques» que te están robando calidad de vida, ponte en acción y recapacita, porque es probable que cuando te quieras acordar, a la vuelta de unos meses o años habrás perdido la felicidad y la motivación por levantarte cada mañana.

Quiero mostrarte algunos de los síntomas asociados a la secreción continua de cortisol y todas las hormonas que te ponen en alerta. Al igual que ocurría con los receptores de insulina, que perdían su sensibilidad cuando abusábamos de los alimentos ricos en azúcares, a los de cortisol les ocurre lo mismo cuando lo segregamos de manera crónica. Y créeme que sufrir resistencia al cortisol durante un periodo largo de tiempo te va hacer ampliar tu círculo de amigos, ya que pasarás largos ratos en la farmacia y en los hospitales, y en estos sitios se conoce a mucha gente y se hacen amistades.

Estos son algunos de los síntomas y signos asociados al exceso de cortisol, síntomas que nos están diciendo que paremos sí o sí. Debes considerarlos como las luces del salpicadero del coche. Ojo que como se te enciendan muchas lucecitas a la vez, lo más probable es que no llegues al final del viaje. Espero que me hayas entendido con esta metáfora.

— Problemas de insomnio.
— Cansancio.
— Disminución de la memoria y concentración.
— Sensación de presión en el pecho.
— Ansiedad por la comida.
— Dolores musculares, articulares o de cualquier tipo.
— Adormecimiento de las manos.
— Taquicardia.
— Vista cansada.
— Estado de ánimo bajo.
— Irritabilidad emocional. Más irascible.
— Alteraciones de la temperatura corporal (exceso de frío o calor).
— Alteraciones del periodo menstrual.
— Problemas de fertilidad.
— Dermatitis, eccemas y problemas de piel.
— Etc.

Debes ser consciente que cuando estos sistemas de aceleración del metabolismo se activan fruto del estrés, en paralelo se ponen a funcionar algunas sustancias para amortiguar el daño que hace esta situación y calmar un poco a estas hormonas. Las endorfinas y las encefalinas son dos de ellas. Cuando nos pasamos de rosca y estamos mucho tiempo sometidos a estrés, estos sistemas de amortiguación pierden efectividad y dejan de calmarnos, por lo que buscamos sustitutos de esas sustancias en el exterior. Es por ello que recurrimos al chocolate, a comer de manera compulsiva, al tabaco y todas las conductas adictivas que puedas imaginar. Pero evidentemente, como se suele decir, esto es pan para hoy y hambre para mañana. Si no controlamos esa hambre emocional y estas conductas autodestructivas, lo único que haremos es agravar la situación.

Déjame que te dé un consejo: si te encuentras pasando una situación de estrés crónico, antes de seguir sufriendo, analiza tu situación desde fuera, fríamente, de manera objetiva y con realismo. Estudia si puedes modificar, solucionar o prescindir del factor o los factores que te generan el calvario que estás viviendo.

En muchas ocasiones nos vemos envueltos en situaciones que no podemos evitar y la vida nos lo pone muy difícil y no nos da margen de maniobra para cambiar nada de nuestro contexto de vida, pero en muchas otras, no hacemos cambios en el entorno de pareja, trabajo, familia, económico o cualquiera que sea porque nos dejamos llevar por el miedo al cambio, por la inercia del día a día, la pena, la culpa, el qué dirán o el pensar en los demás antes que en nosotros mismos. A veces nos meten piedras en la mochila sin darnos ni cuenta que hacen del viaje un pesado y fatigoso vía crucis, otras asumimos roles que no nos corresponden y damos vida a personajes que no son de nuestra película. Si tienes la suerte de identificar claramente que esto es lo que te está ocurriendo, te sugiero que te sacudas como un perro mojado y te quites de encima todo aquello que te pese y te impida volar.

Si por el contrario estás sumido en situaciones que no se prestan al cambio y que no puedes modificar con tus decisiones, no desesperes, aunque estés sumergido en un conflicto entre el texto —tú— y el contexto —tu entorno— y no puedas vivir en absoluta armonía y acorde con tus principios, y pese más en la balanza vivir la situación actual que la retirada o el cambio, entonces te propongo de manera rotunda que seas constante, metódico y fiel a todas, o a casi todas, las estrategias que te voy a enumerar en breve para paliar el daño que hace el estar sometido a un estrés crónico, de lo contrario tu cuerpecito no aguantará sin enfermar. Con estos buenos hábitos conseguirás que vivas en ese punto de equilibrio que necesitas para mantener tu homeostasis y una óptima calidad de vida. Estos hábitos generan una disminución o regulación del metabolismo entre otras cosas, por lo que la repercusión sobre tu salud y el envejecimiento es directa.

Estrategias como tabla de salvación

Sueño

Respeta, si eres adulto, y tu trabajo te lo permite, siete horas de sueño nocturno, y si no lo permite, araña todos los minutos de sueño que puedas a la noche. Este hábito está en el puesto número uno en la jerarquía de buenos hábitos.

No hay una frase más desafortunada que «ya tendré tiempo de dormir cuando me muera». Sin duda, si no duermes lo suficiente, morirás pronto.

Es más, yo soy de la opinión de que desde un punto de vista biológico y celular, vivimos de noche mientras dormimos y morimos de día mientras vivimos, ya que durante el día y como consecuencia del impacto del cortisol y las distintas hormonas del estrés, el cuerpo está deteriorándose y envejeciendo, mientras que por la noche, mientras dormimos, reparamos, limpiamos y reponemos todo lo que hemos degradado durante el día. El sueño es un gran regulador del metabolismo[6], ya que durante el mismo se liberan y regulan hormonas claves en el control del apetito y el gasto calórico, como por ejemplo, la grelina, la leptina, la insulina o la hormona de crecimiento.

Durante el sueño se disminuye el gasto de energía, lo que permite la reposición de los sistemas que regulan el metabolismo. Igualmente, mientras dormimos, disminuimos también la producción de radicales libres, además de reparar el daño ocasionado por estos durante el día[7].

Hasta hace bien poco la ciencia consideraba a la nutrición y al ejercicio físico como los dos factores con mayor impacto sobre la salud, pero atendiendo a los resultados de los últimos estudios en cuanto a las consecuencias de la falta de sueño, no hay duda alguna de que Morfeo es el director de orquesta de la salud y longevidad.

Creo que esto es fácil de entender y solo basta aplicar el sentido común para advertir que el sueño es lo prioritario. Si te detienes y piensas cómo te encuentras al día siguiente de no haber hecho algo de deporte o no haber comido de una manera muy saludable, te darás cuenta de que apenas notas cambios en tu percepción de la salud, sin embargo, cuando pasas una noche en vela, ¿cómo te encuentras al día siguiente? No hace falta que me lo digas, sé la respuesta: MUERTO. Así lo describen —yo entre ellos— muchas personas cuando se les pregunta cómo llevan una noche en blanco. El trastorno bioquímico y fisiológico que esto genera es tal que la falta de sueño es el principal factor de envejecimiento que se conoce. Esto no es solo una conclusión mía, estudios científicos muestran una correlación entre la duración del sueño y la longitud de los telómeros[8, 9, 10]. Así que comienza por tener una buena higiene del sueño —como te explico en mi anterior libro—, porque todo lo que hagas durante el día repercutirá en cómo pases la noche y viceversa.

EJERCICIO FÍSICO

No dejes de practicarlo y de manera moderada. No hay mejor frase que «no dejamos de hacer deporte porque nos hacemos viejos, nos hacemos viejos porque dejamos de hacer deporte». Y no hay estrategia que podamos implementar en el día a día que tenga un mayor impacto en todos los ejes neuroendocrinos, es decir, en todas las hormonas, sistema nervioso, inmunológico o metabólico que el ejercicio físico.

Estamos diseñados para movernos. El movimiento es calidad de vida. Hasta hace pocos años era condición *sine qua non* para poder comer y lo hacíamos precisamente para poder seguir moviéndonos. Era un seguro de vida.

En la actualidad, hay que convencer a la población para que se mueva un poco. Tenemos aparatos que nos barren la casa, nos cocinan y lavan nuestra ropa mientras nosotros empleamos ese tiempo en estar cómodamente sentados en el sofá chateando con el móvil. Contamos con dispositivos que nos contabilizan los pasos que damos y pagamos un gimnasio para levantar pesas y correr en una cinta que no nos hace avanzar ni un metro. Yo soy el primero que cada día me repito: «No caigas en las garras del confort, Rafa o enfermarás». A los seres humanos nos encanta la vaguería ya que supone un gran ahorro energético. Cuidado con esto que se ha convertido en una trampa en nuestro contexto vital.

Cuando hacemos deporte liberamos más de seiscientos péptidos —moléculas—, que como pequeñas píldoras impregnan cada célula del cuerpo, devolviéndole su equilibrio químico. Como todo, en su justa medida. No estoy hablando de participar en un triatlón ni nada por el estilo.

Te enumero algunas de las repercusiones sobre el metabolismo, la salud y la longevidad, pero quiero que sepas que son casi infinitas.

— Incrementa la oxidación de ácidos grasos, especialmente durante ejercicios de intensidad baja a moderada (60-65 % VO2 máx).
— Mejora la utilización de glucógeno muscular y hepático como fuente de energía.
— Aumenta la capacidad de producción de ATP y fosfato de creatina en las células musculares.
— Incrementa el número y tamaño de las mitocondrias, mejorando la capacidad oxidativa.
— Aumenta la actividad de enzimas claves en el metabolismo energético.
— Mejora la síntesis y el depósito de glucógeno en el hígado y los músculos.
— Aumenta la liberación de hormonas del crecimiento, que promueven la síntesis proteica y la movilización de grasas.
— Mejora el perfil lipídico, reduciendo los niveles de triglicéridos y aumentando el HDL-colesterol.
— Aumenta la actividad de la lipoproteína lipasa, favoreciendo el uso de grasas como fuente de energía.
— Aumenta la sensibilidad a la insulina.
— Activa genes para la síntesis de antioxidantes endógenos reduciendo el estrés oxidativo.

Eso sí, el ejercicio físico es una actividad diurna, no lo practiques de noche porque te hará más daño que beneficio, ya que romperá tu biorritmo rápidamente.

Nutrición

Huye, como ya he señalado en capítulos anteriores, de aquellos alimentos que liberan glucosa de manera muy rápida en sangre, pues como has visto, si abusas de ellos, desregulan al alza a mTOR de manera patológica, generando verdaderos trastornos metabólicos.

Si quieres incrementar tu longevidad, evitar enfermedades graves y enlentecer el acortamiento de tus telómeros, decántate por el ayuno intermitente y restringe las calorías que consumes cada día[11].

No olvides que los pueblos más longevos del mundo —las zonas azules— son los que tienen una alimentación saludable y variada, rica en productos de la zona, ecológicos y siguen una dieta hipocalórica. El lema de los habitantes de Okinawa, el *hara hachi bu* — llena tu barriga al 80 % cuando comas—, marca su modo de alimentarse y en paralelo su longevidad.

No hay que olvidar tampoco el proverbio chino que dice: «Cada persona nace con la montaña de comida que se va a comer a lo largo de su vida, cuando se la come, muere».

Atención plena

La falta de calma mental es uno de los principales motivos de infelicidad en las sociedades modernas[12]. Si hay algo que debes conseguir con urgencia, es que eches raíces durante un ratito al día en el momento presente. Dejar descansar esa mente divagante que tanto te atormenta y que no haces carrera de ella debe ser uno de tus principales objetivos.

Cada día son más los estudios científicos que avalan los beneficios del *mindfulness* en cuanto a su efecto ansiolítico, mejora del sistema inmune, del estado de ánimo, la memoria, el sueño o el equilibrio metabólico. La atención plena, igualmente, nos aporta una plusvalía por su carácter preventivo de enfermedades que van desde el alzhéimer hasta los infartos, pasando por el cáncer, la depresión y las enfermedades autoinmunes[13].

Echar el ancla en el presente es un bálsamo que poco a poco va reajustando todo desequilibrio psicoemocional. Un verdadero atajo hacia la salud, el bienestar y la longevidad. Eso es el *mindfulness*. Si quieres paliar rápido el efecto dominó que genera el estrés crónico sobre tu cuerpo, no lo dudes y aférrate a esta práctica dedicándole unos quince-veinte minutos al día. En pocas semanas los cambios te sorprenderán gratamente.

YOGA Y *CHI KUNG*

Son dos prácticas milenarias que por sí solas ya nos salvaguardan y nos hacen más longevos. Aunque es un tópico, añaden años a la vida y vida a los años. No voy a extenderme más, solo quiero nombrarte algunos de sus beneficios y tú sacas tus propias conclusiones.

— Mejoran la flexibilidad, el equilibrio y la fuerza muscular.
— Aumentan la densidad ósea y previenen la osteoporosis.
— Incrementan el flujo sanguíneo y la oxigenación del cuerpo.
— Regulan la presión arterial y la frecuencia cardiaca.
— Fortalecen el sistema inmunológico.
— Mejoran la capacidad pulmonar.
— Reducen el estrés, la ansiedad y la depresión.
— Mejoran las funciones cognitivas como la memoria y la concentración.
— Promueven la claridad mental y el bienestar emocional.
— Ayudan a controlar el dolor crónico.
— Previenen el deterioro cognitivo y las enfermedades neurodegenerativas.
— Mejores predictores de longevidad como la velocidad al caminar.
— Promueven un envejecimiento saludable al mejorar la salud general.
— Reducen el riesgo de fragilidad en adultos mayores.
— Aumentan la variabilidad de la frecuencia cardiaca, asociada a mayor longevidad.
— Regulan los niveles hormonales.
— Aumentan la vitalidad y reducen la fatiga crónica.

Si te encuentras sometido a mucho estrés y dispones de poco tiempo para hacer deporte, cualquiera de estas dos disciplinas te pueden ayudar enormemente[14, 15].

CONTACTO CON LA NATURALEZA

Si eres de los que vives en un entorno rural, tienes la sana costumbre de ir al parque más cercano de casa a pasear o hacer deporte, o buscas cualquier excusa para estar en contacto con la naturaleza, ¡¡felicidades!! Estar alejado o darle la espalda a lo verde, a nuestra verdadera raíz y origen como es la madre tierra, es uno de los hábitos más insalubres que podemos adoptar. No me cansaré nunca de decirlo, en el respeto a la naturaleza está la clave para prevenir las enfermedades, para curarnos de muchas de ellas y para vivir en armonía y prolongar la vida. Pero, ojo, vuelve a leer lo que he escrito, el respeto a la naturaleza. Esto no solo hace alusión a cuidar los bosques, los mares o salir frecuentemente a impregnarnos de ella, el respeto a la naturaleza incluye también el respeto hacia uno mismo, hacia el cuerpo y la mente. El gran problema radica en que los humanos modernos nos hemos disociado de ella. Nos creemos que, por el hecho de desplazarnos en máquinas a gran velocidad, ir vestidos con chaquetas, crear un escenario de cemento y plástico a nuestro alrededor o tener tecnología que nos permite hacer cosas inimaginables, hemos dejado de ser naturaleza y estamos sumamente equivocados. Todo eso es atrezo.

En el fondo, nuestro subconsciente quiere vivir en ese ambiente y busca su recreación siempre que puede. Lo natural y lo primitivo está dentro de nosotros. «¿La casa rural? Con chimenea, por favor». «¿De vacaciones? A la playa o la montaña». «Estuvimos en un hotel rural precioso, con los techos de madera, un huerto, solo se oía un arroyo y el cantar de los pájaros. Una delicia». Seguro que comentarios así te resultan familiares. Nosotros habremos intentado salir de la naturaleza, pero la naturaleza nunca saldrá de nosotros. Nosotros somos pura naturaleza y ella nos rige, nos gobierna y formamos parte de ella. Somos una unidad.

Y métete esto en tu cabezota: cuanto más lejos estés de ella, más cerca estarás del hospital. Y si eres un adulto, quizás tardes un poco más en visitar el hospital, pero si tienes hijos pequeños, como los alejes de los bosques, los parques, la playa y lo natural, ya mismo estarás en la sala de espera del pediatra.

El periodista y escritor estadounidense Richard Louv acuñó en 2005 el término trastorno por déficit de naturaleza (TDN). El TDN forma parte de un conjunto de problemas denominados enfermedades psicoterráticas que tienen su origen en una relación deficitaria o patológica con el entorno natural. Esta desconexión puede provocar diversos efectos negativos tanto en niños como en adultos, siendo los niños, como ya te he comentado, mucho más sensibles. Algunos de sus efectos negativos incluyen:

— Disminución del uso de los sentidos.
— Problemas de atención y concentración.
— Aumento del estrés y la ansiedad.
— Mayor riesgo de obesidad.
— Déficit de vitamina D.
— Problemas respiratorios.
— Falta de creatividad e imaginación.

Pero quizás los que más han estudiado esto son los japoneses, ya que ellos fueron los pioneros en introducir en su rutina el *shinrin yoku* o baño de bosque. Una práctica que cuenta con cientos de estudios científicos que respaldan que sumergirse en la naturaleza de manera habitual es terapéutico, preventivo y, literalmente, alarga la vida. Si quieres bajar el cortisol con rapidez —un 12,4 % en pocos minutos— y equilibrar tu metabolismo, zambúllete en el bosque[16].

No olvides que el contacto con la naturaleza incluye la exposición a la luz solar. Este tema es polémico y peliagudo, pero no voy a gastar más letras ni energía en explicar algo que está científica y clínicamente comprobado, además de tener un sentido común aplastante. Solo has de saber que la exposición crónica al sol, y en esto último, en la alimentación y lo respetuoso que seas con tu cuerpo, radica la clave de que el sol nos prevenga, nos cure y nos alargue la vida[17]. Recuerda que hasta aproximadamente 1930 en todos los hospitales había un solárium donde se llevaban a los pacientes a recibir los rayos solares como parte del protocolo de tratamiento, e incluso llegaron a construirse hospitales giratorios que aprovechaban toda la luz del día, como el que construyó en la localidad francesa de Aix-les-Bains el doctor Jean Saidman, médico radiólogo —por lo que presumo que debería saber algo sobre ondas electromagnéticas…—. Aún queda uno en pie, pero ya sin capacidad de giro, en Jamnagar, la India. No pierdas la adoración al sol que hemos tenido todos los seres humanos a lo largo de la vida y que han marcado gran parte del eje de giro de todas las religiones. El sol y la luz son símbolos importantes y recurrentes en muchísimas tradiciones religiosas y culturales: Juan 8:12: «Otra vez Jesús les habló, diciendo: "Yo soy la luz del mundo; el que me sigue no andará en tinieblas, sino que tendrá la luz de la vida"». Lucas 1:78-79: «Por la entrañable misericordia de nuestro Dios, nos visitará el sol que nace de lo alto, para iluminar a los que habitan en tinieblas y en sombra de muerte».

Si le tenemos miedo a lo que nos ha dado y nos da la vida, mal vamos, querido lector.

BAÑOS DE AGUA FRÍA

Fueron los antiguos griegos los pioneros en considerar los baños de frío como una técnica curativa, vigorosa y preventiva de todos los males. En sus gimnasios introdujeron las salas de frío, cosa que luego se extendió al Imperio romano y estos los perfeccionaron en sus termas. Posteriormente, fueron los habitantes de los países nórdicos los que hicieron de esta práctica una sana y extendida costumbre. Hoy día, y amparados por los rigurosos estudios científicos, podemos afirmar que someterse a periodos cortos de inmersión en agua fría nos aporta multitud de beneficios, entre ellos restablecer el metabolismo, prevenir enfermedades y ralentizar el envejecimiento. Si volvemos a aplicar el sentido común, el agua caliente, salvo para los que habitaban cerca de una terma natural, es algo absolutamente nuevo para el ser humano. Es un invento muy moderno. Recuerda que la fisiología, la biología y la genética sigue siendo primitiva, por tanto, para el cuerpo, todo aquello que genere una conexión con lo ancestral es una señal veraz de vuelta a la normalidad y al equilibrio. Como ya te he comentado, piensa en la duda más común de la población a la hora de planificar las deseadas vacaciones, ¿playa o montaña? ¿A quién conoces que hable mal del Camino de Santiago? Los estímulos primitivos nos dan la vida, el confort nos la quita.

**Si quieres perder peso, empieza
por bajar un poco los grados de la calefacción de tu casa.**

La normotermia o monotonía térmica es uno de los motivos de esta epidemia de obesidad que sufrimos. Cerca de mil millones de personas son obesas en el planeta. No me refiero a que tengan sobrepeso, que estos superan con creces los mil millones, me refiero a obesos. Pronto tendremos que cambiar el término de globalidad, que está tan de moda, por el de «globesidad».

Evidentemente, la mala alimentación, el sedentarismo y la falta de horas de sueño también colaboran. La exposición al frío no compensa estos tres malos hábitos, pero, sin duda, es un eslabón muy importante que suma mucho y contrarresta en gran medida algunas de las agresiones a las que sometemos al organismo[18].

Si hay algo en lo que tiene repercusión la exposición al frío es en el metabolismo. No caigas en el error de subirte en la moto sin camiseta para conseguir este efecto. Lo que te aporta beneficio es la exposición al agua fría o a un ambiente frío, no al viento. Esto último te enferma.

Cuando tiritas porque te duchas o te bañas con agua fría, créeme que aunque es desagradable, el cuerpo te lo está agradeciendo, y tu grasa aún más. El frío facilita la aparición de un tipo de grasa denominada grasa parda —aquella de la que los niños nacen repletos y los aísla del frío—; esta grasa, lejos de engordarte, te adelgaza, ya que combustiona glucosa y grasa blanca para producir, entre otras cosas, calor. Es nuestra grasa amiga. Nos protege de las enfermedades, nos aclimata y su producción hará que esta práctica cada día sea menos desagradable, llegando incluso a ser adictiva.

Si sufres de diabetes tipo 2, has de saber que exponerte durante diez días a frío intermitente puede incrementar la sensibilidad a la insulina que te pinchas y, por tanto, mejorar la capacidad de regular la glucosa en aproximadamente un 40 %[19], circunstancia esta que disminuye en gran medida la actividad de mTOR. Imagino que no hace falta que te explique más, ¿verdad?

Los baños de frío también mejoran el perfil lipídico[20] es decir, que mejorará tus niveles de colesterol en las analíticas y el perfil cardiometabólico[21]. Ya, ya sé que es más cómodo tomarse la pastillita del colesterol, pero créeme que es más saludable y te traerá muchos menos problemas empezar a tomar baños de frío que llegar a depender de un fármaco que no está exento de efectos secundarios. Ojo, no estoy diciéndote que dejes ningún fármaco, estoy diciéndote que si empiezas con este maravilloso hábito igual te libras de tener que tomar «la pastilla para el colesterol» y que si la tomas, quizás en unos meses mejore tu analítica y tu médico decida bajarte la dosis o, quién sabe, si modificas más hábitos, igual hasta eliminarla.

Si recuerdas, uno de los factores que más nos envejecía era la inflamación crónica y tener un sistema inmune desregulado y envejecido, pues bien, la ducha de agua fría puede protegerte, de manera contundente, contra estos dos factores de envejecimiento[22, 23, 24].

Y si por si esto fuese poco, la exposición intermitente al frío mejora el estado de ánimo y tiene efectos neuroprotectores.

Creo que te he dado razones suficientes —podría darte muchas más— por las que merece la pena plantearse el terminar la ducha con agua fría, ¿verdad? Tan solo necesitas llegar a estar dos minutos por debajo de veinte grados para conseguir estos beneficios. Mojándote la cabeza, eso sí. Empieza por el tiempo que toleres, no pasa nada, poco a poco conseguirás el objetivo. Si eres constante con esto, en breve te quedarás «helado» con el bienestar que irás percibiendo.

Sé que te he puesto varias tareas para paliar los efectos del estrés, pero no quiero que lo analices de una manera tan simple. Esto es un estilo de vida que te ayudará a gestionarlo mejor, que mitigará el gran daño que genera el estar sometido a presión constante y que, además, te mantendrá saludable, prevendrá enfermedades y alargará la vida. Ningún fármaco, repito, ninguno, te aportará tantos beneficios como estas estrategias que te he expuesto en estos párrafos.

Échale un vistazo, si no lo conoces aún, a *slow motion* o entrenamiento lento, y te darás cuenta de que entrenar de manera pausada también te protege contra el envejecimiento. Ojalá que a partir de ahora ralentices tu vida si es que la consideras acelerada. Recuerda el capítulo anterior: cuanto más despacio iba, más largo era mi viaje. Vive despacio y llegarás más lejos y mejor al final de esta travesía que es la vida.

¡Aviso!

¡Toca levantarse! ¡Arriba!
Te espero de vuelta en dos minutos ;).

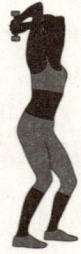

Bibliografía

1. «The longest living animals on Earth 2024». *BBC. Science Focus.* 26 de enero de 20024. https://www.sciencefocus.com/nature/the-longest-living-animals-on-earth-2024

2. «¿Cuál es el ser vivo más longevo del planeta?: los científicos responden». *La Razón.* 7 de noviembre de 2024. https://www.larazon.es/sociedad/cual-ser-vivo-mas-longevo-planeta-cientificos-responden-p7m_20241107672d34e9759afe00014c9271.html

3. (2024) «Un adolescente mata a su padre, madre y hermano pequeño en su casa en el norte de Italia» *El Mundo.* www.elmundo.es/internacional/2024/09/01/66d49041fc6c831a148b4575.html

4. OMS. (2024). «*La OMS insta a mejorar la salud y el bienestar de los adolescentes para velar por la salud de las futuras generacione*». https://www.who.int/es/news/item/23-09-2024-securing-adolescent-health-and-well-being-today-is-vital-for-the-health-of-future-generations-who?t

5. «La venta de ansiolíticos y antidepresivos se dispara en España en la última década». *Onda Cero.* 17 de mayo de 2023. https://www.ondacero.es/noticias/sociedad/venta-ansioliticos-antidepresivos-dispara-espana-ultima-decada_202305176464af2dea3194000180745e.html

6. «Trastornos metabólicos debidos a la carencia de sueño». *IntraMed.* 27 de abril de 2014. https://www.intramed.net/content/83607

7. «Alteraciones metabólicas en pacientes con trastornos del sueño». *SIIC.* 28 de septiembre de 2012. https://www.siicsalud.com/dato/experto.php/125557

8. JACKOWSKA, M. *et al.* (2012). «Short sleep duration is associated with shorter telomere length in healthy men: findings from the whitehall ii cohort study». *PLOS ONE,* 7(10), e47292. https://doi.org/10.1371/journal.pone.0047292

9. LIANG, G. *et al.* (2011). «Associations between rotating night shifts, sleep duration, and telomere length in women». *PLOS ONE,* 6(8), e23462. https://doi.org/10.1371/journal.pone.0023462

10. Liang, G., Schernhammer, E., Qi, L., Gao, X., de Vivo, I., & Han, J. (2011). Associations between Rotating Night Shifts, Sleep Duration, and Telomere Length in Women. *PLoS ONE,* 6(8), e23462. https://doi.org/10.1371/journal.pone.0023462

11. DAS, J. K. *et al.* (2023). «Calorie restriction modulates the transcription of genes related to response and longevity in human muscle: the CALERIE Study». *Aging Cell,* 22(12), e13963. https://doi.org/10.1111/acel.13963

12. CREGO, A. *et al.* (2021). «Relationships between mindfulness, purpose in life, happiness, anxiety, and depression: testing a mediation model in a sample of women». *International Journal of Environmental Research and Public Health,* 18(3), 925. https://doi.org/10.3390/ijerph18030925

13. LI, Z. *et al.* (2024). «The impact of mindfulness intervention on negative emotions and quality of life in malignant tumor patients: a systematic review and meta-analysis». *Frontiers in Psychology,* 15, 1443516. https://doi.org/10.3389/fpsyg.2024.1443516

14. TAO, S. y LI, Z. (2023). «Effects of qigong exercise on cardiovascular risk factors in patients with metabolic syndrome: a systematic

review and meta-analysis». *Frontiers in Physiology,* 14, 1092480. https://doi.org/10.3389/fphys.2023.1092480

15. Wu, C. y Feng, Y. (2023). «Exploring the potential of mindfulness-based therapy in the prevention and treatment of neurodegenerative diseases based on molecular mechanism studies». *Frontiers in Neuroscience,* 17, 1097067. https://doi.org/10.3389/fnins.2023.1097067

16. «¿Qué son los baños de bosque y por qué alargan la vida?». *La Vanguardia.* 20 de mayo de 2021. https://www.lavanguardia.com/natural/20210520/7445454/que-son-banos-bosque-alargan-vida-brl.html

17. Richards, J. B. *et al.* (2007). «Higher serum vitamin D concentrations are associated with longer leukocyte telomere length in women». *The American Journal of Clinical Nutrition,* 86(5), 1420-1425. https://doi.org/10.1093/ajcn/86.5.1420

18. Van Marken Lichtenbelt, W. *et al.* (2017). «Healthy excursions outside the thermal comfort zone». *Building Research & Information,* 45(7), 819-827. https://doi.org/10.1080/09613218.2017.1307647

19. Johnson, F. *et al.* (2011). «Could increased time spent in a thermal comfort zone contribute to population increases in obesity?». *Obesity Reviews,* 12(7), 543-551. https://doi.org/10.1111/j.1467-789x.2010.00851.x

20. Ptaszek, B. *et al.* (2023). «The influence of whole-body cryotherapy or winter swimming on the lipid profile and selected adipokines». *BMC Sports Science, Medicine and Rehabilitation,* 15(1), 135. https://doi.org/10.1186/s13102-023-00744-x

21. Jurado-Fasoli, L. *et al.* (2024). «Cold-induced changes in plasma signaling lipids are associated with a healthier cardiometabolic profile independently of brown adipose tissue». *Cell Reports Medicine,* 5(2), 101387. https://doi.org/10.1016/j.xcrm.2023.101387

22. Banfi, G. *et al.* (2009). «Effects of whole-body cryotherapy on serum mediators of inflammation and serum muscle enzymes in athletes». *Journal of Thermal Biology,* 34(2), 55-59. https://doi.org/10.1016/j.jtherbio.2008.10.003

23. Ziemann, E. *et al.* (2013). «Whole-body cryostimulation as an effective method of reducing low-grade inflammation in obese men». *The Journal of Physiological Sciences,* 63(5), 333-343. https://doi.org/10.1007/s12576-013-0269-4

24. Janský L. *et al.* (1996). «Immune system of cold-exposed and cold-adapted humans». *European Journal of Applied Physiology and Occupational Physiology,* 72(5-6), 445-450. https://doi.org/10.1007/bf00242274

15

Madre hay más de una

*Claude Bernard tenía razón: el
agente no es nada. El terreno lo es todo.*

Louis Pasteur

Muchas, cuantas más mejor. Hablo de células claro —sigo sin
beber ni fumar marihuana—. Las células madre están de moda,
sobre todo para aquellos que se dedican a la medicina regenerativa o para los que no quieren envejecer y buscan información
sobre tratamientos de rejuvenecimiento o de enfermedades que,
a día de hoy, la medicina convencional no ha conseguido solucionar. Pero ¿qué es una célula madre y por qué son tan especiales y
valoradas?

Intentaré simplificar todo lo posible este tema porque es complicado y técnico, al menos a mí cuando lo estudié me costó comprender qué son, los distintos tipos que existen y cómo funcionan.
Concéntrate pues.

CÉLULAS CON UN ENORME POTENCIAL

Las células madre son una de las maravillas más fascinantes que hay en el organismo. Estas sí que verdaderamente parecen sacadas de una de Spielberg. Me gusta definirlas como comodines en un juego de cartas. Como un CD virgen que, si lo compra una persona que le guste la música clásica y quiere tener una copia de su álbum preferido, grabará el CD de clásica, y si lo compra una que le guste el *heavy metal,* el CD se convertirá en uno de *heavy metal.* Pues eso es una célula madre, un CD virgen. Un comodín que va de cualquier palo.

Son células maestras. Tienen la habilidad de transformarse en cualquier tipo de célula especializada que el cuerpo necesite. Lo mismo se pueden convertir en una célula de tu hígado, y dedicarse a eliminar el alcohol de las cervezas que te bebes, que se convierten en células de la retina y te permiten leer este libro. Todo depende de las señales químicas que reciba de su ambiente para que se diferencien a una célula u otra. Atendiendo a esta habilidad, comprenderás por qué son el núcleo de la medicina regenerativa, ¿cierto?

En personas adultas, las células madre juegan un papel crítico en la renovación de los tejidos. Por ejemplo, en la médula ósea producen constantemente nuevas células sanguíneas para reemplazar a las viejas o a las que han sido dañadas. Esto ocurre de la misma forma en la piel, los músculos o los intestinos, ayudando a regenerar los tejidos de manera continua.

De igual modo, después de un accidente, una lesión o una enfermedad, el tejido dañado libera sustancias que movilizan a las células madre e inducen su transformación al tejido original —el comodín se decanta por un palo de la baraja—. Mágico, ¿verdad?

Existen principalmente dos tipos de células madre: embrionarias y adultas.

EMBRIONARIAS

Las embrionarias podemos decir que son la *crème de la crème,* las más cotizadas por la medicina regenerativa por varios motivos, como, por ejemplo, su pluripotencialidad, es decir, por su capacidad de convertirse en cualquier tipo de célula del organismo adulto, lo que las hace extremadamente versátiles para aplicaciones terapéuticas. Se pueden convertir —diferenciar— en los más de doscientos tipos de células distintas que componen el cuerpo.

Valoradas también por su capacidad de autorrenovación, facultad que les permite dividirse indefinidamente, manteniendo una población estable de células madre.

Eso sí, como todo lo valioso, no son fáciles de obtener, ya que solo se encuentran en fases iniciales de la vida de un embrión, en la etapa que se conoce como blastocisto, que tiene lugar a los cinco-seis días de la fecundación[1]. En estas etapas iniciales, las células aún no se han especializado, lo que les confiere una gran flexibilidad para convertirse en cualquier tipo de célula del cuerpo.

Estas propiedades tan valiosas de las embrionarias han abierto una puerta de esperanza en el ámbito de la medicina regenerativa para investigar nuevos fármacos, para el reemplazo de células dañadas causantes de enfermedades como el párkinson, la diabetes tipo 1 o en lesiones medulares y más aún, la posibilidad de generar embriones clonados con finalidad terapéutica.

Pero, como comprenderás, esto que te he contado aquí en cuatro líneas y que parece maravilloso por su potencial curativo genera un gran debate ético, ya que implica la destrucción de embriones, circunstancia que provoca una gran controversia. Es por ello que, en España, por ejemplo, la investigación con células madres embrionarias está regulada mediante dos leyes: ley sobre técnicas de reproducción humana asistida y la ley de investigación biomédica. Lo relevante de estas normativas es que se hace obligatoria la firma de un consentimiento informado por parte de los progenitores, en el que se explica el destino que desean para sus embriones congelados sobrantes de un ciclo de fecundación *in vitro,* entre los que se encuentra la investigación con células madre[2].

ADULTAS

Las adultas, también conocidas como somáticas o locales, se encuentran, por lo general, en todos los tejidos y órganos ya bien diferenciados. Este tipo de células se clasifican a su vez en unipotentes, pluripotentes, etc., pero no quiero cansarte con más nombrajos, así que hablaremos de adultas sin más.

Estas funcionan dentro de un entorno específico que se le denomina nicho. Es este nicho —ambiente— el que le proporciona en cada momento la información necesaria para que mantengan su estado virgen o no especializado —es decir, que siga siendo un comodín de la baraja— o que, por el contrario, se transforme —diferencie— en las células de ese nicho en concreto. Así nos encontramos el nicho cardiaco, el cerebral o el hepático, que contienen células madre adultas con posibilidad de convertirse en células del corazón, neuronas del cerebro o hepatocitos del hígado cuando, como te he comentado antes, reciben las señales fisicoquímicas del ambiente que existe en cada uno de esos órganos. Estas señales son el pH, los cambios en la tensión del oxígeno, los factores de crecimiento secretados por células vecinas, el contacto directo célula-célula o los ya conocidos por ti AMPK y mTOR[3]. ¿Ves ahora la importancia de los hábitos de vida en la reparación de los tejidos o en la longevidad?

Estas células madre adultas, aunque son muy cotizadas, no lo son tanto como las embrionarias, ya que su capacidad para transformarse o diferenciarse en cualquier tejido es mucho más limitada, pues por regla general solo puede transformarse en células del tejido donde residen[4].

Estos tipos de células son las más utilizadas en terapia —como en los trasplantes de médula—, ya que generan menos problemas de rechazo al provenir del mismo paciente y también, todo hay que decirlo, porque no generan los problemas éticos de las embrionarias.

Querido lector, como has podido comprobar con este minirresumen, es sumamente interesante contar con una buena densidad y un buen funcionamiento de células madre si queremos reparar, renovar y alargar nuestros tejidos y nuestras vidas.

Imagino que te preguntarás cómo podemos mantener la funcionalidad de estas células, su número y cuáles son los factores que más dañan a estas células de la juventud. Pues bien, algunas de las estrategias ya te las he contado, pero vamos a refrescarlas y añadiremos otras nuevas.

Los principales procesos que generan una pérdida y funcionalidad de las células madre son:

Pérdida de la proteostasis (equilibrio de las proteínas)

¿Lo recuerdas? Te daré unas pistas. El plegamiento, la desnaturalización por calor, el aporte continuo de proteínas en nuestra alimentación… ¿Has conectado ya la neurona? Si aún no la has hecho, date un baño de agua fría durante dos minutos porque esta era una de las estrategias más potentes para mantener los sistemas de plegamiento bien entrenados. Si no lo recuerdas aún, vuelve unas páginas atrás y lee de nuevo ese capítulo.

Desregulación de los sistemas de detección de nutrientes

Espero que esto si lo recuerdes después de la turra que te he dado con mTOR, AMPK, el NAD (+/H) y la insulina. Si no lo recuerdas, ve encargando un palé de omega 3, empieza a hacer crucigramas en ayunas y toma yema de huevo rica en fosfatidilcolina a ver si te mejora un poco la memoria.

Las disfunciones mitocondriales

Ya hemos hablado de las mitocondrias en varias ocasiones y si quieres profundizar en este tema, te aconsejo el libro de mi querido compañero y amigo Antonio Valenzuela, *Activa tus mitocondrias*. Recuerda el daño que les genera el exceso de radicales libres, la toxicidad de sustancias como los metales pesados, los herbicidas y pesticidas como el glifosato, los procesos inflamatorios crónicos, el exceso de azúcar en sangre, etc.

Cambios en el ambiente

Los cambios en el ambiente —nicho— donde viven las células madre es uno de los principales factores de agresión sobre la funcionalidad y supervivencia de estas. Uno de los cambios que más daño genera es la concentración o aumento de sustancias inflamatorias en este microambiente celular. Por ejemplo, las células senescentes —viejecitas— secretan constantemente una mezcla de productos químicos inmunosupresores proinflamatorios conocidos colectivamente como fenotipo secretor asociado a la senescencia (SASP), que reduce la actividad de las células madre y contribuye al envejecimiento del sistema inmune y la pérdida de la regeneración de nuestros tejidos.

El SASP es parte de un fenómeno inflamatorio amplio que proviene de una variedad de fuentes y crea un fondo latente de inflamación crónica de bajo grado que altera la función de las células madre. Esta «sopa» inflamatoria está formada por varias decenas de sustancias químicas generadas por células senescentes, restos celulares, mitocondrias dañadas, el microbioma —las bacterias que viven con nosotros— y un largo etcétera. El SASP se relaciona con diversas enfermedades como el cáncer, el alzhéimer, las cataratas, la osteoporosis, la artritis, la diabetes 2, el Crohn o la colitis ulcerosa entre otras[5]. Y como siempre, la madre naturaleza nos proporciona la solución a casi todos los males. Sustancias como la fisetina, el pterostilbeno, el litio, el alfacetoglutarato y algunos compuestos presentes en el jengibre tienen la capacidad de disminuir la inflamación crónica de bajo grado que genera el SASP. Así que procura que no falte en tu cocina los siguientes alimentos que son ricos en estas sustancias[6, 7, 8, 9, 10]:

> Fresa, manzana, caqui, uvas, kiwi, melocotón, cebolla, pepino, col rizada, brócoli, chocolate amargo, té verde, arándanos, moras, almendras, tomillo, romero, pistachos, nueces, salmón, trucha, huevos, pavo, cordero, pollo, remolacha, berros, ciruela, aceitunas, plátano, melón, sandía.

Eso sí, intenta que estos alimentos sean ecológicos, ya que el grueso de estas sustancias lo liberan las plantas para protegerse del ataque de hongos, insectos, cambios bruscos de temperatura o la radiación ultravioleta de los rayos solares. Si se han criado en invernaderos o en cautiverio y han sido tratados con pesticidas, herbicidas, abonos sintéticos y piensos, no contienen todas las moléculas que les alargan la vida a ellas y a nosotros. A las plantas y a los animales les ocurre como a nosotros: el confort los enferma y les acorta la vida. Eso sí, cómodamente.

ACORTAMIENTO DE TELÓMEROS

El acortamiento de los telómeros tampoco deja indiferente a las células madre[11]. Cuando sus cromosomas se acortan, pierden su capacidad para desempeñar sus funciones correctamente y se vuelven viejecitas y, aunque existen numerosos mecanismos de control de calidad, su ADN puede lentamente mutar hasta el punto de causar senescencia o cáncer. Recuerda todas las estrategias de las que te hablé en el capítulo de los telómeros para enlentecer su acortamiento.

CAMBIOS EPIGENÉTICOS

Como su prefijo indica, la epigenética está por encima de la genética. Por si no estás familiarizado con este término, te cuento a grandes rasgos que la epigenética es la ciencia que estudia la interacción del medioambiente con nuestro ADN. Pero no caigas en el error de pensar que el medioambiente es el aire que respiramos y todo aquello relacionado con los bosques y la naturaleza. El medioambiente celular va mucho más allá. Es todo aquello que impacta de una manera u otra sobre la vida de la célula. Esto incluye, por ejemplo, la toxicidad a la que esté expuesta, el déficit de algún micronutriente como la vitamina D, el zinc o el propio oxígeno pasando por agentes físicos como la temperatura, la presión, las radiaciones electromagnéticas o todas aquellas sustancias químicas que bombardean la membrana celular, como pueden ser las moléculas asociadas a las emociones que descubrió la doctora Pert[12]. Por tanto, el estar feliz, triste, con sentimiento de culpabilidad o ira también puede modificar el ambiente celular y generar cambios epigenéticos, que esto no es otra cosa que marcas químicas que se van adosando o eliminando de tu ADN, y modifican la expresión del material genético[13]. Así que, ojo con lo que haces, no haces, comes y dejas de comer, bebes, piensas y sientes, porque todo provoca cambios en la expresión de tus genes.

Hay varios mecanismos de control de esta expresión genética, pero la metilación y la acetilación quizás son los dos más importantes y estudiados. Estos factores epigenéticos son los que hacen que sufrir enfermedades crónicas no transmisibles no sea cuestión de mala suerte, al menos en el 80 % de los casos según la OMS.

CAÍDA DE HORMONAS

La caída de hormonas como la GH y las sexuales son también motivo del declive en la función y vida de las células madre. Sin duda, la menopausia es una etapa que marca un antes y un después en un porcentaje muy alto de mujeres. La calidad de vida se puede ver mermada cuando estrógenos y progesterona caen drásticamente, y más aún si este periodo se adelanta en el tiempo por insuficiencia ovárica prematura.

No pienses que las hormonas sexuales solo regulan lo concerniente a la sexualidad. Esa es una de sus funciones, pero hay pocas hormonas tan polifacéticas como estas. Poseemos receptores para estas maravillosas hormonas en multitud de tejidos. Evidentemente, ovarios, testículos, útero, vagina, mamas y el sistema reproductor, en general, está plagado de ellos; el sistema nervioso central y el cerebro —contribuyendo a la diferenciación sexual, la cognición y el ánimo—, no se escapan, ni tampoco el corazón, vasos sanguíneos, huesos, células del sistema inmune, piel, tejido adiposo —grasa—, hígado o pulmones. Por tanto, el equilibrio de este cóctel sexual regula, entre otras, funciones tan importantes como:

— el desarrollo de caracteres sexuales secundarios en la pubertad;
— el ciclo reproductivo y menstrual;
— la libido y función sexual;
— el metabolismo de grasas y colesterol;
— el sueño y los ritmos circadianos;
— la memoria y el estado de ánimo;
— la formación de neuronas a partir de células madre;
— la respuesta inmunitaria;
— el metabolismo óseo.

Así que, seas hombre o mujer, si has empezado a notar que acumulas grasa en lugares que no solías acumular, que has engordado sin modificar nada en tu día a día, la piel se ha vuelto más seca, estás más irascible, duermes peor, el estado de ánimo lo tienes más bajo, la libido ha comenzado a disminuir, empiezas con molestias o dolores osteoarticulares, te comienza a fallar la concentración o la memoria, notas que tienes menos energía para afrontar el día o te ha subido el colesterol o el azúcar en tu última analítica, no te asustes, piensa que estas hormonas comienzan a brillar por su ausencia. Lo habitual es que si percibes algunos de estos síntomas, es que estás cerca de cumplir los cincuenta, pero hay casos en los que la menopausia y la andropausia se adelanta o atrasa considerablemente. Si te has sentido identificado, te aconsejo darle una pequeña vuelta de tuerca a tu disciplina en cuanto hábitos de vida saludables se refiere, ya que, como has podido comprobar, las hormonas sexuales te protegen contra el envejecimiento y muchas enfermedades. Los hombres también sufrimos los estragos de la caída libre de las hormonas, pero de manera más silente que las mujeres en la mayoría de los casos.

No dudes que la calidad de vida que puedes tener en esta etapa depende en gran medida de cómo te hayas portado años atrás y de cómo te portes ahora, pero, aun así, hay veces que la genética nos condiciona más de lo que debiera. Si ese es tu caso, te aconsejo que visites a un ginecólogo que esté especializado en tratamientos hormonales sustitutorios y que previo —ojo, esto es sumamente importante, no te despistes—, estudio genético para evaluar los posibles polimorfismos —mutaciones genéticas— que alteren el metabolismo y producción de testosterona, estrógenos, progesterona, factores de coagulación, etc., valore si eres candidata (la sintomatología es mucho más frecuente en mujeres) a este tipo de tratamientos. Si tienes la gran suerte de que el estudio genético es favorable, sométete a este tratamiento sin miedo alguno. Si tus genes te dan el beneplácito, estas hormonas sustitutorias te darán una enorme calidad de vida, además de protegerte de multitud de enfermedades, como por ejemplo, la osteoporosis, el alzhéimer, la depresión o accidentes cardiovasculares. Existen multitud de tratamientos hormonales sustitutorios. La terapia con estrógenos, la combinada con estrógenos y progesterona, con moléculas bioidénticas, con tibolona o fitoestrógenos son algunos de ellos. Lo habitual es que el ginecólogo, después de hacerte una batería amplia de preguntas, te haga una analítica exhaustiva de sangre para estudiar tu perfil hormonal y así poder aplicar el tratamiento más favorable para ti. Repito, no caigas en el error de recibir cualquiera de estos tratamientos sin hacerte un estudio genético, y más aún si has sufrido miomas, endometriosis, fibroquistes mamarios, tienes mamas densas o antecedentes de cáncer de mama, útero u ovario, ya que esto puede indicar que tu genética no sea muy adecuada en el metabolismo y funcionalidad de estas hormonas, por lo que estos tratamientos estarían absolutamente contraindicados.

Como podrás sospechar, mi opinión respecto a la decisión de que una chica tome anticonceptivos sin hacerse un estudio genético de este tipo es que me parece una absoluta locura. Y me da igual que el motivo sea regularse la regla, controlar el acné, tratar un síndrome de ovario poliquístico o por anticoncepción. Para mí es jugar a la ruleta rusa.

Estos son algunos de los factores que más dañan y alteran a las células madre y, por tanto, nuestra salud, calidad de vida y envejecimiento. Pero no olvides que el estrés oxidativo, el tabaco, la toxicidad por metales pesados u otros tóxicos, el estrés físico o psicoemocional crónico, el sedentarismo y el consumo de drogas también hace trizas nuestra reserva de células madre. Esta reserva determinará en gran medida la fecha de visita de la señora de negro que porta una guadaña.

La habilidad única de las células madre para autorrenovarse y diferenciarse en varios tipos de células proporciona un potencial sin precedentes para tratar numerosas enfermedades, lo que ha hecho que la terapia regenerativa haya emergido rápidamente como una de las áreas más prometedoras y avanzadas de la investigación médica. Aunque esto apenas ha hecho más que empezar, ya hay países que despuntan en estos abordajes. Los cinco más punteros son Estados Unidos, Japón, Corea del Sur, Reino Unido y China[14]. En España contamos con clínicas y centros autorizados que ofrecen algunos tratamientos con células madre, por ejemplo, el Hospital Universitario Puerta de Hierro Majadahonda (Madrid), el Hospital Clínic de Barcelona, la Clínica Cemtro en Madrid, el Hospital Universitario Virgen del Rocío (Sevilla), la Clínica Universidad de Navarra, la Mediterránea Médica de Valencia y el Hospital General de Catalunya (Grupo Quirónsalud)[15].

Las células madre son los centinelas silenciosos del cuerpo, que trabajan incansablemente para mantener y renovar nuestra salud, recordándonos el milagro de la vida que llevamos dentro. Procura no desperdiciarlas.

BIBLIOGRAFÍA

1. PIMENTEL-PARRA, G. A. y MURCIA-ORDÓÑEZ, B. (2017). «Células madre, una nueva alternativa médica». *Perinatología y Reproducción Humana,* 31(1), 28-33. https://doi.org/10.1016/j.rprh.2017.10.013
2. «¿Qué son y para qué se usan las células madre embrionarias?». *UNIR.* 28 de agosto de 2023. https://www.unir.net/revista/salud/celulas-madre-embrionarias/?t
3. XIANG, X. *et al.* (2011). «mTOR and the differentiation of mesenchymal stem cells». *Acta Biochimica et Biophysica Sinica,* 43(7), 501-510. https://doi.org/10.1093/abbs/gmr041
4. «Célula madre». *Wikipedia. La enciclopedia libre.* https://es.wikipedia.org/wiki/c%c3%a9lula_madre?t
5. GONZÁLEZ PUERTOS, V. Y. *et al.* (2015). «Participación del fenotipo secretor de las células senescentes en el desarrollo del cáncer, el envejecimiento y las enfermedades asociadas a la edad». *Gaceta Médica de México,* 151(4), 491-500. https://dialnet.unirioja.es/servlet/articulo?codigo=5273089&info=resumen&idioma=eng
6. «Investigadores de Mayo Clinic descubren nuevas sustancias que eliminan células vinculadas con enfermedades de la edad». *Red Informativa de Mayo Clinic.* 14 de marzo de 2017. https://newsnetwork.mayoclinic.org/es/2017/03/14/investigadores-de-mayo-clinic-descubren-nuevas-sustancias-que-eliminan-celulas-vinculadas-con-enfermedades-de-la-edad/?t

7. ZHU, Y. *et al.* (2015). «The achilles' heel of senescent cells: From transcriptome to senolytic drugs». *Aging Cell,* 14(4), 644-658. https://doi.org/10.1111/acel.12344

8. «Senolíticos: pastillas para no envejecer». *El Diario.es.* 2 de abril de 2023. https://www.eldiario.es/consumoclaro/tu-mejor-yo/senoliti-cos-pastillas-no-envejecer_1_10052372.html?t

9. WANG. Y. *et al.* (2022). «Senomorphic agent pterostilbene amelio-rates osteoarthritis through the PI3K/AKT/NF-κB axis: an in vitro and in vivo study». *American Journal of Translational Research,* 14(8), 5243-5262. https://pmc.ncbi.nlm.nih.gov/articles/pmc9452324/?t

10. MAHONEY, S. A. *et al.* (2023). «Intermittent supplementation with fisetin improves arterial function in old mice by decreasing cellular senescence». *Aging Cell,* 23(3), e14060. https://doi.org/10.1111/acel.14060

11. FATHI, E. *et al.* (2019). «Telomere shortening as a hallmark of stem cell senescence». *Stem Cell Investigation,* 6(7). https://doi.org/10.21037/sci.2019.02.04

12. PERT, C. B (1999). *Molecules of emotion. Why you feel the way you feel.* Pocket books UK.

13. RADAK, M. y FALLAHI, H. (2023). «The epigenetic regulation of quiescent in stem cells». *Global Medical Genetics,* 10(4), 339-344. https://doi.org/10.1055/s-0043-1777072

14. «Los 5 mejores países para el tratamiento con células madre: una guía exhaustiva de lo mejor en la industria». *Medical Tourism Maga-zine.* https://www.magazine.medicaltourism.com/article/los-5-me-jores-paises-para-el-tratamiento-con-celulas-madre-una-guia-exhaustiva-de-lo-mejor-en-la-industria

15. «Listado de autorización de uso». *AEMPS.* 9 de agosto de 2024. https://www.aemps.gob.es/medicamentos-de-uso-humano/medica-mentos-de-fabricacion-no-industrial/terapias-avanzadas/listado-de-autorizacion-de-uso/?t

16

PÍLDORAS, SECRETOS Y RECETAS PARA HACKEAR TU RELOJ BIOLÓGICO

Come sano y variado y la muerte no estará a tu lado.

RAFAEL GUZMÁN GARCÍA

Si existe un área en la que se ha avanzado en los últimos años, es la de la medicina antienvejecimiento. Es relevante hacer una distinción entre la medicina estética y la *antiaging*. Mientras que la primera se centra en mejorar la apariencia física externa contribuyendo también así al bienestar interior del sujeto, la segunda tiene una visión holística y multidisciplinar y aborda aspectos como la nutrición, el ejercicio físico, el sueño o el manejo del estrés. La medicina antienvejecimiento suele apoyarse en terapias hormonales, tratamientos de optimización del sistema inmune y técnicas regenerativas. Aunque hay que establecer esta diferenciación entre ambas, se puede decir que la estética se engloba en la medicina antienvejecimiento.

Por tanto, podemos afirmar que las clínicas que ofrecen tratamientos *antiaging* florecen como las setas en otoño. Su número se ha incrementado de manera exponencial. Solo en España existen más de siete mil centros sanitarios autorizados que cuentan con unidades de medicina estética. En nuestro país, el número crece cada año aproximadamente un 118 %[1]. Y no pienses que a estas clínicas acuden solo las personas que ya están cuajaditas y peinan canas, la tendencia ha cambiado mucho y cada vez son más los casi barbilampiños que acuden a retocarse algo para parecer aún más jóvenes o para prevenir los estragos de la vejez, ya que la media de edad ha pasado de los treinta y cinco a los veinte[2]. Y si crees que son pocas las personas que buscan solucionar las marcas del paso del tiempo, estás muy equivocado, casi el 50 % de la población española recibió algún tipo de tratamiento relacionado con la estética en 2023[3].

Ante estos datos no puedo evitar cuestionarme el porqué de esta preocupación creciente por intentar disfrazar o maquillar las muescas que genera el avance de la edad; también me pregunto si realmente estas arrugas, flacidez, pérdida de luminosidad y todas las señales temporales que parecen afear nuestro rostro, expresiones e incluso nuestro cuerpo son al cien por cien consecuencia de celebrar muchos cumpleaños o un porcentaje bastante alto están propiciadas por no portarnos bien.

Hace unos meses vi a una paciente en consulta muy preocupada por su físico y su sensación de haber envejecido muy rápido. Me preguntaba insistentemente desde el comienzo de nuestra conversación sobre los tratamientos estéticos que podríamos ofrecerle en nuestra clínica. Yo le propuse que, al final de la visita, después de que nuestro equipo de medicina de estilo de vida analizase sus hábitos, le informaríamos sobre los distintos tratamientos que mejor se adaptasen a ella. Cuál fue mi sorpresa cuando, durante la anamnesis, pude comprobar que fumaba un paquete de tabaco al día, no hacía deporte, pasaba más de siete horas sentada cada día, bebía refrescos casi a diario, dormía una media de seis horas o algo menos cada noche, tenía un mioma de gran tamaño, varios fibroquistes mamarios que su ginecólogo revisaba cada año y tomaba ansiolíticos y medicación para la hipertensión arterial que sufría desde hacía seis años. Evidentemente, cuando terminamos la entrevista, yo le propuse cambiar de hábitos, y no por su estética precisamente.

—Empieza por lo básico, no empieces la casa por el tejado. Nosotros te informamos de los tratamientos estéticos, pero vas a tirar el dinero. Si sigues como vas y te haces los tratamientos sin cambiar hábitos, lo único que conseguirás será enfermar algo más guapa —le comenté con buen tono y suavizando un poco el asunto.

Esto es un ejemplo más de cómo la incongruencia del comportamiento humano se apodera de nosotros sin darnos ni cuenta. Quiero aparentar salud y juventud por fuera y mientras tanto estoy envejeciendo e intoxicando mi interior. Esto es el pan nuestro de cada día.

Querido lector, la piel es el reflejo de nuestro medio interno. Si quieres luminosidad, empieza por iluminar tu interior.

Este arte sofisticado para suavizar las huellas del tiempo que ofrece la medicina estética puede llegar a ser un arma de doble filo; yo llamo a estos tratamientos las pastillas de la juventud. Si puedes mejorar tu aspecto saliendo de tu zona de confort y modificando los hábitos que han acelerado tu tictac, pero prefieres y recurres a estas «pastillas» que obtienen un aparente resultado positivo, creo, bajo mi humilde opinión, que te estás equivocando de camino. Veo mucho más coherente que dichos tratamientos constituyan un complemento, pero no el eje de giro de tu, quizás, frágil y aderezada juventud y belleza.

Tratamientos hay de todos los tipos y colores. Para todo lo que puedes imaginar existe un tratamiento estético y/o *antiaging*:

— HIFU (ultrasonido focalizado de alta intensidad).
— Neuromoduladores (bótox).
— Exosomas.
— Ácido hialurónico.
— Dermapen (micropunción).
— Radiesse.
— Láser IPL (luz pulsada intensa).
— Sofwave.

— Polinucleótidos.
— Aminoácidos hidrofóbicos.
— Fototerapia LED (*light stacking*).
— Ultherapy.
— Thermage FLX.
— Método Acunskinlift.
— Suplementación.
— Nutrición.
— Tratamientos endovenosos.
— Ozonoterapia.
— Terapia regenerativa celular:
  • Células madre.
  • Plasma enriquecido en plaquetas.
  • Factores de crecimiento.
  • Terapia génica.
  • Ingeniería de tejidos.
  • Inmunoterapia celular.
  • Terapias tisulares.
— Nanotecnología aplicada al rejuvenecimiento.
— Medicina hiperbárica.

Esto es solo una pequeña muestra de la ingente cantidad de tratamientos que ofrecen las clínicas más punteras en medicina estética y antienvejecimiento.

El hindú Venki Ramakrishnan, premio nobel de Química en 2009, afirmó que comer bien y dormir bien, además de hacer ejercicio de manera constante, es más efectivo que cualquier tratamiento antiedad que exista en el mercado. No puedo estar más de acuerdo con él.

A lo largo del libro te he ido informando de los factores que más afectan a los sistemas que determinan la aceleración o ralentización del envejecimiento y te he ido aportando estrategias para paliar el daño sobre dichos sistemas, pero en este capítulo quiero ir un poco más allá.

Evidentemente, para gozar de calidad de vida y enlentecer todo lo posible el paso del tiempo, lo más importante es integrar los hábitos que te he ido describiendo. La vida intermitente es la base de la salud.

Una vez que hayas interiorizado que el sueño es lo más importante, que el ejercicio físico debe estar presente en tu día a día, que debes estar en contacto con la naturaleza y la luz solar, que debes nutrirte correctamente, darte unas duchas cortas de agua fría, tener un propósito de vida o buscar la paz mental, entonces puedes complementar todo esto y darle un buen empujón hacia atrás a la de la guadaña tomando algunos alimentos y suplementos que cuentan con evidencia científica sobre su capacidad para alargar el tiempo que vivirás sin bastón y dentadura postiza.

Fíjate que te digo debes esto o debes lo otro. No me gusta mandar deberes a nadie, pero realmente creo que ya que Dios, la evolución o con lo que te sientas conectado o identificado nos ha brindado la oportunidad de habitar en un fascinante y maravilloso cuerpo, una obra de bioingeniería como no se conoce otra en el mundo, para poder así disfrutar de todo lo maravilloso que nos ofrece la vida cada día, nos deberíamos ver en la obligación de cuidar de él. Realmente, tendría que ser un deber, al menos un deber ético y moral. Ya lo dice la Biblia: «Amarás al prójimo como a ti mismo». Amarse a uno mismo comprende el respeto y la amabilidad hacia uno y esto conlleva ser respetuoso con el cuerpo que nos ha proporcionado Dios y hacer caso a las normas que lo gobiernan.

Bueno, dejando a un lado el misticismo, quiero informarte de algunos de los suplementos, alimentos o sustancias más potentes a las que puedes tener fácil acceso y que te ayudarán a mover un poco las manillas del reloj biológico hacia atrás.

Antes de especificártelas, te advierto de que no deberías tomarlas por tu cuenta y riesgo, ya que algunas de ellas pueden interaccionar con algunos tratamientos farmacológicos. Igualmente, también quiero hacer hincapié en que esto no sustituye nunca a un buen hábito, a ningún fármaco ni a ningún otro tratamiento. Por favor, acude a un especialista que te asesore sobre este tema, no seas autodidacta.

Yo solo me dedico a informarte, pero no me responsabilizo de lo que puedas hacer o tomar.

El menú de Matusalén

Los ácidos grasos omega 3

Los mares nos dieron la vida y nos retrasan la hora de morir. Siempre digo que todo lo que procede del mar es provida. Estas grasas parecen estar tocadas por la mano divina. Además de su efecto antienvejecimiento, se le atribuyen otros poderes casi mágicos como antiinflamatorios, cardio, neuro y retinoprotectores y anticancerígenos, entre otros[4, 5, 6, 7]. Una dosis de aproximadamente un gramo al día nos aporta gran parte de estos beneficios. Eso sí, si lo tomas en forma de suplemento, debes tomarlo con alguna comida que contenga algo de grasa —aceite de oliva, frutos secos o aguacate, por ejemplo—, ya que de lo contrario gran parte no lo podrás absorber bien y acabará en el váter. Recuerda que el pescado azul, el marisco y las algas son una fuente maravillosa de estas mágicas grasas. Debes de tener en cuenta que este omega 3 es de cadena larga y, por tanto, nada tiene que ver con el omega 3 de los frutos secos o las semillas. Estos no nos sirven para este cometido. Los únicos que nos retrasan la aparición de las patas de gallo son el EPA y el DHA, y estos proceden del mar. También has de saber que debido a su configuración química rica en dobles enlaces, estas grasas son extremadamente sensibles al calor, por lo que te aconsejo que si compras algún suplemento de este tipo, asegúrate de que el envase sea oscuro para que la luz no oxide este preciado aceite y, aun así, a mí me gusta conservarlo en la nevera.

Sin duda, esta grasa jugó un papel fundamental en nuestra capacidad cognitiva y biología en general. Sus dobles enlaces formados por electrones pi les confieren una alta reactividad química, circunstancia que los convierte en una sustancia que promueve la vida, ya que estos electrones están relacionados con gran parte de sus cualidades que hace de su consumo uno de los hábitos más saludables que podemos tener.

Como siempre, soy de la opinión de que ningún suplemento sustituirá a ningún alimento, pero si eres de los que no tienes fácil acceso a estos alimentos del mar, o no te gustan nada su sabor, entonces plantéate el tomarlo en perlas.

Ubiquinol

Esta es la forma reducida y activa de la famosa coenzima Q10 (CoQ10) tan de moda en los anuncios de cremas antiarrugas. El ubiquinol tiene mayor poder antioxidante que la CoQ10; de hecho, nuestras células tienen que convertir esta CoQ10 en ubiquinol para que sea activa y eficaz, y este poder de conversión va mermando con la edad.

Hay que tener presente que ciertos medicamentos inhiben o disminuyen considerablemente la capacidad de producir CoQ10, como por ejemplo, las estatinas, para reducir el colesterol[8]. Varios son los mecanismos de acción que hacen de esta sustancia un verdadero aliado contra en envejecimiento, pero si tuviésemos que elegir los más relevantes, sin duda, habría que destacar su capacidad para inhibir a unas enzimas que destruyen el colágeno llamadas metaloproteinasas (MMP)[9] y su capacidad para aumentar la producción de colágeno y elastina. Por tanto, el ubiquinol es un magnífico protector de la piel y previene, entre otras, la formación de arrugas.

Pero si esto de las patas de gallo te preocupa, debes de ser consciente de que si eres de los que se ponen crema de protección solar para evitar las manchas y el envejecimiento de la piel y, sin embargo, pasas muchas horas al día viendo redes sociales, jugando a la Play, delante de un ordenador o viendo tus series preferidas en la televisión, ya mismo estarás como una auténtica uva pasa, más que si estuvieses vuelta y vuelta tumbado en la playa, pues el espectro de luz azul que emiten estos dispositivos agrede a la piel de una manera bárbara, más que la radiación ultravioleta del sol[10, 11, 12]. Igual podríamos replantearnos, viendo los «atracones» de tecnología que nos damos, si es más saludable hacer ayuno intermitente de comida o de pantallas.

Volviendo al ubiquinol, hay que destacar que su poder antioxidante es otra cualidad que lo catapulta a los primeros puestos en la lucha contra el reloj. Nos protege como pocos contra el estrés oxidativo[13], con lo que esto significa a nivel de salud y juventud. Recuerda el capítulo sobre esto.

Pero si hay algo por lo que esta sustancia me enamora, es por su capacidad para trabajar dentro de las mitocondrias, favoreciendo y facilitando la producción de energía celular en forma de ATP. Mira bien lo que he escrito: «energía celular en forma de ATP», no he dicho que las mitocondrias produzcan energía sin más. La energía ni se produce ni se destruye, se transforma —ley de conservación de la energía, primer principio de la termodinámica—. Es decir, nuestras mitocondrias lo que hacen es transformar los electrones existentes en el bocata de lomo con pimientos que te has almorzado en ATP, que es la estructura o molécula que las células utilizan para vivir. Pero ¿de dónde salen esos electrones que hay en la comida? Del sol. No lo olvides nunca, el astro rey nos proporciona los electrones que transformamos en ATP para poder movernos, estudiar, trabajar y vivir. Nos los da a nosotros, al cerdo y la planta de pimientos. Por tanto, las células «ordeñan» los electrones de los alimentos para transformarlos en la energía que nos hace funcionar, el ATP. ¿De verdad te da miedo el sol?

Pues bien, el ubiquinol es un catalizador en esta transformación de energía, pero, además, nos protege de los radicales libres que se producen en las mitocondrias al realizar estas funciones. ¿Recuerdas las pavesas? Esto hace del ubiquinol uno de los mejores aliados para la conservación de nuestras mitocondrias, y su déficit nos predispone a sufrir sordera, deficiencia renal o debilidad muscular, entre otros[14]. Niveles altos de ubiquinol se asocia con mayor capacidad física durante el envejecimiento, menos problemas cardiovasculares, menos procesos inflamatorios, y menor grado de fragilidad[15]. Y cómo no, el sedentarismo disminuye sus niveles.

La dosis adecuada para una persona adulta es de ciendoscientos miligramos al día, pudiendo variar según la edad del paciente y su contexto de vida. Tómalo con algo de comida y mejorará su absorción. Recuerda: no lo tomes sin asesoramiento, ya que puede interaccionar con ciertos fármacos como algunos quimioterapéuticos, antidepresivos o anticoagulantes.

Por desgracia, los alimentos son pobres en esta maravillosa molécula, los de origen animal como el salmón o el cordero poseen un poco, pero si quieres tener unos niveles adecuados, tendrás que recurrir a los suplementos. Evidentemente, si te portas bien o tu contexto de vida es medianamente óptimo, tus células lo producen en proporciones adecuadas.

RESVERATROL

Esta sustancia fue identificada por primera vez en 1939 por el investigador japonés Michio Takaoka, sin embargo, no fue hasta las últimas décadas del siglo XX cuando empezó a ganar reconocimiento, sobre todo debido a su presencia en el vino tinto y la correlación con la llamada paradoja francesa, que es la observación de bajos índices de enfermedades cardíacas en esta población a pesar de su dieta rica en grasas saturadas —hoy día ya sabemos que estas grasas, salvo si están hidrogenadas, no son malas cuando se consumen en su justa medida—.

Michio Takaoka logró extraer este polifenol de una planta denominada *Veratrum album* —de ahí su nombre—, pero este compuesto lo segregan más de setenta especies distintas de plantas cuando se ven sometidas a factores estresantes como la radiación ultravioleta del sol o el ataque de hongos. Frutos como los arándanos, la piel de la uva negra, las moras, las grosellas y todas las bayas en general presentan una gran concentración de este principio activo que ha sido utilizado en la medicina antigua desde hace más de veinte siglos.

El interés científico en el resveratrol ha crecido exponencialmente en los últimos años por sus posibles beneficios para la salud, incluyendo la prevención de enfermedades cardiovasculares, su papel en la longevidad y sus propiedades anticancerígenas. El único problema que presenta este polifenol es su biodisponibilidad, es decir, que cuando lo consumimos, debido a su metabolización, queda un porcentaje muy pequeño en sangre que pueda llegar a los tejidos diana. Esta disponibilidad depende de su estructura química. El resveratrol se encuentra en dos formas, la cis y la trans, que no es otra cosa que su disposición espacial. La forma trans —no lo confundas con las grasas trans— es la más biodisponible y la más frecuente en la naturaleza. Sus efectos sobre la salud y la longevidad están bien identificados.

Antioxidante, antiinflamatorio, neuroprotector e incluso anticancerígeno[16] son algunas de las propiedades que se atribuyen al consumo habitual de esta sustancia[17, 18, 19, 20]. Pero si hay algo por lo que el resveratrol merece estar presente en el menú de Matusalén, es por su capacidad de estimular a las sirtuinas, principalmente la sirtuina 1 (SIRT1). ¿No recuerdas quiénes eran? Te hablé de ellas en el capítulo 13 «Alteración en los sistemas de detección de nutrientes». Esta familia de proteínas constituye un escuadrón de ángeles de la guarda que velan por nuestra salud y estiran nuestra vida todo lo que pueden. Sus funciones van desde regular el metabolismo, proteger a las células del estrés oxidativo, mejorar la reparación del ADN, disminuir la inflamación, regular procesos epigenéticos hasta modular la autofagia[21, 22]. Por si esto fuera poco, son capaces de simular desde un punto de vista molecular la restricción calórica.

Si algún compañero especializado en estos temas te aconseja tomar resveratrol, lo más habitual es que te lo indique en su forma trans, ya que la biodisponibilidad es mucho mayor y su eficacia también. La dosis que se baraja para este suplemento es de entre cien a quinientos miligramos al día. Pero no olvides que los arándanos, las uvas negras y las bayas en general contienen resveratrol en su forma trans; eso sí, si no son ecológicos, la concentración será mucho más baja.

NAC (N-ACETILCISTEÍNA)

Esta molécula, derivada del aminoácido cisteína, igual te resulta familiar porque la hayas tomado la última vez que te acatarraste debido a su acción mucolítica, pero sin duda es una de las sustancias más maravillosas y versátiles que existen en la naturaleza.

Hay una vasta literatura científica que justifica su presencia en el plato de Matusalén.

La suplementación con NAC ha demostrado unos efectos muy prometedores en la lucha contra diversas enfermedades y el envejecimiento. La N-acetilcisteína es convertida en el organismo en glutatión —no olvides este nombre— y este se caracteriza porque es un potentísimo antioxidante, por lo que es una muy buena alternativa para combatir el estrés oxidativo y, por tanto, el envejecimiento celular, incluso se ha comprobado que ayuda a regenerar el poder antioxidante de las vitaminas E y C.

Además, combinado con un aminoácido que se llama glicina (GlyNac), se convierte en la pócima de Panoramix, ya que es capaz de mitigar los daños mitocondriales, disminuir la inflamación, la resistencia a la insulina, así como el daño en el ADN. Este binomio constituye una de las mejores estrategias para enlentecer el envejecimiento no solo de las células somáticas, sino también la de las células madre[23], y aunque es difícil de comprobar en humanos, estudios en ratones han mostrado que la suplementación con GlyNac aumentó su longevidad en un 24 %[24]. Y si lo ha hecho en ratones, visto lo visto y después de leer el artículo científico del doctor Premranjan Kumar en personas mayores[25], me temo yo que a nosotros igual nos alarga la vida un poco también.

No pierdas de vista a ese aminoácido llamado glicina, ya que es necesario para fabricar colágeno y tiene unas propiedades muy interesantes. Su sabor es dulce, por lo que puedes comprarlo en polvo y usarlo como edulcorante. Pero, recuerda, siempre asesorado por un profesional sanitario que esté especializado en estos temas.

Volviendo al glutatión, me gustaría que tuvieras siempre presente que algunos científicos lo han catalogado como la molécula de la vida. Es la segunda molécula más abundante en el cuerpo después del agua y su ausencia es incompatible con la vida. Interviene en la división y regeneración celular y en infinidad de rutas metabólicas relacionadas con el mantenimiento y preservación de nuestra salud, pero bajo mi criterio, una de las bondades que la hace estar en los primeros puestos de este menú es su poder para eliminar tóxicos, principalmente en el hígado. El glutatión ayuda a eliminar rápidamente el alcohol, el paracetamol, la nicotina, los tóxicos organofosforados presentes en los insecticidas, los HAPs, los metales pesados como el plomo, el cadmio o el mercurio, antibióticos como la tetraciclina y la penicilina o los compuestos petroquímicos. ¡Casi nada!

Después de leer esto, a uno le entran ganas de metérselo en vena, ¿verdad? Pues si eso es lo que quieres, tienes que saber que el tratamiento endovenoso con NAC es uno de los que más utilizamos en terapia *antiaging*. Si no quieres recurrir a pinchártelo, puedes empezar por incluir los siguientes alimentos en tus platos:

> Espárrago, aguacate, nueces, brócoli, coles de Bruselas, col rizada, repollo, berros, mostaza, rábano picante, nabo, papaya, remolacha, sandía, granada, té verde, cardo mariano, cáscara de cítricos —la puedes rallar en las ensaladas—, aceite de eneldo.

Ellos son ricos en glutatión, por lo que te aconsejo que los tengas en tu nevera habitualmente. Si por algún motivo no puedes consumirlos o no te gustan, siempre podrás recurrir a tomar un suplemento por vía oral. En este caso te recomiendo que tomes NAC en vez de glutatión directamente, ya que su biodisponibilidad es mayor, aunque en ciertas ocasiones se prescriben dosis altas de glutatión como recurso urgente para tratar algunas patologías.

La dosis habitual de NAC es de unos seiscientos miligramos al día, aunque se puede llegar a prescribir dosis de hasta mil ochocientos-dos mil miligramos dividida en tres tomas para el tratamiento de enfermedades pulmonares crónicas como la fibrosis o el EPOC.

Lactoferrina

Como podrás imaginar, su nombre hace alusión a la leche, ya que en la materna humana y más en concreto en el calostro, es donde encontramos la mayor concentración de esta mágica sustancia —siete miligramos por mililitro en el calostro humano frente a uno y medio del bovino—. El 15 % de la composición de la leche materna es lactoferrina. Esto nos debe hacer pensar.

Pero, aunque el nombre suene a leche, también la encontramos en la saliva, las lágrimas, las secreciones nasales y en el plasma sanguíneo. Curiosamente, en casi todos los fluidos que se encuentran en zonas que nos contactan con el exterior, y esto no es casualidad. La lactoferrina es un potente antibiótico natural de amplio espectro que intenta exterminar a cualquier patógeno que pretenda invadirnos. Y cuando digo de amplio espectro no exagero ni un ápice, ya que ha demostrado ser eficaz contra bacterias gran positivas y negativas, virus, hongos y parásitos[26]. No solo acaba con los bichitos por sí misma, sino que además provoca una inmunomodulación potente tanto en el sistema inmune innato como en el adaptativo. Uno de sus mecanismos de acción es fijar moléculas de hierro, cosa que le fastidia mucho a los patógenos que usan este mineral para reproducirse y activarse[27]. Es por esto que la lactoferrina, en multitud de ocasiones, se prescribe en caso de anemia ferropénica.

Pero algo debe de tener, aparte de estas cualidades que te he mencionado, para que Matusalén se haya fijado en ella, ¿verdad?

Pues en efecto, es una sustancia que merece estar en la carta del abuelo de Noé por varios motivos. Nos alarga la vida por diversas vías, pero entre las más significativas hay que destacar que previene la formación de radicales libres, que provocan estrés oxidativo y envejecimiento celular como ya sabes, o deberías saber si has estado atento. Su capacidad de unirse a moléculas de hierro disminuye la concentración libre de este mineral y así su poder oxidativo. Es, por tanto, un regulador del hierro. Además de prevenir la oxidación, la lactoferrina es antiinflamatoria, estimula los fibroblastos de la piel, mejorando así su firmeza y elasticidad, ayudando así a reducir las arrugas[28]. Pero no pienses que la lactoferrina es un tratamiento de chapa y pintura y que quien hable contigo se dará cuenta de que estás haciendo trampa porque tienes la piel de un bebé pero la chota ida del todo, la lactoferrina también es neuroprotectora y nos protege contra enfermedades como el alzhéimer o el párkinson[29].

Si quieres buenos niveles de lactoferrina, deberás de hacer deporte sí o sí, ya que las concentraciones que encontramos en los alimentos son muy muy bajas.

Así que ya sabes, si quieres la piel de Cleopatra, ponte las zapatillas deportivas porque es la vía más rápida y saludable para fabricar tu propia lactoferrina[30]. Si por el contrario eres tan vago que prefieres la pastillita o estás pasando por una patología que necesitas suplementarte con lactoferrina, la dosis ideal es de ciento cincuenta-trescientos miligramos al día separada un par de horas de cualquier comida del día.

NAD (+/H)

Espero que llegado a este punto seas capaz de recordar esta maravillosa molécula, porque te hablé de ella en el capítulo de los sistemas de detección de nutrientes. El NAD es una de esas sustancias que cuando la estudias en profundidad dan ganas de bañarse en ella cada día.

La nicotinamida adenina dinucleótido (NAD) se ha convertido en un componente clave en la medicina antienvejecimiento debido a sus múltiples beneficios para la salud celular y la longevidad. Esta partícula está presente en todas las células vivas y sus funciones son casi ilimitadas. Para abrirte boca, te diré que ella solita regula la acción de más de quinientas enzimas diferentes, te recordaré que es clave en la producción de energía celular (ATP) y en la reparación del ADN. Sus buenos niveles te aseguran una buena memoria, mayor claridad mental, concentración y te ayudan con la gestión del estrés y la ansiedad. Como podrás deducir, si es una molécula fundamental para la producción de energía, en patologías como la fatiga crónica o la fibromialgia juegan un papel relevante. A todo esto, hay que añadir que el NAD lo podemos considerar un guardián mitocondrial y un ayudante excepcional de las sirtuinas —esas que activaba el resveratrol. No me digas que soy repetitivo que casi seguro que se te había olvidado—. Y si lo que buscas es estar bello y esbelto, el NAD es tu suplemento, ya que puede ayudar a regular el peso y mejorar el estado de la piel, mejorando el metabolismo, la eficiencia energética, la sensibilidad a la insulina, la elasticidad de la piel y la producción de colágeno[31, 32, 33, 34].

Te recuerdo también que una manera muy saludable de incrementar los niveles de NAD es el ayuno intermitente, practicar deporte con regularidad, dormir no menos de siete horas y tener una alimentación saludable.

Pero si quieres beneficiarte de manera extra con este elixir de juventud, puedes acudir a cualquier centro especializado en tratamientos antienvejecimiento y casi con seguridad te recomendarán aplicaciones intravenosas o subcutáneas, pero también lo hay disponible por vía oral[35].

Si te aconsejan tomar NADH, lo ideal es que tomes unos veinte miligramos al día fuera de las comidas, y si es el NAD+, la dosis indicada está entre cien-trescientos miligramos con o sin comida. La diferencia entre ambos radica principalmente en que el NADH es más biodisponible y está más enfocado en la producción de energía y mejorar la función cognitiva, mientras que el NAD+ se utiliza más en los tratamientos de longevidad y regeneración celular. Pero tanto uno como otro te aportarán beneficios y tus células te lo agradecerán enormemente.

QUERCETINA

Espero no seas de los que apartan las alcaparras o la cebolla de las ensaladas, ya que las dos esconden uno de los secretos mejor guardados de Matusalén para llegar a los 969 años.

Estos dos alimentos tan mediterráneos, contienen la mayor concentración de quercetina que podemos encontrar en los alimentos, una sustancia que debido a sus propiedades la convierten en fuente de juventud. Y si ambos no son de tu agrado, al menos espero que las manzanas sí lo sean porque también son ricas en ella.

Cada vez que te comes una de estas alcaparras —que viendo su forma de perla parece que nos está diciendo que es un fármaco-nutriente más que un alimento—, estás tomando uno de los antioxidantes más potentes que puedes ingerir, ya no solo por su capacidad antioxidante en sí, que es superior a la vitamina C o la E, sino porque, además, tiene la propiedad de inhibir la sobreactivación de enzimas que son oxidativas como la xantina oxidada, la lipooxigenasa y la NADPH —no la confundas con el NADH—[36].

¿Recuerdas las sirtuinas? Ya sí, ¿verdad?, pues la quercetina tiene también la propiedad —junto con el resveratrol y el NAD— de regular su actividad. Y te recuerdo también, por si tienes ya la cabeza echando humo, que las sirtuinas tienen la capacidad de simular un ayuno intermitente y son diana terapéutica en la medicina antienvejecimiento.

Es increíble pensar que tomarte una ensalada con cebolla, manzana y alcaparras puede protegerte de muchas enfermedades asociadas al envejecimiento celular, pero nada más cerca de la realidad, ya que la quercetina tiene acción senolítica, es decir, tiene la capacidad de eliminar a las células viejecitas o también llamadas células zombis, esas que liberaban el SASP. Ya, ya sé que esto es para nota, pero el SASP, te refresco la memoria, es esa sopa que liberan las células ancianas y que nos hace envejecer a la velocidad del rayo. Creo que merecía la pena mencionarlo aquí por su importancia[37]. Pero no te creas que la cosa queda ahí, esta ensalada da para mucho más. Por si esto fuera poco, esta maravillosa molécula tiene efectos antivíricos, anticancerígenos[38], antihipertensivos y antiinflamatorios, y la inflamación crónica es un factor muy determinante en el envejecimiento del sistema inmunológico y, por tanto, también de nuestra edad biológica.

Aunque te lloren los ojos cuando peles cebollas, créeme que si no la comes con frecuencia, de mayor llorarás por no haberlas comido, ya que la quercetina también nos protege contra el alzhéimer, el párkinson, la demencia y las patologías neurodegenerativas en general, además de los accidentes cardiovasculares[39]. La dosis recomendada en adultos es entre quinientos y mil miligramos al día.

Berberina

Entre trescientos y cuatrocientos millones de años llevan las plantas en nuestro planeta adaptándose y luchando contra factores estresantes como las inclemencias climatológicas, enfermedades o las plagas. Trescientos-cuatrocientos millones de años de ventaja sobre los humanos. Constituyen el 87 % de la vida (biomasa) en la tierra frente al 0,3 % que constituimos los animales. Por esto no es de extrañar que la farmacología haya surgido de la botánica y no de la zoología. A veces no puedo evitar sonreír cuando algunos ortodoxos subestiman, menosprecian o ridiculizan el efecto terapéutico de las plantas. Sin duda, este gesto es fruto de la ignorancia, ya que, por ejemplo, aproximadamente el 70 % de los nuevos fármacos introducidos en Estados Unidos en los últimos veinticinco años derivan de productos naturales[40] y casi el 50 % de todas las moléculas anticancerígenas utilizadas en la actualidad en oncología proceden de plantas[41]. No podemos olvidar que la farmacología tal y como hoy la conocemos apenas lleva nada de tiempo con nosotros. Si consideramos que la Compañía Neerlandesa de las Indias Orientales fue la primera farmacéutica moderna y surgió en el año 1602, podemos afirmar que el porcentaje de tiempo que lleva el mundo farmacéutico prestándonos sus servicios en relación con la historia de la humanidad es tan solo del 0,21 %, es decir, nada —y esto considerando que llevamos aquí solo doscientos mil años—. Nos dejamos arrastrar por nuestro marco temporal y nos creemos que lo que vivimos es lo único válido y real y no es así. Si fuese así, nuestros antepasados no hubiesen conseguido sobrevivir y tú hoy no estarías leyendo este libro. Si no fuese por el poder terapéutico de las plantas, nuestros ancestros hubiesen desaparecido casi con toda seguridad.

La berberina es un alcaloide, una de esas sustancias maravillosas que se encuentra en algunas plantas, como por ejemplo, el agracejo, el sello de oro, la *Berberis aristata* o la *Berberis vulgaris*. Como podrás imaginar, si está presente en este menú, es porque reúne unas cualidades únicas.

Se ha demostrado científicamente que reduce los niveles de triglicéridos, ayuda a la pérdida de peso, reduce el índice de masa corporal, es antioxidante, antiinflamatoria y regula los niveles de glucosa en sangre[42]. Todo esto, desde un punto de vista metabólico, ya nos ahorra muchos quebraderos de cabeza y nos alarga la vida, pero si analizamos sus propiedades desde un punto de vista puramente *antiaging,* querrás tener un jardín de estas plantas en casa, ya que es capaz de inhibir a mTOR a IGF y activar a AMPK[43].

Si eres diabético tipo 2, igual estás tomando metformina; pues has de saber que a la berberina se la conoce como su hermana pequeña, puesto que ambas sustancias comparten un perfil similar en cuanto a sus efectos metabólicos y antienvejecimiento[44].

En el mercado los dos tipos de berberinas más comercializadas son la *aristata* y la *vulgaris;* sin duda la primera de ellas tiene mayor concentración y su campo de acción es ligeramente mayor. Te vuelvo a recordar que no deberías tomar ninguno de estos suplementos sin previo asesoramiento, y te lo recalco aquí porque la berberina puede interaccionar con una gran cantidad de fármacos como algunos inmunosupresores, analgésicos, anticoagulantes, antibióticos o ciertos antidepresivos como la paroxetina.

La dosis recomendada está entre mil-dos mil miligramos al día dividido en tres tomas y lo ideal es tomarlo con algo de comida. Después de conocer estas propiedades, no sé cómo la comunidad científica no le ha dado por cambiarle el nombre a esta molécula y la han bautizado como la imberbe-rina.

Metformina

Se conoce que Matusalén tenía enchufe y le pasaban recetas médicas para comprar este medicamento, porque de todo el listado de que está compuesto el menú, esta sustancia es la única que necesita receta médica; las demás, las compraría en los herbolarios del Antiguo Oriente Próximo.

La metformina es una biguanida que originariamente procedía de una planta llamada ruda cabruna o galega. Utilizada desde la Edad Media para tratar, entre otros problemas, la micción excesiva en diabéticos. Hoy día se ha convertido en un tratamiento estrella en la diabetes tipo 2 y en los síndromes asociados a la resistencia a la insulina, pero su uso en medicina antienvejecimiento está cobrando cada vez más protagonismo debido a sus efectos metabólicos.

Sus mecanismos de acción son similares a la berberina, pero más rápidos, aunque en algunas afecciones como el exceso de triglicéridos o en prevención de afecciones cardiovasculares en pacientes diabéticos, la berberina parece tener mayor efecto[45].

La resistencia a la insulina, el estrés oxidativo, el control de los niveles de glucosa en sangre y la protección del endotelio vascular están entre sus principales indicaciones. Pero en el ámbito del *antiaging* la metformina va mucho más allá.

Tiene efectos antiaterogénicos, podría prevenir la demencia, el alzhéimer, el párkinson e incluso el cáncer. Y cómo no, esta biguanida activa a AMPK y desactiva a mTOR y a IGF-1, motivo por el cual puede mejorar biomarcadores del envejecimiento como la inflamación y la senescencia celular[46, 47].

Pero… El único problema es que hay un sector grande de la población al que le genera molestias gastrointestinales que les obliga a abandonar el tratamiento. La dosis la prescribe el médico que valore la situación; no obstante, lo mínimo que se suele utilizar es ochocientos cincuenta miligramos al día.

ALIMENTOS QUE NO DEBEN FALTAR EN LA DESPENSA

Existen muchos más suplementos geroprotectores que constituyen un apoyo importante para prolongarnos la vida (PEA, vitamina D, zinc, espermidina, NMN, fisetina...), pero esto puede potenciarse mucho más si, además, tu cocina la transformas en una farmacia natural. Permítame que te cuente unos secretos culinarios que te convertirán en la envidia de todos los que siguen hablando en pesetas y todas las conversaciones empiezan por «en mis tiempos...».

ACEITE DE OLIVA VIRGEN EXTRA (AOVE)

Realmente esta grasa merecería estar en el botiquín más que en la cocina. Podría escribir un libro sobre las cualidades beneficiosas de este oro líquido. Uno de los motivos por los que soy feliz de vivir en Córdoba es por ser tierra de olivos y de los mejores aceites de oliva del mundo. Son tantas las sustancias que hacen de esta grasa fuente de juventud que cuando uno la estudia en profundidad, piensa que ha sido un milagro que se haya concentrado en una aceituna tantos principios activos saludables.

Es cierto que el precio del aceite de oliva se ha disparado y se ha convertido en un artículo casi de lujo, pero sinceramente, cuando leas sus cualidades, quizás te sirvan de bálsamo de consuelo cuando lo pongas en el carrito de la compra. Sus componentes más destacados son:

— Ácido oleico. Grasa monoinsaturada que, entre otras, es antiinflamatoria y reduce los niveles del LDL (llamado colesterol malo) y eleva el HDL (llamado colesterol bueno).
— Distintos polifenoles como el hidroxitirosol, la oleuropeína y el tirosol. Compuestos que destacan por ser protec-

tores contra el cáncer, las enfermedades neurodegenerativas, antimicrobianas contra patógenos respiratorios y gastrointestinales, preventivos del envejecimiento de la piel, antioxidantes y antiinflamatorios[48].

— Compuestos fenólicos. Como el oleocantal, que tiene propiedades neuroprotectoras, antiinflamatorias y antimicrobianas. Esta sustancia es la responsable de que parezca que te pica o se clave algo (una espina) en la garganta cuando lo tomas crudo. Oleocantal procede del latín. *Óleo* de aceite, *cant* significa 'espina' y *al* que indica que es un aldehído. Así que ya sabes, aunque cada uno tenemos una tolerancia a esta sustancia, por regla general, cuanto más te pique en la garganta, más saludable es, ya que a esta molécula se le atribuyen propiedades antioxidantes, antiinflamatorias y anticancerígenas[49].

— Fitoesteroles. Ayudan a reducir el colesterol.

— Vitamina E (tocoferoles). Potente antioxidante que protege contra el daño oxidativo y contribuye a la salud cardiovascular.

— Vitamina K. Importante para la salud ósea y la prevención del alzhéimer.

— Escualeno. Un tipo de hidrocarburo con propiedades antioxidantes muy potentes.

Después de leer esto parece que los olivos nos los ha puesto Dios en la tierra para nosotros los humanos. No creas que estoy loco, no puede ser casualidad que un olivo tenga cuarenta y seis cromosomas, los mismos que nosotros.

La granada

Sin duda, si me preguntas sobre la fruta más saludable que existe en los países mediterráneos y casi en el mundo, no dudaré en contestarte que la granada. Es posible que la echase a pelear con los arándanos y las moras, pero aun así, la prefiero. Símbolo de la fertilidad en la vieja Roma. Los fenicios fueron muy listos cuando se la trajeron de Persia, ya que era considerada la fruta de los dioses.

Su poder antioxidante es superior al del té verde y el vino tinto, baja la tensión arterial y disminuye la posibilidad de sufrir accidentes cardiovasculares, tiene un alto poder antiinflamatorio, incrementa la memoria y la memoria visual cuando se consume con asiduidad, tiene potencial anticancerígeno y mejora notablemente la salud gastrointestinal[50, 51, 52]. Si quieres profundizar en los beneficios de esta maravillosa fruta en relación con su acción antienvejecimiento, te animo a que indagues sobre una sustancia que se llama urolitina y te darás cuenta de la importancia de mantener la microbiota intestinal en perfecto estado para sacarle el verdadero jugo a la granada.

Ya sé que puede ser un poco engorroso desgranarla, pero cada granito es una píldora *antiaging*.

ARÁNDANOS, MORAS Y FRUTOS ROJOS EN GENERAL

Si te comes un puñado de arándanos, ya te puedes ir a la luna tranquilo porque sabrás que estás protegido de la radiación cósmica. Esto que te acabo de decir, evidentemente, es una exageración, pero no va muy mal encaminada mi afirmación, ya que la USDA (United States Department of Agriculture) y la NASA, tras realizar varios estudios, han llegado a la conclusión de que ciertas áreas del cerebro de los astronautas están más protegidas contra la radiación cósmica de hierro 56 cuando incluyen arándanos en su alimentación[53].

Pero no hace falta ser astronauta para beneficiarte de las bondades de los frutos rojos, ya que consumir un puñado de estas maravillosas bayas nos protege contra multitud de enfermedades.

Estos frutos cuentan con una variedad tan amplia de potentes antioxidantes que los hacen ocupar el nivel *premium* en la categoría de las frutas junto con la granada. Entre ellos destacan las antocianinas, los flavonoides, la vitamina C, los ácidos fenólicos, los carotenoides, la vitamina E y, por supuesto, el resveratrol. Este cóctel de compuestos bioactivos que actúan en sinergia es el responsable de que su consumo habitual nos proteja contra diversas enfermedades. Entre estas se incluyen enfermedades cardiovasculares, problemas oftalmológicos, diabetes tipo 2, ciertos tipos de cáncer, procesos inflamatorios, obesidad, infecciones y patologías neurodegenerativas[54, 55].

Una de las cualidades más interesantes de estos frutos es que generan un microambiente intestinal muy favorable para que los microorganismos más saludables de nuestro microbioma intestinal estén contentos y no nos abandonen.

AGUACATES

Yo creo que los anglosajones, después de valorar sus propiedades, decidieron comérselo «a vocados» y de ahí propusieron su nombre. Para algunos insípidos y para otros un manjar. Creo que si eres de los que afirman que comerse un aguacate no te «dice na», en el momento en que conozcas sus cualidades comenzará a gustarte cada vez más hasta llegar a convertirse en una de tus frutas preferidas.

Si quieres estar guapo, no dudes en comer un poco a diario, ya que su consumo durante tan solo ocho semanas mejora la firmeza y elasticidad de la piel[56], y si tienes un bebé que ha empezado a comer algo sólido, no dudes tampoco en darle aguacate frecuentemente porque la perseosa, un componente activo biomimético de la filagrina presente en los aguacates, preserva y refuerza la barrera de humedad de su piel hidratándola desde el interior y le da firmeza protegiéndolo así contra la dermatitis y otras afecciones. Esto, evidentemente, es extrapolable a los adultos, pero en bebés los resultados son aún más significativos.

Además de todo esto, el aguacate contiene compuestos como la esterolina que ayuda a la producción de colágeno, es rico en grasas monoinsaturadas —como el aceite de oliva—, antioxidantes muy potentes como la luteína y la vitamina C o E, además de un gran abanico de vitaminas y minerales. Aunque su precio también puede resultarte algo elevado, es tal su capacidad de protegernos de todo tipo de patologías[57], que bajo mi criterio llega a ser barato. Y es que todo depende de lo que valoremos nuestra salud y calidad de vida. Para mí, el precio que tienen los videojuegos, el tabaco o el alcohol y valorando que no nos aportan nada o incluso nos restan, me parece un absoluto disparate, pero cada uno tiene su criterio.

CÚRCUMA

Hace poco, un paciente al que le recomendé aderezar sus platos con cúrcuma, me contestó:

—Rafa, yo es que cosas de esas modernas no utilizo nunca en la cocina.

De nuevo, nuestro marco temporal, nuestras costumbres y rutinas nos boicotean continuamente y nos hacen vivir en una parcela limitada de sabores, experiencias y lugares.

—¿Moderna la cúrcuma? —le contesté yo—, hace más de ocho mil años ya la usábamos los seres humanos para tratar la lepra o la ictericia, y en la medicina ayurvédica, la más antigua del mundo, la llevan utilizando durante siglos en la cocina y para tratamientos de salud y belleza.

El principio activo al que se le atribuyen gran parte de sus beneficios es la curcumina. No pienses que su impacto sobre la salud es liviano o moderado, porque su acción sobre la modulación de los genes es brutal. Colorear tu plato con cúrcuma puede regular entre setecientos y ochocientos genes mediante varios mecanismos como son la modulación epigenética, inhibición de factores de transcripción, alteración de vías inflamatorias y modificación de señales celulares. Increíble, ¿verdad? Estos centenares de genes están relacionados con la inflamación, la proliferación celular, la apoptosis y la respuesta antioxidante[58, 59].

Si padeces de artrosis o artritis, no dudes en consumirla con frecuencia o incluso comprarte un suplemento de curcumina, ya que esta maravillosa sustancia es protectora de los condrocitos, es decir, las células que forman los cartílagos[60]. Quizás no tengas dolores articulares, pero si últimamente se te olvida dónde dejas las llaves, la plaza de *parking* del centro comercial donde has aparcado o no recuerdas el nombre de tu compañero de pupitre de cuando fuiste al cole, más vale que vayas sustituyendo todas las plantas que tienes en casa por otras de cúrcuma, puesto que la curcumina incrementa los niveles de BDNF.

Ya, ya imagino que si no te acuerdas de dónde dejas las llaves, no te vas a acordar de qué son estas siglas. Déjame que te recuerde que estas son las de una molécula que utilizan nuestras neuronas para generar sinapsis —uniones— y crear recuerdos sobre algo. Se llama factor neurotrófico derivado del cerebro y es una sustancia que, además, nos protege contra las enfermedades neurodegenerativas como el alzhéimer[61]. Al igual que el aguacate, la cúrcuma te ayudará a estar más joven y guapo, pues también estimula la fabricación de colágeno —cosa que hace igualmente la vitamina C— y previene la formación de arrugas[62]. Guapo y enérgico, así te pondrá la cúrcuma si la consumes con frecuencia, porque por si fuera poco mejora la función de las mitocondrias y preserva la autofagia[63].

Si decides tomarla, añádele un poco de pimienta porque mejora muchísimo su absorción. Esta planta es un regalo del universo, no la desaproveches.

ALIMENTOS FERMENTADOS

El té kombucha, el chucrut, el kimchi, las ciruelas umeboshi, los encurtidos artesanos, el miso o el pan de masa madre son alimentos que parecen novedosos y estar de moda, pero nada más lejos de la realidad. Nos tenemos que remontar al Paleolítico para encontrar los inicios de esta técnica de conservación de alimentos[64].

En la antigüedad no contábamos con frigoríficos ni congeladores en los que preservar la comida, por lo que recurríamos a ingeniosas técnicas para poder hacerlo. Durante miles de años los chinos, los egipcios y los incas continuaron con este procesamiento culinario. Pero ¿qué es un alimento fermentado? Pues uno transformado mediante un proceso controlado de crecimiento y actividad de microorganismos específicos, principalmente bacterias, levaduras o mohos. Este procedimiento, conocido como fermentación, implica la conversión de carbohidratos —azúcares— en alcohol, ácidos u otros compuestos orgánicos. Un fermentado puede y suele contener microorganismos vivos, aunque no todos los tienen, por lo que es fácil caer en el error de creer que todos los fermentos son probióticos. Los que te he nombrado, salvo las ciruelas y el pan de masa madre, sí que nos aportan cepas bacterianas que enriquecen el microbioma intestinal con las repercusiones que esto conlleva en la salud.

Quizás haya pocas cosas tan importantes como nuestro microbioma. Sin él, sencillamente la vida no es posible. Igual te estarás preguntando si será tan importante su repercusión en nuestra salud como para que sea digno de nombrarse en un libro dedicado a los factores de envejecimiento, pues te diré de manera rotunda que sí. Sí y mil veces sí. Estar sano física y mentalmente depende en gran medida de la variedad y salud de los bichitos que viven con nosotros. Tan solo te diré que el microbioma intestinal codifica aproximadamente tres millones de genes, superando en ciento cincuenta veces los del genoma humano[65]. Esto implica una enorme capacidad metabólica que influye en numerosos procesos fisiológicos, como por ejemplo:

— Transformación de alimentos no digeribles.
— Producción de vitaminas esenciales.
— Eliminación de sustancias tóxicas.
— Fortalecimiento de la barrera intestinal.
— Regulación del sistema inmunológico.

El desequilibrio de este microbioma se ha relacionado con multitud de enfermedades, te diría que con casi todas, pero quizás las más estudiadas son las enfermedades digestivas como la enfermedad inflamatoria intestinal, el colon irritable, la colitis ulcerosa, el Crohn, la diarrea o el estreñimiento, las enfermedades metabólicas como obesidad o diabetes tipo 2, las cardiovasculares como aterosclerosis o hipertensión, las neurodegenerativas como el párkinson y el alzhéimer, por no hablar de casi todas las autoinmunes, la depresión la ansiedad y el cáncer[66]. Como ves, los bichitos nos dominan. Esto no lo dudes nunca, nosotros estamos a su merced y no al contrario.

Mantener el ambiente idóneo para que nuestros «animalitos» vivan sanos y felices es una de nuestras principales tareas. Recuerda: si tú no comes sano, ellos tampoco.

Si te comes unas espinacas ecológicas, tus bacterias comerán espinacas ecológicas; y si comes alimentos procesados y cargados de aditivos, eso será el alimento de tus microorganismos, con una salvedad; si abusas de este tipo de alimentos o tus hábitos son poco saludables, estos animalitos se irán porque su medioambiente lo convertirás en hostil para su supervivencia. No olvides que el microbioma está compuesto por bacterias, virus, hongos, parásitos y arqueas, así que procura tener una alimentación muy variada para darle de comer a este zoológico que llevas encima. La trascendencia de esto en tu salud va mucho más allá de lo que quizás puedas imaginar, hasta tal punto que se está investigando cómo las bacterias intestinales podrían estimular la formación de nuevas neuronas[67].

Pues bien, volviendo a las aceitunas, los pepinillos, el miso y todos los alimentos fermentados que he nombrado, tengo que decirte que son una maravillosa fuente de microorganismos que promueven el desarrollo de un microbioma saludable.

¿Las aceitunas también nos ponen guapos? Pues sí, las que no están pasteurizadas te mejoraran la textura y firmeza de la piel[68]. Las aceitunas y todos los fermentos que te he comentado. Pero lo importante es que estarás sano por fuera y por dentro, ya que estos alimentos mejoran la actividad del sistema inmunológico, tienen propiedades antiinflamatorias, antioxidantes, aportan nutrientes claves como la vitamina K2 o las del grupo B, favorecen la absorción de multitud de micronutrientes, por lo que mejoran la nutrición celular, te protegen contra el cáncer, regulan los niveles de glucosa en sangre y los de colesterol[69].

Pero, cuidado, si padeces de SIBO, llevas tiempo sufriendo de gases, sensación de hinchazón abdominal, estreñimiento o diarrea crónica, te aconsejo que no consumas estos alimentos y acudas a algún profesional sanitario especializado en estos temas para que te asesore y te solvente estos problemas.

Salvo estas excepciones, no dudes en consumirlos con cierta frecuencia porque no me cabe duda que Matusalén los introdujo en su menú porque se dio cuenta de que comiendo estos alimentos cargados de bichitos iba a enterrar a todos, y así fue.

Querido lector, son algunos alimentos más los que conforman este menú bíblico, pero no me voy a extender más con cada uno de ellos porque no quiero cansarte. Pero apunta estos otros que también son merecedores de estar aquí:

Té verde, cacao puro —no los tomes por la tarde-noche si tienes problemas de insomnio—, nueces, pescados azules pequeños —ricos en omega 3—, salmón salvaje, verduras brásicas —brócoli, coliflor, coles, romanescu, bimi, kale, coles de Bruselas...—, espirulina, chlorella y algas en general, ajo, canela, cilantro, limón, coco, huevos ecológicos, marisco, carne roja de pasto —si no es de pasto, no puede entrar aquí—, alimentos picantes —cayena, pimienta, mostaza no industrial, wasabi, jengibre, manzana, trigo sarraceno, setas—.

Para hacértelo fácil, te pondré algún ejemplo de desayuno, almuerzo y cena —con cantidades ajustadas para dos personas— elaborados con estos alimentos considerados *antiaging* y que cuentan con respaldo científico, pero hay que tener en cuenta que todos somos distintos desde un punto de vista fenotípico, es decir, que puede haber alimentos que aun teniendo propiedades muy beneficiosas para la población en general, para ciertos individuos no sean apropiados. Por ejemplo, yo no metabolizo bien el té verde o el cacao, por lo que evito su consumo. Como siempre, lo mejor es asesorarse con algún profesional.

DESAYUNO

Gachas de trigo sarraceno con arándanos y moras frescas, cacao puro, canela, nueces troceadas, té verde o té kombucha, tostada de aguacate con aceite de oliva virgen extra y cúrcuma.

ALMUERZO
Ensalada de kale con salmón salvaje a la plancha, huevos ecológicos cocidos, granada, aceitunas, aliño de limón, cilantro y jengibre rallado, guarnición de setas salteadas con ajo y cilantro. Acompáñalo de chucrut o kimchi.

CENA
Sardinas a la plancha con coliflor asada con especias picantes —cayena y pimienta—, ensalada de coles de Bruselas rallada con vinagreta de miso y mostaza. Guarnición de encurtidos artesanos. Postre: manzanas asada con canela.

Ten en cuenta estas indicaciones:

— La espirulina y la chlorella se pueden añadir al desayuno mezcladas con el té verde o en un batido de frutos rojos elaborado con alguna bebida vegetal.
— El marisco y la carne roja de pasto se pueden alternar con el pescado en las comidas principales.
— Las alcaparras pueden añadirse a las ensaladas o platos principales.
— Recuerda usar aceite de oliva virgen extra para cocinar y aliñar.
— La kombucha puede ser una alternativa refrescante al té verde.

Te dejo cinco recetas muy fáciles y rápidas con las cantidades ajustadas para dos personas:

Gachas de trigo sarraceno

1 taza de trigo sarraceno
2 tazas de bebida de almendras
½ taza de frutas frescas (arándanos, frambuesas, fresas)
¼ taza de frutos secos (almendras, nueces, avellanas)
1 plátano en rodajas
1 cucharada de miel
1 cucharadita de canela

Enjuaga el trigo sarraceno con agua fría. Lleva la bebida de almendras a ebullición en una cacerola, añade el trigo sarraceno y cocina a fuego lento durante diez o quince minutos. Incorpora luego la miel y la canela, y remueve bien. Sirve en cuencos y agrega las frutas y los frutos secos por encima.

Ensalada de kale con salmón

1 rodaja de salmón
50 gramos de kale cruda (col rizada)
100 gramos de tomates cherry
½ granada
½ aguacate
1 puñado de alcaparras
Aceite de oliva virgen extra
Vinagre
Sal

Lava y pica el kale. Corta el aguacate y los tomates cherry, y desgrana la granada. Mezcla todos los ingredientes en un bol y aliña con aceite de oliva, vinagre y sal al gusto. Añade el salmón cortado en trozos por encima.

Manzanas asadas

2 manzanas dulces pero firmes
1 puñado de uvas pasas de Corinto
1 puñado de almendras laminadas
1 cucharadita de anís en grano o anís estrellado
1 cucharadita de canela

Precalienta el horno a 175 °C. Lava las manzanas y quítales el corazón sin llegar a la base. Mezcla las pasas, las almendras y las especias. Rellena las manzanas con la mezcla. Haz un corte ligero de la piel de las manzanas. Coloca en una fuente con un poco de agua en el fondo y hornea durante cuarenta o cincuenta minutos hasta que estén tiernas. Sirve con el jugo del fondo de la fuente como almíbar natural.

Y no quiero despedirme sin ofrecerte un licuado que activa a una molécula de la que te hablé en el capítulo del estrés oxidativo. Se trata del Nrf2, el director de orquesta de nuestros antioxidantes endógenos. Te recuerdo que estos eran principalmente tres, súper óxido dismutasa (SOD), catalasa (CAT) y glutatión peroxidasa (GPX). Lo puedes tomar como entrante o como bebida de desayuno.

Licuado activador de Nrf2[70, 71, 72, 73]

1 taza de brócoli crudo
1 taza de té verde frío
½ taza de col rizada
½ pepino
1 cucharadita de cúrcuma en polvo
1 cucharadita de jengibre fresco rallado
1 puñado de arándanos
Jugo de ½ limón

Lava bien todos los vegetales y los arándanos. Corta el brócoli, la col rizada y el pepino en trozos pequeños. Coloca los ingredientes en una licuadora potente y si es de prensión en frío, mucho mejor. Licúa hasta obtener una consistencia suave, sirve inmediatamente y disfruta.

Este licuado combina varios alimentos ricos en compuestos que activan la Nrf2:

— El brócoli y la col rizada aportan sulforafano, un potente activador de Nrf2.
— La cúrcuma como ya hemos visto contiene curcumina, otro eficaz activador de Nrf2.
— El té verde proporciona epigalocatequina galato (EGCG), que induce la actividad de Nrf2.
— Los arándanos son ricos en antioxidantes que pueden estimular la activación de Nrf2.

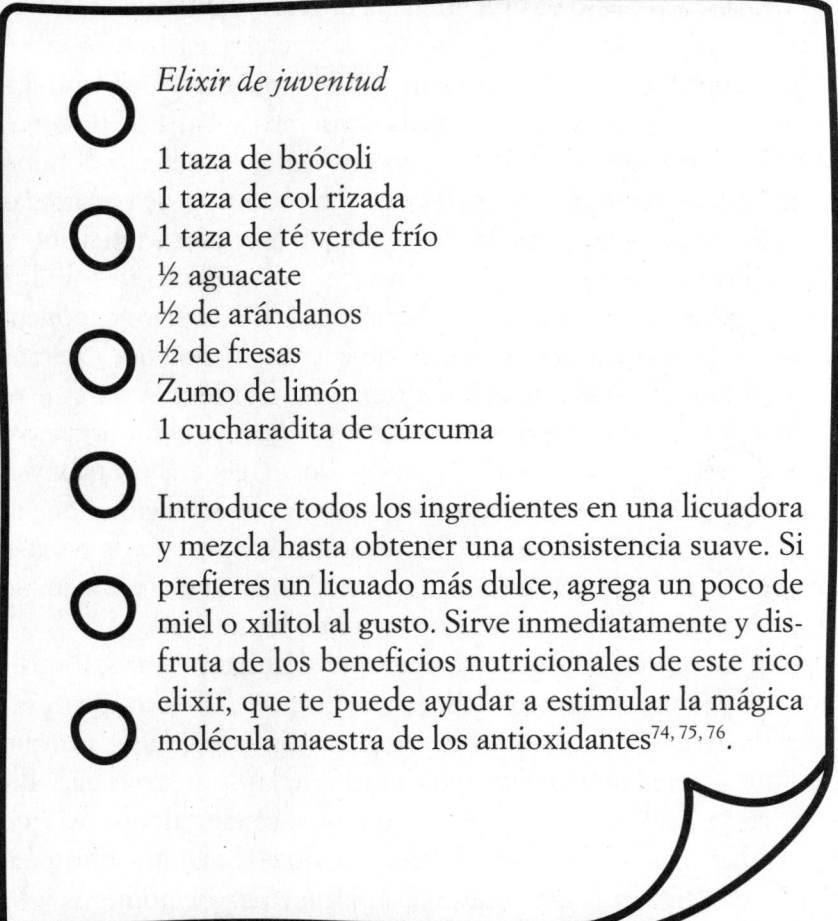

Elixir de juventud

1 taza de brócoli
1 taza de col rizada
1 taza de té verde frío
½ aguacate
½ de arándanos
½ de fresas
Zumo de limón
1 cucharadita de cúrcuma

Introduce todos los ingredientes en una licuadora y mezcla hasta obtener una consistencia suave. Si prefieres un licuado más dulce, agrega un poco de miel o xilitol al gusto. Sirve inmediatamente y disfruta de los beneficios nutricionales de este rico elixir, que te puede ayudar a estimular la mágica molécula maestra de los antioxidantes[74, 75, 76].

Si hace dos mil quinientos años hubiesen surgido las redes sociales, Hipócrates, Galeno, Platón, Aristóteles o Alcmeón de Crotona hubiesen estado dándonos la tabarra continuamente con publicaciones, *stories* y *reels* sobre temas de alimentación y colgando recetas de cocina, ya que para todos los grandes médicos y pensadores antiguos la nutrición saludable constituía un pilar básico de la salud. Pero por mucho que los medios de comunicación nos invadan con la importancia sobre este tema, la verdad es que esto no termina de calar en la población, y menos aún en la juventud.

Esto es algo que me preocupa enormemente, pues en la antigüedad los problemas de nutrición que existían eran de carencia, ahora son de calidad, y esto es mucho más peligroso y difícil de resolver debido a que la comida basura es adictiva y genera verdaderos «yonquis» de productos chatarra —porque no se pueden considerar alimentos—. Cada año se incrementa el consumo de este tipo de comida en algo más de un 10 %[77], hecho que genera un efecto dominó sobre la ocupación de los hospitales con todo tipo de patologías como diabetes, colon irritable, obesidad, hipertensión arterial, infartos o cáncer[78]. Esto, por su puesto, me quita el sueño, pero hay algo que me tiene casi más preocupado aún y es el incremento exponencial de enfermedades relacionadas con la salud mental que estamos experimentando en los últimos tiempos. Evidentemente, este problema es multifactorial, pero parece ser que las hamburguesas, *pizzas,* refrescos y productos ultraprocesados en general contribuyen más de lo quizás sospechas[79]. Espero que esa falsa felicidad que te genera el comerte ese menú de hamburguesa, cartucho de patatas fritas y refresco por 4,99 euros no te gane la batalla y se apodere de ti y de tu mente convirtiéndote en un zombi hipnotizado.

Por favor, ten siempre presente que si quieres estar sano físicamente y mentalmente no debes de abusar de alimentos procesados y huye de todo lo que tenga etiquetas cargadas de E-, porque creo que esto es un lenguaje encriptado de las industrias agroalimenticias y realmente no significa Europa, señalándonos así que es un aditivo alimentario aprobado y usado en la Unión Europea, pienso que tienen catalogadas a las patologías por números y E, realmente es la inicial de Enfermedad.

Bromas aparte, recuerda que los alimentos nos proporcionan los electrones que usan nuestras mitocondrias para obtener energía (ATP) y poder vivir sano y feliz y cuantos más alimentos ecológicos, de temporada y de tu zona ingieras, más energía y salud tendrás tú y tu microbioma.

Ni el consumo de suplementos, ni la ingesta de alimentos ecológicos, ni la adopción de hábitos de vida saludables, ni someterse a tratamientos antienvejecimiento lograrán arrebatarle la guadaña a la de negro. Sin embargo, estas prácticas pueden aumentar nuestras posibilidades de alcanzar el potencial de longevidad de nuestra especie y, lo que es más importante, mejorarán la calidad del tiempo que pasemos en este mundo.

¡Aviso!

¡Toca levantarse! ¡Arriba!
Te espero de vuelta en dos minutos ;).

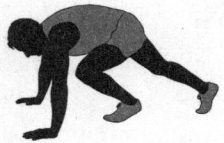

Bibliografía

1   «Récord de clínicas estéticas en España con más de 400 nuevas al año». *Público,* 27 de noviembre de 2023. https://www.publico.es/sociedad/record-clinicas-esteticas-espana-400-nuevas-ano.html?

2. «Crece el interés y el uso de la Medicina Estética en España: en 2021 se realizaron cerca de 900.000 tratamientos médico-estéticos». *SEME,* 20 de septiembre de 2022. https://www.seme.org/comunicacion/notas-de-prensa/crece-el-interes-y-el-uso-de-la-medicina-estetica-en-espana-en-2021-se-realizaron-cerca-de-900.000-tratamientos-medico-esteticos?

3. «El 50 % de la población española se ha realizado un tratamiento de medicina estética». 22 de febrero de 2024. https://www.seme.org/comunicacion/notas-de-prensa/el-50-por-ciento-de-la-poblacion-espanola-se-ha-realizado-un-tratamiento-de-medicina-estetica?

4. Wu, D. *et al.* (2024). «Dose-response relationship of dietary Omega-3 fatty acids on slowing phenotypic age acceleration: a cross-sectional study». *Frontiers in Nutrition,* 11, 1424156. https://doi.org/10.3389/fnut.2024.1424156

5. Ajith, T. A. (2018). «A recent update on the effects of omega-3 fatty acids in Alzheimer's disease». *Current Clinical Pharmacology,* 13(4), 252-260. https://doi.org/10.2174/1574884713666180807145648

6. Rodríguez Hernández, P.-J. (2015). «Omega 3 y neurodesarrollo». *Canarias Pediátrica,* 39(2), 99-102. https://dialnet.unirioja.es/servlet/articulo?codigo=5262135&info=resumen&idioma=eng

7. PATTED, P. G. *et al.* (2024). «Omega-3 fatty acids: a comprehensive scientific review of their sources, functions and health benefits». *Future Journal of Pharmaceutical Sciences,* 10(1), 1-11. https://doi.org/10.1186/S43094-024-00667-5

8. DEICHMANN, R. *et al.* (2010). «Coenzyme Q10 and statin-induced mitochondrial dysfunction». *Ochsner Journal,* 10(1), 16-21. https://pmc.ncbi.nlm.nih.gov/articles/PMC3096178/

9. LAIN, E.(T). *et al.* (2024). «The role of coenzyme Q10 in skin aging and opportunities for topical intervention: a review». *The Journal of Clinical and Aesthetic Dermatology,* 17 (8), 50-55. https://pmc.ncbi.nlm.nih.gov/articles/pmc11324190/

10. HAYKAL, D. (2024). «Screens, blue light, and epigenetics: unveiling the hidden impact on skin aging». *Aesthetic Surgery Journal Open Forum,* 6, ojae088. https://doi.org/10.1093/asjof/ojae088

11. KUMARI, J. *et al.* (2023). «The impact of blue light and digital screens on the skin». *Journal of Cosmetic Dermatology,* 22(4), 1185-1190. https://doi.org/10.1111/jocd.15576

12. «La luz azul del ordenador y el móvil envejece tu piel: evítalo con este sérum facial». *El País,* 26 de mayo de 2021, https://elpais.com/escaparate/2021-05-26/como-afecta-la-luz-azul-a-tu-piel-y-por-que-necesitas-un-serum-facial-que-la-proteja.html

13. DABBAGHI VARNOUSFADERANI, S. *et al.* (2023). «Alleviating effects of coenzyme Q10 supplements on biomarkers of inflammation and oxidative estrés: results from an umbrella meta-analysis». *Frontiers in Pharmacology,* 14, 1191290. https://doi.org/10.3389/fphar.2023.1191290

14. «Por qué envejecemos mejor con coenzima Q10». *Diario de la Universidad Pablo de Olavide.* 21 de marzo de 2022. https://www.upo.es/diario/theconversation/2022/03/por-que-envejecemos-mejor-con-coenzima-q10/

15. DE LA BELLA-GARZÓN, R. *et al.* (2022). «Levels of plasma coenzyme Q10 are associated with physical capacity and cardiovascular risk in the elderly». *Antioxidants,* 11(2), 279. https://doi.org/10.3390/antiox11020279

16. YANG, Q. *et al.* (2024). «Advances in the role of resveratrol and its mechanism of action in common gynecological tumors». *Frontiers in Pharmacology,* 15, 1417532. https://doi.org/10.3389/fphar.2024.1417532

17. DEL POZO-CRUZ, J. *et al.* (2014). «Relationship between functional capacity and body mass index with plasma coenzyme Q10 and oxidative damage in community-dwelling elderly-people». *Experimental Gerontology,* 52, 46-54. https://doi.org/10.1016/j.exger.2014.01.026

18. FAISAL, Z. *et al.* (2024). «Exploring the multimodal health-promoting properties of resveratrol: a comprehensive review». *Food Science & Nutrition,* 12(4), 2240-2258. https://doi.org/10.1002/fsn3.3933

19. GODOS, J. *et al.* (2024). «Resveratrol and vascular health: evidence from clinical studies and mechanisms of actions related to its metabolites produced by gut microbiota». *Frontiers in Pharmacology,* 15, 1368949. https://doi.org/10.3389/fphar.2024.1368949

20. YU, X. *et al.* (2024). «Multidimensional biological activities of resveratrol and its prospects and challenges in the health field». *Frontiers in Nutrition,* 11, 1408651. https://doi.org/10.3389/fnut.2024.1408651

21. KURSVIETIENE, L. *et al.* (2023). «Anti-cancer properties of resveratrol: a focus on its impact on mitochondrial functions». *Antioxidants,* 12(12), 2056. https://doi.org/10.3390/antiox12122056

22. MORAES, D. S., *et al.* (2020). «Sirtuins, brain and cognition: a review of resveratrol effects». *IBRO Reports,* 9, 46-51. https://doi.org/10.1016/j.ibror.2020.06.004

23. KUMAR, P. *et al.* (2023). «Supplementing glycine and n-acetylcysteine (glynac) in older adults improves glutathione deficiency, oxidative estrés, mitochondrial dysfunction, inflammation, physical function, and aging hallmarks: a randomized clinical trial». *The Journals of Gerontology: Series A,* 78(1), 75-89. https://doi.org/10.1093/gerona/glac135

24. «GlyNAC supplementation extends life span in mice». *Baylor College of Medicine,* 7 de marzo de 2022. https://www.bcm.edu/news/glynac-supplementation-extends-life-span-in-mice

25. KUMAR, P. *et al.* (2021). «Glycine and N-acetylcysteine (GlyNAC) supplementation in older adults improves glutathione deficiency, oxidative estrés, mitochondrial dysfunction, inflammation, insulin resistance, endothelial dysfunction, genotoxicity, muscle strength, and cognition: results of a pilot clinical trial». *Clinical and Translational Medicine,* 11(3), e372. https://doi.org/10.1002/ctm2.372

26. MORENO-EXPÓSITO, L. *et al.* (2018). «Multifunctional capacity and therapeutic potential of lactoferrin». *Life Sciences,* 195, 61-64. https://doi.org/10.1016/j.lfs.2018.01.002

27. COCCOLINI, C. *et al.* (2023). «Biomedical and nutritional applications of lactoferrin». *International Journal of Peptide Research and Therapeutics,* 29(5). https://doi.org/10.1007/s10989-023-10541-2

28. WIDGEROW, A. D. Y ZIEGLER, M. E. (2024). «Vitamin C, lactoferrin and elastin-advancing the science». *Journal of Cosmetic Dermatology,* 23(3), 964-969. https://doi.org/10.1111/jocd.16217

29. «El uso de la lactoferrina previene el envejecimiento y la neurodegeneración, según dos estudios». *CEAFA.* 27 de junio de 2016. https://www.ceafa.es/es/que-comunicamos/noticias/el-uso-de-la-lactoferrina-previene-el-envejecimiento-y-la-neurodegeneracion-segun-dos-estudios

30. GILLUM, T. L. *et al.* (2015). «Exercise, but not acute sleep loss, increases salivary antimicrobial protein secretion». *Journal of Strength and Conditioning Research,* 29(5), 1359-1366. https://doi.org/10.1519/jsc.0000000000000828

31. SHARMA, A. *et al.* (2023). «Potential synergistic supplementation of NAD+ promoting compounds as a strategy for increasing healthspan». *Nutrients,* 15(2), 445. https://doi.org/10.3390/nu15020445

32. CHINI, C. C. S. *et al.* (2024). «NAD metabolism: role in senescence regulation and aging». *Aging Cell,* 23(1), e13920. https://doi.org/10.1111/acel.13920

33. JANSSENS, G. E. *et al.* (2022). «Healthy aging and muscle function are positively associated with NAD+ abundance in humans». *Nature Aging,* 2(3), 254-263. https://doi.org/10.1038/s43587-022-00174-3

34. MENDELSOHN, A. R. Y LARRICK, J. W. (2014). «Partial reversal of skeletal muscle aging by restoration of normal NAD+ levels». *Rejuvenation Research,* 17(1), 62-69. https://doi.org/10.1089/rej.2014.1546

35. «NAD+ IV therapy: unlocking the benefits for anti-aging». *Elite Hospital,* 22 de julio de 2023. https://www.elitenicosia.com/en/nad-iv-therapy-unlocking-the-benefits-for-anti-aging

36. DEEPIKA Y MAURYA, P. K. (2022). «Health benefits of quercetin in age-related diseases». *Molecules,* 27(8), 2498. https://doi.org/10.3390/molecules27082498

37. LEE, E. *et al.* (2024). «Exploring the effects of dasatinib, quercetin, and fisetin on DNA methylation clocks: a longitudinal study on

senolytic interventions». *Aging,* 16(4), 3088-3106. https://doi.
org/10.18632/aging.205581

38. LI, N. y WANG, J. (2024). «Quercetin induces cytotoxicity and apoptosis, reduces metastasis and drug resistance in oral cancer cells». *Turkish Journal of Biochemistry,* 49, 148-156. https://doi. org/10.1515/tjb-2023-0003

39. CUI, Z. *et al.* (2022). «Therapeutic application of quercetin in aging-related diseases: SIRT1 as a potential mechanism». *Frontiers in Immunology,* 13. https://doi.org/10.3389/fimmu.2022.943321

40. NEWMAN, D. J. y CRAGG, G. M. (2007). «Natural products as sources of new drugs over the last 25 years». *Journal of Natural Products,* 70(3), 461-477. https://doi.org/10.1021/np068054v

41. VEERESHAM, C. (2012). «Natural products derived from plants as a source of drugs». *Journal of Advanced Pharmaceutical Technology & Research,* 3(4), 200-201. https://doi.org/10.4103/2231-4040.104709

42. UTAMI, A. R., *et al.* (2023). «Berberine and its study as an antidiabetic compound». *Biology,* 12(7), 973. https://doi.org/10.3390/biology12070973

43. XU, Z. *et al.* (2017). «Rhizoma coptidis and berberine as a natural drug to combat aging and aging-related diseases via anti-oxidation and AMPK activation». *Aging and Disease,* 8(6), 760-777. https:// doi.org/10.14336/AD.2016.0620

44. WANG, H. *et al.* (2017). «Metformin and berberine, two versatile drugs in treatment of common metabolic diseases». *Oncotarget,* 9(11), 10135. https://doi.org/10.18632/oncotarget.20807

45. YIN, J. *et al.* (2008). «Efficacy of berberine in patients with type 2 diabetes». *Metabolism: Clinical and Experimental,* 57(5), 712-717. https://doi.org/10.1016/j.metabol.2008.01.013

46. MOHAMMED, I. *et al.* (2021). «A critical review of the evidence that metformin is a putative anti-aging drug that enhances healthspan and extends lifespan». *Frontiers in Endocrinology,* 12, 718942. https://doi.org/10.3389/fendo.2021.718942

47. LUO, S. *et al.* (2023). «Effects of putative metformin targets on phenotypic age and leukocyte telomere length: a mendelian randomisation study using data from the UK Biobank». *The Lancet Healthy Longevity,* 4(7), e337-e344. https://doi.org/10.1016/S2666-7568(23)00085-5

48. GRANADOS-PRINCIPAL, S. *et al.* (2010). «Hydroxytyrosol: from laboratory investigations to future clinical trials». *Nutrition Reviews,* 68(4), 191-206. https://doi.org/10.1111/j.1753-4887.2010.00278.x

49. LeGendre, O. *et al.* (2015). «(-)-Oleocanthal rapidly and selectively induces cancer cell death via lysosomal membrane permeabilization». *Molecular & Cellular Oncology,* 2(4), e1006077. https://doi.org/10.1080/23723556.2015.1006077

50. Stowe, C. B. (2011). «The effects of pomegranate juice consumption on blood pressure and cardiovascular health. *Complementary Therapies in Clinical Practice,* 17(2), 113-115. https://doi.org/10.1016/j.ctcp.2010.09.004

51. Siddarth, P. *et al.* (2020). «Randomized placebo-controlled study of the memory effects of pomegranate juice in middle-aged and older adults». *The American Journal of Clinical Nutrition,* 111(1), 170-177. https://doi.org/10.1093/ajcn/nqz241

52. Syed, D. N. *et al.* (2013). «Pomegranate extracts and cancer prevention: molecular and cellular activities». *Anti-Cancer Agents in Medicinal Chemistry,* 13(8), 1149-1161. https://doi.org/10.2174/1871520611313080003

53. Poulose, S. M. *et al.* (2016). «Anthocyanin-rich blueberry diets enhance protection of critical brain regions exposed to acute levels of ^{56}Fe cosmic radiation». *FASEB,* 30(S1), 679.4-679.4. https://doi.org/10.1096/fasebj.30.1_supplement.679.4

54. Cassidy, A. *et al.* (2013). «High anthocyanin intake is associated with a reduced risk of myocardial infarction in young and middle-aged women». *Circulation,* 127(2), 188-196. https://doi.org/10.1161/circulationaha.112.122408

55. Muraki, I. *et al.* (2013). «Fruit consumption and risk of type 2 diabetes: results from three prospective longitudinal cohort studies». *BMJ,* 347, f5001. https://doi.org/10.1136/bmj.f5001

56. Henning, S. M. *et al.* (2022). «Avocado Consumption Increased Skin Elasticity and Firmness in Women - A Pilot Study». *Journal of Cosmetic Dermatology,* 21(9), 4028-4034. https://doi.org/10.1111/jocd.14717

57. Gorabi, A. M. *et al.* (2021). «Effect of curcumin on proinflammatory cytokines: a meta-analysis of randomized controlled trials». *Cytokine,* 143, 155541. https://doi.org/10.1016/j.cyto.2021.155541

58. Picone, P. *et al.* (2014). «Curcumin induces apoptosis in human neuroblastoma cells via inhibition of AKT and Foxo3a nuclear translocation». *Free Radical Research,* 48(12), 1397-1408. https://doi.org/10.3109/10715762.2014.960410

59. HENROTIN, Y. *et al.* (2010). «Biological actions of curcumin on articular chondrocytes». *Osteoarthritis and Cartilage,* 18(2), 141-149. https://doi.org/10.1016/j.joca.2009.10.002

60. SARRAF, P. *et al.* (2019). «Short-term curcumin supplementation enhances serum brain-derived neurotrophic factor in adult men and women: a systematic review and dose-response meta-analysis of randomized controlled trials». *Nutrition Research,* 69, 1-8. https://doi.org/10.1016/j.nutres.2019.05.001

61. DI LORENZO, R. *et al.* (2023). «Dermocosmetic evaluation of a nutricosmetic formulation based on curcuma». *Phytotherapy Research,* 37(5), 1900-1910. https://doi.org/10.1002/ptr.7705

62. KUO, J-J. *et al.* (2012). «Curcumin ameliorates mitochondrial dysfunction associated with inhibition of gluconeogenesis in free fatty acid-mediated hepatic lipoapoptosis». *International Journal of Molecular Medicine,* 30(3), 643-649. https://doi.org/10.3892/ijmm.2012.1020

63. «Fermentación». *Wikipedia. La enciclopedia libre.* https://es.wikipedia.org/wiki/Fermentaci%C3%B3n?

64. SUN, J. y KATO, I. (2016). «Gut microbiota, inflammation and colorectal cancer». *Genes & Diseases,* 3(2), 130-143. https://doi.org/10.1016/j.gendis.2016.03.004

65. MARCHESI, J. R. *et al.* (2011). «Towards the human colorectal cancer microbiome». *PLoS ONE,* 6(5), e20447. https://doi.org/10.1371/journal.pone.0020447

66. DEOGRACIAS MARTÍN, N. (2021). «Nuestras bacterias intestinales podrían estimular la formación de nuevas neuronas». *Premis Fedefarma: Concòrdia. Pharmanews.* https://diposit.ub.edu/dspace/handle/2445/181787

67. GAO, T. *et al.* (2023). «The role of probiotics in skin health and related gut-skin axis: a review». *Nutrients,* 15(14), 3123. https://doi.org/10.3390/nu15143123

68. ŞANLIER, N. *et al.* (2019). «Health benefits of fermented foods». *Critical Reviews in Food Science and Nutrition,* 59(3), 506-527. https://doi.org/10.1080/10408398.2017.1383355

69. ASIF ALI, M. *et al.* (2023). «Anticancer properties of sulforaphane: current insights at the molecular level». *Frontiers in Oncology,* 13, 1168321. https://doi.org/10.3389/fonc.2023.1168321

70. SCHMIDLIN, C. J. *et al.* (2019). «Redox regulation by NRF2 in aging and disease». *Free Radical Biology & Medicine,* 134, 702-707. https://doi.org/10.1016/j.freeradbiomed.2019.01.016

71. PARK, J. Y. *et al.* (2021). «Curcumin activates Nrf2 through PKCδ-mediated p62 phosphorylation at Ser351». *Scientific Reports,* 11(1), 8430. https://doi.org/10.1038/s41598-021-87225-8

72. KANLAYA, R. *et al.* (2016). «Protective effect of epigallocatechin-3-gallate (EGCG) via Nrf2 pathway against oxalate-induced epithelial mesenchymal transition (EMT) of renal tubular cells». *Scientific Reports,* 6(1). 30233. https://doi.org/10.1038/srep30233

73. «La comida rápida crece el 10,9 % y encadena tres años con subidas a doble dígito». *Emprendedores,* 26 de abril de 2024. https://emprendedores.es/franquicias/la-comida-rapida-crece-el-109-y-encadena-tres-anos-con-subidas-a-doble-digito/

74. HOUGHTON, C. A. *et al.* (2016). «Sulforaphane and other nutrigenomic Nrf2 activators: can the clinician's expectation be matched by the reality?». *Oxidative Medicine and Cellular Longevity,* 1, 7857186. https://doi.org/10.1155/2016/7857186

75. SMITH, R. E. *et al.* (2016). «The role of the Nrf2/ARE antioxidant system in preventing cardiovascular diseases». *Diseases,* 4(4), 34. https://doi.org/10.3390/diseases4040034

76. ABIKO, Y. *et al.* (2023). «Phytochemicals to regulate oxidative and electrophilic through Nrf2 activation». *Redox Experimental Medicine,* 1. https://doi.org/10.1530/rem-22-0021

77. «Alimentos ultra-procesados y diabetes». *Diabetes,* 19 de diciembre de 2022. https://www.revistadiabetes.org/estilos-de-vida/nutricion/alimentos-ultra-procesados-y-diabetes/?t&utm_source=perplexity

78. SAMUTHPONGTORN, CH. *et al.* (2023). «Consumption of ultraprocessed food and risk of depression». *JAMA Network Open,* 6(9), e2334770. https://doi.org/10.1001/jamanetworkopen.2023.34770

Epílogo

Estimado lector, si me lo permites, quiero despedirme de ti dándote o recordándote uno de los consejos que bajo mi criterio es de los más rejuvenecedores —quizás el que más—: vivir acorde a tus principios. No hay nada que genere más perturbación mental, frustración y enfermedad que caminar en el camino opuesto al que te dicta el alma. Si escoges la senda equivocada, tu viaje se verá truncado una y mil veces por las visitas al médico. El respeto al cuerpo y a la vida debe prevalecer por encima de todo si quieres practicar la mejor de las medicinas *antiaging*. Someterte a tratamientos sin dejar de agredir al organismo físicamente te puede hacer verte algo más joven en el espejo, pero corres el riesgo de sentirte emocionalmente más viejo en tu interior, y esto es una disonancia cognitiva que no te agradará.

Soy consciente de que la falta de tiempo es uno de los principales problemas a que nos enfrentamos en los países occidentalizados. La expresión «no me da la vida» se ha convertido en una de las más pronunciadas en los últimos años. El trabajo, los niños, los desplazamientos, las compras, atender a los padres, las tareas del hogar, y una lista infinita de quehaceres nos genera una espiral de angustia que nos convierte en grandes procrastinadores de nosotros mismos. Al final, como siempre, para nosotros quedan los despojos del tiempo. No te sigas engañando, no te va a sobrar minutos ni para ir al gimnasio, ni para asistir a las clases de baile que tanto te gustan, ni para visitar esa exposición o ir a pasear por el monte o la playa. No te sobrará tiempo si no estableces bien una serie de jerarquías y prioridades.

Si eres cuidador, empieza por cuidarte. El tiempo que inviertas en ti será el mejor que hayas invertido en los demás. Todos saldrán beneficiados si cuidas tu salud física y mental. No caigas en el error de que te invada el sentimiento de culpa del egoísmo. Es todo lo contrario; cuidar sin cuidarse no es sostenible a largo plazo, y si lo logras sostener, es pagando un peaje muy muy caro del cual te arrepentirás.

Como bien describe mi querida Marian Rojas en su libro *Recupera tu mente, reconquista tu vida,* la cronopatía, es decir, la obsesión frenética por aprovechar el tiempo, en un mundo donde ser productivo parece ser la mejor de las virtudes, nos genera verdaderos problemas de salud: procesos inflamatorios, agotamiento físico, debilidad del sistema inmune, cuadros de ansiedad, problemas cardiovasculares, musculares o digestivos e insomnio son algunos de ellos. En definitiva, nos acorta la existencia. Recuerda que el tiempo es nuestro compañero inherente, trátalo bien y haz un buen uso de él. Estrujarlo y exprimirlo con angustia y presión no nos permite disfrutarlo y nos impide vivir el ahora. La cronopatía nos encadena a vivir en el futuro porque la vida se convierte en un «tengo que…» y eso es sinónimo de preocupación y ansiedad. Ahí no está la verdadera vida.

Si quieres mantenerte a flote y con calidad de vida, por mucho ritmo frenético que te intente imponer el día a día, no dejes de cumplir con las cuatro cosas fundamentales, de lo contrario el sistema no funcionará y la arena del reloj caerá como si fuese agua. No caigas en el error de que cuanto más estrés tengas, más te puedes abandonar, es justo lo contrario.

No lo olvides: el estrés es el demonio disfrazado.
Cuanto más estrés tengas,
más fiel debes ser a los hábitos saludables.

Cuando vamos circulando muy rápido y tenemos miedo a estrellarnos, siempre y de manera instintiva aminoramos la velocidad, ¿verdad? Cuanto más rápido vivas, menos vivirás.

Te pido perdón si con este libro o con algunos de sus capítulos te he generado una sensación angustiante de que no haces las cosas bien, pero me gustaría transmitirte un mensaje de absoluta tranquilidad. Como ya te comenté páginas atrás, el menor de los cambios genera la mayor de las respuestas, y es que si por algo se caracteriza nuestro organismo es por lo agradecido que es. No dudes que por muy sutil que sea el cambio que implementes, tu cuerpo te recompensará con energía y salud. Si eres de los que duermen cinco o seis horas porque te acuestas tarde, bastará con que adelantes media hora tu momento de irte a la cama para empezar a notar cambios positivos. Si no haces deporte, bastarán unos pocos minutos al día para empezar a disfrutar de sus beneficios. Lo importante es tener un objetivo saludable, la velocidad de crucero la pones tú o tu contexto de vida. Sin prisa, pero sin pausa. Lo que hagas rápido te hará llegar antes, pero con poca seguridad; lo que hagas despacio te hará llegar más tarde, pero conseguirás ir más lejos y más seguro.

Espero que estés de acuerdo conmigo en que el bonsái de la portada simboliza magníficamente el concepto de llegar joven a viejo. Esta metáfora visual nos invita a reflexionar sobre el viaje y la belleza del envejecimiento con gracia y sabiduría. Al igual que una persona, experimenta un proceso de crecimiento y desarrollo continuo a lo largo de su existencia. Desde sus primeros brotes hasta convertirse en un ejemplar maduro, este pequeño árbol refleja fielmente el viaje de un ser humano desde la juventud hasta la vejez. Cada fase de la vida posee su propia belleza y valor intrínseco, y el bonsái nos lo recuerda con su atractivo único en las diferentes etapas de su desarrollo. Desde un joven y vigoroso arbolito hasta un bonsái maduro y elegante, todos los momentos de su crecimiento tienen un encanto particular, nos enseñan a apreciar y a encontrar el significado en cada instante de nuestra propia existencia. Con el paso del tiempo, desarrolla características que reflejan su edad y experiencia: un tronco robusto, ramas bien definidas y una copa equilibrada. Estas cualidades simbolizan la sabiduría y madurez que una persona adquiere a medida que envejece, recordándonos el valor incalculable de nuestros mayores. Es fundamental no olvidar que nuestros abuelos son auténticas fuentes de sabiduría, verdaderos «bonsáis humanos», tesoros vivientes que han acumulado conocimientos a lo largo de décadas. Su presencia en nuestras vidas es tan valiosa como la de un bonsái centenario en un jardín. Para que un bonsái alcance su madurez, belleza y longevidad requiere cuidados constantes y dedicación, de manera similar a como los seres humanos, como hemos comprobado a lo largo de este libro, también necesitamos.

Esta analogía nos recuerda la importancia de cuidar de la salud en cada etapa de la vida, invitándonos a valorar, a respetar y aprender de nuestros mayores, y a cultivar con paciencia y dedicación nuestra propia vida, buscando siempre el equilibrio y la belleza en cada paso del camino que marca nuestra alma.

Por favor, cuídate, que como bien dice un proverbio indio, «las personas sanas tienen miles de sueños, pero las enfermas solo uno: curarse».

Procura convertirte en un bonsái y si es posible, en uno azul.

Hasta pronto.

AGRADECIMIENTOS

A mis padres y hermanos, por todo y por tanto.

A Isa, mi compañera de vida, la mujer que con su luz y sonrisa alarga mis telómeros.

A Hugo y Marcos, mis «niños relojes», que marcan mi existencia y me hacen consciente del paso del tiempo.

A Pedro Martínez, Ángela Cabrera y Peri, por su amor incondicional y estar ahí absolutamente siempre.

A mis entrañables amigos que me han visto y ayudado a crecer: Luis Palomeque, Antonio Gómez, Rafa Calvente, Pepe García, Cristobal Agüera y José M. García.

A mi tribu de las quedadas saludables: Joaquín, Puri, Pedro J, Alba, Antonio, Soraya y sus respectivos retoños.

A Pedro Ruiz, Pilar y Natalia por su afecto, hospitalidad, generosidad y momentos inolvidables.

A mi querido amigo Miguel A. Silvestre por su afecto, confianza y deseo de ayudar a los demás.

A mi adorable familia riojana Aguado-Hernáiz por su respaldo, cariño y ternura.

A mi niñata preferida, María Martínez, por su querer e inmensa generosidad.

A mi hermano José Luis López, por depositar su confianza en mí y su gran altruismo.

A mi querida Julia P, por su eterno cariño, complicidad y apoyo incondicional.

A Flo, por entrar en mi vida ofreciéndome su alegría y corazón.

A mi adorable «amiguete» Santiago Segura, por su sinceridad y aprecio.

A Marian Rojas Estapé, por su hermosa amistad, vitalidad, bondad e incansable deseo de ayudar. Sin duda mi persona vitamina.

A Pablo Muñoz Cariñanos, por su cariño, jovialidad y lealtad imperecedera.

A todo el equipazo de Espasa, por su amabilidad, cariño, atención y profesionalidad.

A todos mis alumnos y pacientes, por confiar en mí y permitirme hacer de mi vida algo gratificante.

Y por supuesto, a todo mi equipo y compañeros de trabajo por hacer realidad mi proyecto.

A todos vosotros, gracias de corazón por darme sombra. Os quiero.

ÍNDICE ONOMÁSTICO